Fettfalle
40

Pamela Peeke

Fettfalle 40

Warum Diäten ab 40 ins Leere laufen
Wie Sie die Fetthormone stoppen

Das revolutionäre
Programm des
National Institute
of Health (USA)

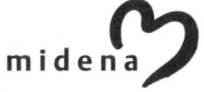

Inhalt

Einleitung

Stress kann Sie kaputt machen. Stress kann Sie krank machen. Aber wussten Sie schon, dass Stress Sie auch dick machen kann? Und mitverantwortlich dafür ist, dass Sie dick bleiben? Es ist wissenschaftlich erwiesen: Die Art und Weise, wie Sie auf Stress reagieren bzw. mit ihm zurechtkommen, bestimmt Ihren Appetit, Ihren Körperaufbau und Ihre gesamte Fitness.

Nach Ihrem 40. Geburtstag verlangen die bisherigen Belastungen des Lebens, der nachlassende Stoffwechsel und der unvermeidbare Beginn der Perimenopause (Wechseljahre) ihren körperlichen Tribut. Wenn Sie die Vierzig überschritten haben, befinden Sie sich in einer Phase, in der Ihr Stoffwechsel sich zum dritten Mal verlangsamt – in jeder Dekade ab 20 gibt es einen derartigen Schub. Fettpölsterchen haben sich an Ihrer Taille niedergelassen und Ihre Energie lässt nach. Das zu ändern, scheint unmöglich.

Wenn Sie über 40 sind, verläuft Ihr Leben vermutlich recht hektisch (rasch alternde Eltern, Karriere, Ehemann, Kinder im Teenageralter), und Ihr Hormonspiegel – mit den Stresshormonen – beginnt, sich zu verändern. Die möglichen Folgen: Stimmungsschwankungen, Muskelschwäche, Vergesslichkeit und intensive Völlerei. Die körperlichen und emotionalen Veränderungen können durch chronischen, lang andauernden oder toxischen Stress, der vor allem Frauen zwischen 40 und 60 befällt, zu selbstzerstörerischem Essverhalten führen.

Wenn der Stress zuschlägt, helfen unterschiedliche Gehirnsubstanzen dem Körper, damit fertig zu werden. Eine dieser »Chemikalien« ist ein mächtiger »Appetitzünder« und der Grund dafür, dass sich viele Frauen, die unter toxischem Stress leiden, nach einem langen, anstrengenden Arbeitstag in ihrer Küche wiederfinden – auf der Suche nach etwas Essbarem.

Der einzige Weg, den Kampf gegen die Pfunde ab 40 zu gewinnen, körperliche Fitness zu erlangen und im Hinblick auf einen gesunden Lebenswandel Korrekturen vorzunehmen, besteht darin, gegenüber toxischem Stress eine gewisse Stabilität zu entwickeln. Nur so ist es möglich, den Stressfett-Kreislauf zu durchbrechen.

Jeder Mensch besitzt ein individuelles Stressprofil, das sein Essverhalten als Antwort auf Stress festlegt. In den letzten Jahren habe ich hunderte von Frauen behandelt. Frauen, die von therapeutisch überforderten Internisten an mich überwiesen wurden; aber auch von frustrierten Psychiatern und anderen Kollegen, die in mir die letzte Hoffnung sahen. Ich habe Hollywood-Schauspielerinnen, eine MTV-Diva, professionelle Sportlerinnen, Regierungsbeamtinnen, Generaldirektorinnen und andere außergewöhnliche Frauen gesehen, die versuchten, Karriere und Familie unter einen Hut zu bringen. Meine Diagnose? Viele von ihnen waren so genannte Stress-Esserinnen. Sie benutzten die Nahrung als Betäubungsmittel, um den Schmerz – hervorgerufen durch chronischen Stress – zu lindern. Chronischen Stress, den sie zum Teil seit ihrer Kindheit mit sich herumschleppten. Wenn wir die Stressquelle erkannt haben, lässt auch der durch Emotionen ausgelöste Hunger nach und eine gesunde Essweise setzt ein.

Ich bin Ärztin. Aber vor allem bin ich eine Frau, eine Wissenschaftlerin, eine Stress-Physiologin und eine der wenigen Ärztinnen, die eine zusätzliche Ausbildung im Ernährungsbereich haben. Da ich in meine Behandlung grundsätzlich Körper und Seele einbeziehe, ernannte mich eine meiner Patientinnen zu ihrer persönlichen »Nervennahrungs-Wächterin«.

Aus einem einzigen Grund ist meine Behandlung bei Frauen über 40 erfolgreich: Ich zeige ihnen den Weg, die Belastungen ihres Alltags zu managen, ohne sich dabei selbst zu zerstören.

»Bring meinen Körper in Ordnung, dann fühle ich mich besser«, sagen viele meiner Patientinnen während unseres ersten Gesprächs. Aber so funktioniert es nicht. Mein Grundsatz ist ganz einfach: Ein schöner, gesunder Körper geht von einem gesunden Geist aus. Ich unterstütze meine Patientinnen darin, den Mut zu finden, alte Belastungen und Ängste nicht länger mit sich herumzutragen, mit dem Diäten- und Entzugsstress aufzuhören und ein Gleichgewicht in ihrem Leben zu finden.

Auch Ihnen kann ich helfen. Doch dazu müssen Sie sich erst einmal klar-machen, dass die Hilfe, die ich Ihnen an die Hand gebe, nicht aus Pillen bestehen wird. Ich möchte Ihnen vermitteln, wie Sie die Bedürfnisse Ihres über 40 Jahre alten Körpers anerkennen und ihm die entsprechende Ehre erweisen können; wie Sie Ihren Geist und Körper wieder beleben und Ihr Essverhalten so ändern können, dass Essen für Sie keine belastende Qual mehr ist, sondern Vergnügen; wie Sie Ihren Körper benutzen können, um die täglichen Belastungen zu neutralisieren; wie Sie die unbefriedigenden »Belohnungen« des Stress-Essens gegen andere Belohnungen tauschen, die weitaus erfüllender sind. Ich möchte Ihnen zeigen, wie Sie Ihrem Leben eine Wende geben können, und Ihnen dabei helfen, dauerhafte Ver-änderungen in Ihren Beziehungen und Ihrer Karriere durchzusetzen und mit Ihrem Körper Frieden zu schließen.

Sie benötigen eine Anleitung? Bewaffnen Sie sich mit dem Wissen da-rüber, wie Ihr über 40 Jahre alter Körper funktioniert und warum Stoff-wechsel und Hormone sich von denen Ihrer jüngeren Jahre unterscheiden.

Sie werden lernen, sich selbst wichtiger zu nehmen als das Essen. Sie werden verstehen, warum Ihre Jo-Jo-Diäten so selbstzerstörerisch waren und warum Diäten bei Frauen über 40 für Körper und Seele gleichermaßen reines Gift sind. Sie werden wieder lernen, zu essen, aber richtig: schmecken und genießen, nicht hastig herunterwürgen und völlen, um den Tagesstress zu betäuben und die Schuld- und Angstgefühle in Schranken zu halten. Ganz einfach, indem Sie Ihrer Person wieder mehr Aufmerk-samkeit zukommen lassen. Das gilt für alle Frauen, doch besonders für die-jenigen, die auf der Schwelle zum Klimakterium stehen bzw. in den 40ern und 50ern sind.

Frauen sollten sich über einige Fakten klar werden, etwa darüber, dass sich die Regeln für die Selbstfürsorge ab dem 40. Lebensjahr ändern. So können Sie beispielsweise nicht mehr so essen, wie Sie es mit 20 getan haben. Tatsächlich können Sie davon ausgehen, dass Sie mindestens 25 bis 40 Pfund schwerer sind und gesundheitliche Probleme riskieren, wenn Sie von Ihrem 20. bis 45. Lebensjahr Ihrem Körper kontinuierlich die gleiche Menge an Kalorien zugeführt haben.

Dieses Fett sammelt sich um die Taille herum an. Es ist also normal, wenn Sie ein wenig Fett an Bauch und Hüfte haben. Ich nenne dies »Stress-fett«. Es ist die hauptsächliche Fettquelle, die Ihnen die Energie gibt, in Stressphasen entweder zu kämpfen oder die Flucht zu ergreifen. Toxischer Stress dagegen bedingt, dass sich zu viel von diesem Fett bildet. Zu viel Stressfett ist gefährlich. Bei Frauen erhöht es das Risiko von Herzkrankheiten, Bluthochdruck, zu hohem Cholesterinspiegel, Schlaganfall, Diabetes und Krebserkrankungen. Außergewöhnlich viel Stressfett bezeichne ich deshalb als toxisches Gewicht. Und die Hauptursache dafür ist toxischer Stress.

Deshalb geht es nicht um die Frage, ob Sie in das kleine Schwarze passen oder nicht, sondern darum, dass eine ausufernde Taille nach dem 40. Lebensjahr eine ernsthafte Bedrohung für Ihre Gesundheit sein kann. Ein kürzlich erschienener Bericht des US-amerikanischen Instituts für Gesundheit kam zu dem Schluss, dass eine Frau, deren Taillenumfang 90 cm oder mehr beträgt, ein hohes Risiko aufweist, leichter als andere zu erkranken und früher zu sterben.

Um zu verstehen, was mit Ihrem Körper jenseits der 40 geschieht, müssen Sie begreifen, wie Menopause (Zeitpunkt der letzten Menstruation) und toxischer Stress sich auf Ihren Körper auswirken. Beide Faktoren bestimmen Muskelmasse, Knochen und Fettansammlung. Körperliche Fitness und damit einen gesunden Körperaufbau erreichen Sie durch regelmäßige praktische Übungen. Zu meinen Patientinnen sage ich immer, dass »fit« viel besser aussieht und sich auch viel besser »anfühlt« als »dünn«. Gesunde Körper passen besser in Kleider. Darüber hinaus passen Körper, die fit sind, besser in kleinere Größen als übergewichtige. Denn der größere Prozentsatz an Muskelmasse bewirkt, dass der Körper eine kompaktere, festere Form hat.

Ich definiere Gesundheit einfach als gelungene Anpassung an das Leben. Um dieses Ziel zu erreichen, ist es wichtig, das Gleichgewicht von körperlicher und geistiger Fitness aufrechtzuerhalten: Das ist, was meine Patientinnen gelernt haben. Ich möchte Ihnen dabei helfen, zu verstehen:

◼ **wie Sie ein gegen Stress widerstandsfähiges Leben führen können**

◼ **wie Sie Ihre Stresshormone unter Kontrolle halten können**

◼ **wie Sie Gewicht verlieren können, indem Sie Ihr eigenes Stressprofil besser kennen lernen**

◼ **wie Sie Ihren Stoffwechsel in Schwung bringen können**

◼ **wie Sie verloren gegangene Muskelmasse auch nach dem 40. Lebensjahr wieder zurückgewinnen können**

◼ **warum Diäten nicht funktionieren, hingegen vernünftiges Essen sehr wohl**

◼ **wie Sie stressbedingte Essattacken vermeiden können**

Hinter meinem Konzept stehen wissenschaftliche Untersuchungen, aber ich will Sie damit nicht langweilen. Ich habe versucht, diese Forschungen in ein leicht verständliches Handbuch für jede Frau zu übersetzen. Und ich hoffe, es wird in den kommenden Jahren zu einem wichtigen »Reiseführer«. Unser »Reiseziel« ist ein Gleichgewicht zwischen geistiger und körperlicher Fitness, das im Leben Bestand hat. Üben Sie sich in Geduld, denn durchgreifende Veränderungen benötigen Zeit. Wenn ich meine Patientinnen, die auf schnelle Ergebnisse aus sind, bitte, mir eine bedeutende Entwicklung aus ihrem Leben zu nennen, die praktisch über Nacht geschah oder durch Abkürzungen erreicht wurde, können sie sich an so etwas im Allgemeinen nicht erinnern.

Ich habe drei Strategien entwickelt, um Ihnen die Werkzeuge an die Hand zu geben, den Kampf gegen das Fett ab 40 zu gewinnen. Betrachten Sie diese wie die Speichen eines Rads, aus dessen Mittelpunkt heraus Sie die Widerstandskraft gegen Stress beziehen.

Die erste Strategie vermittelt, wie Sie eine stressstabile Persönlichkeit entwickeln können. Meine Taktiken basieren auf Untersuchungen und Theorien von Experten, die sich mit Körper und Geist beschäftigen, aber auch auf eigenen klinischen Erfahrungen. Sie werden lernen, mit den Belastungen des Lebens umzugehen und für sich Sorge zu tragen, so wie Sie auch für andere Sorge tragen. Sie werden lernen, wie Sie den Wechsel zwischen den eher routinemäßigen, friedlichen Zeiten Ihres Lebens (Plan A) und den stärker herausfordernden Zeiten (Plan B) schaffen. Bei der ersten Strategie spreche ich beispielsweise die Notwendigkeit des Umdenkens an.

Ich glaube ganz fest daran, dass diejenigen in der Stressanpassung am erfolgreichsten sind, die ihr Leben lang in der Lage sind, zu lernen, sich neu zu orientieren und geeignete Veränderungen zu vollziehen – ohne sich dabei selbst zu zerstören.

Im Mittelpunkt der zweiten Strategie steht das Aneignen von stressfreien Ernährungsgewohnheiten. Sie erfahren, wie Sie das Essen nutzen können, um Ihre Stresshormone unter Kontrolle zu halten. Ich möchte Ihnen zeigen, wie es möglich ist, die für Stress-Essen gefährlichste Zeit des Tages – vom späten Nachmittag bis zum Abend – erfolgreich zu umschiffen, und wie Sie Ihren Wechseljahrsstoffwechsel beeinflussen bzw. ihm gerecht werden können. Sie werden lernen, zwischen Hunger (»Ich muss überleben«) und stressbedingtem Appetit (»Ich möchte den Stress betäuben«) zu unterscheiden. Darüber hinaus werden Sie lernen, Ihre bevorzugten Nahrungsmittel zu genießen, statt sie einfach herunterzuschlingen.

Die dritte Strategie zeigt Ihnen, wie Sie unterschiedliche stressredu-
zierende körperliche Aktivitäten in Ihre tägliche Routine einbauen können.
Sie werden über den plötzlichen Anstieg Ihrer Energie erstaunt sein und
gleichzeitig feststellen, dass Ihre Stabilität gegenüber Stress zunimmt.

Schließlich werden meine Patientinnen einige ihrer Erfolgsgeheimnisse
mit Ihnen teilen, was die Neuorientierung und das Beibehalten des geraden
Wegs betrifft, wenn einmal etwas nicht so ganz nach Plan verläuft. Ihre
»weisen Worte« sollen Ihnen Trost spenden und Sie begleiten, wenn Sie
Ihre »Reise« beginnen. Mit Beispielen aus der eigenen »Lebensreise« werden meine Patientinnen Sie durch das ganze Buch begleiten. Sie können
sich mit ihrem Schmerz und ihrer Freude identifizieren. Ich hoffe, Sie finden ihre Geschichten anregend.

Dies ist Ihre zweite Lebenshälfte. Sie haben die Kraft, Ihre zukünftigen
Jahre reich und lohnend zu gestalten. Dieses Buch will Ihnen zeigen, dass
wir durch die Art und Weise, wie wir die Herausforderungen des Lebens
bewältigen, bestimmen, ob wir Kontrolle über unseren Körper bewahren,
während wir altern.

Teil I
Stress macht dick

Die einzelnen Stufen des Stresses

Oft musste ich auf einem Flughafen lange Zeit warten, bis mein Anschlussflug ausgerufen wurde. Dabei habe ich stets mindestens einen Reisenden beobachtet, der kurz vor dem Ausrasten war. Es passiert immer wieder. Ist Ihnen das auch schon aufgefallen? Ganz gleich, ob die Menschen sich an der Gepäckausgabe um einen Platz drängeln oder um ein Taxi kämpfen, sie sind mit ihren Nerven am Ende. Flughäfen sind für die Stressforschung die idealen Laboratorien.

Eine Geschichte, an die ich mich besonders gut erinnere, passierte, als ein Flug aus unerklärlichen Gründen gestrichen wurde. Zusammen mit einer Heerschar von Passagieren begab ich mich von einer Menschenansammlung zur nächsten, um etwas über eine andere Flugmöglichkeit zu erfahren. Schließlich wies man uns an, zu einem bestimmten Flugsteig zu gehen. Dort sollte uns eine neue Bordkarte ausgestellt werden. Als ich – völlig aus der Puste – endlich den Flugsteig erreichte, schloss ich mich einer langen Schlange von unglücklichen Passagieren an. Der Ticketverkäufer hinter dem Schalter tat sein Bestes. Ein Mann um die Dreißig trommelte voll innerer Anspannung mit einem Fuß auf dem Boden. Er trug einen Anzug von Armani und hielt eine Designer-Ledermappe fest. Und er war überhaupt nicht glücklich. Ich konnte sogar aus der Entfernung sehen, dass er kurz vor dem Ausrasten war. Ich wartete und beobachtete. Irgendwann konnte der Mann mit der Situation nicht mehr umgehen. Plötzlich trat er aus der Reihe, zeigte auf den Ticket-Verkäufer und brüllte:»Wissen Sie überhaupt, wer ich bin?« Es war so still, dass man eine Stecknadel hätte fallen hören. Ich dachte:»Oh nein, das gibt Ärger!«

Ohne sich aus der Ruhe bringen zu lassen, blickte der Ticket-Verkäufer gelassen auf den Mann davor und sagte:»Wären Sie so freundlich, mir zu helfen? Ich bitte Sie, dem Mann, der hinter Ihnen steht, behilflich zu sein. Er macht den Eindruck, als wüsste er nicht, wer er sei.« Überflüssig zu sagen, dass unser Mann mehr als bestürzt war. Er machte noch etwas Wirbel, aber dann nahm er mit gerötetem Gesicht seine Bordkarte und setzte sich.

Als ich schließlich am Schalter stand, musste ich den jungen Verkäufer fragen, wie er es geschafft hatte, diese Konfrontation so elegant zu lösen:»Haben Sie sieben Jahre in Tibet verbracht?« »Nein«, erwiderte er.»Ich sag immer zu mir, denk daran, was andere Menschen für ihren Lebensunterhalt tun müssen. Viele meiner Kunden sind angespannt und in Eile.« Er setzte seinen ruhigen Humor ein, um brenzlige, geladene Situationen zu entschärfen. Er besaß einen Plan, der für ihn arbeitete.

Ich begriff, dass es genau darauf im Leben ankommt – einen Plan zu entwickeln, der funktioniert. Nachdem man erst einmal gelernt hat, was Stress dem menschlichen Körper zufügen kann, ist man in der Lage, einen Plan auf die Beine zu stellen, der für einen arbeitet.

■ Die frühe Stressgeschichte

Dr. med. Hans Selye, Vater der Stress-Physiologie, sagte:»Leben ist Stress, und Stress ist Leben.« Viele Jahre lang fielen Ratschläge, wie mit Stress umzugehen sei, in den Aufgabenbereich der Psychologie. Zeitschriftenartikel, die oftmals empfahlen,»zu relaxen ..., sich zu beruhigen ..., einmal tief durchzuatmen«, erwähnten nur selten die wissenschaftliche Grundlage für derartige Behauptungen. Mittlerweile haben wir eine bessere Technik, um die Probleme zu erklären. Ich werde Ihnen das unwiderlegbare und umfassende Wissen rund um den Stress vorstellen und Ihnen helfen, es zu verstehen.

Das Verständnis von den Stressauswirkungen begann 1936 mit dem viel versprechenden jungen Wissenschaftler Selye. Ursprünglich war er nicht daran interessiert, das Stressphänomen zu studieren. Stattdessen forschte er auf dem Gebiet der Fortpflanzungsmedizin, insbesondere beschäftigte er sich mit der Funktion der Eierstöcke. Zusammen mit einem Kollegen beobachtete er in einem Labor das Verhalten von Ratten. Sobald sie eines natürlichen Todes gestorben waren, führte Selye eine Autopsie an ihnen durch, um ihre Eierstöcke zu untersuchen.

In den Labors versuchte Selye verzweifelt, die Ratten zu markieren, ohne dass sie ihm dabei entwischten. Ich weiß nicht, ob Sie jemals versucht haben, Ratten zu greifen – die Tiere mögen das nicht besonders. Selye verbrachte ziemlich viel Zeit damit, die Ratten zu verfolgen. Später bei der Autopsie machte er eine überraschende Entdeckung: Zu seinem Erstaunen hatten alle Ratten, die ihm wiederholt entwischt waren, Geschwüre. Die anderen Ratten nicht.

Zunächst war er nicht sicher, was diese Entdeckung bedeutete. Er glaubte an eine Beziehung zwischen dem Stress beim Weglaufen und den Auswirkungen auf den Körper. Mit anderen Worten: Was sich auf mentaler Ebene abspielte, beeinflusste den Körper. Selye beschloss, eine zweite Studie durchzuführen. Dieses Mal untersuchte er zwei Gruppen von Ratten. Eine Gruppe wurde normal behandelt, lebte gut, aß gut und wurde in Ruhe gelassen. Die andere Gruppe ließ er planmäßig entkommen, jeden Tag. Als die Ratten der zweiten Gruppe starben, fand Selye in allen Geschwüre. Damit hatte er sich selbst bewiesen, dass es einen direkten Zusammenhang zwischen mentalem Stress und körperlicher Krankheit gibt.

In den vergangenen 20 Jahren haben viele Wissenschaftler ihre Karriere dem Studium der Auswirkungen des psychischen Stresses auf den Körper gewidmet – so auch Dr. Tiffany Fields von der medizinischen Fakultät der Universität Miami. Sie veröffentlichte Studien, die beweisen, dass therapeutische Massage das Wachstum von Frühgeburten beschleunigt. Solche Babys erleiden starken physischen und psychischen Stress, der eine Wachstumshemmung hervorruft, die durch die Massagen neutralisiert wurde.

Nach der Analyse der Entdeckungen von Selye, Fields und anderen sieht es so aus, als bräuchten wir regelmäßig Zärtlichkeit und sorgfältige Hege und Pflege, um die Auswirkungen von chronischem Stress abzuwehren. Jeder Mensch nimmt Stress wahr und geht mit ihm in einer Weise um, die für ihn angenehm ist. Einige Menschen kommen mit der Fähigkeit auf die Welt, Stress leichter zu bewältigen als andere. Diese Menschen werden mit Körpergewebe geboren, das widerstandsfähiger gegen Stresshormone ist – und damit robuster. Um zu verstehen, wie im täglichen Umgang mit Stress das Ziel der Stressstabilität erreicht werden kann, müssen viele Faktoren berücksichtigt werden.

Ich war schon immer fasziniert davon, auf welche Weise eine Stabilität gegenüber Stress erreicht werden kann. In erster Linie interessiert mich die Rolle, die die Ernährung bei der Verbesserung oder Verschlechterung des täglichen Stresses spielt. An der Universität Davis, Kalifornien, arbeitete ich im Anschluss an meine Promotion als Wissenschaftlerin in den Bereichen Ernährung und Metabolismus. Im Verlauf meiner Forschungen wurde mir klar, dass sehr viele Erkrankungen und Todesfälle, die ich beobachtet hatte, ein körperliches bzw. direktes Ergebnis dessen waren, wie die Betroffenen zuvor mit dem Lebensstress umgegangen waren. Es schien, als sei chronischer Stress Gift für die meisten Systeme des Körpers. Darüber hinaus sah es so aus, als ob unkontrollierter, chronischer Stress zu zerstörerischem Essen, mangelhafter Ernährung und zu einer Vielzahl von Krankheiten – auch Herzkrankheiten und Diabetes – führen würde. Ich wollte verstehen, weshalb chronischer Stress solch eine starke Kraft auf den Körper ausübt.

Nachdem ich jahrelang meine Patienten beobachtet hatte, begriff ich, dass jeder Mensch einen ausgeglichenen Zustand zwischen Geist und Körper benötigt. Um diesen Zustand der Ausgeglichenheit zu erreichen, ist es erforderlich, sich regelmäßig zu bewegen und vernünftig zu essen. Mein Ziel bestand darin, einen Weg zu entwickeln, der verständlich machte, wie Essen, körperliche Aktivität und eine stressstabile Haltung zu längerer Lebensdauer und besserer Lebensqualität führen können.

An der Universität von Kalifornien machte ich die Bekanntschaft eines der führenden Wissenschaftler auf dem Gebiet der Stress-Physiologie, Dr. George Chrousos, Chef der Pädiatrisch-Endokrinologischen Abteilung am US-amerikanischen Nationalen Gesundheitsinstitut. Dr. Chrousos und sein Team legten sozusagen den Grundstein für die Erforschung der Zusammenhänge zwischen chronischem Stress und der Funktion von Körpersystemen, wie der Immunfunktion, der Reproduktion und der des Wachstums. 1990 wurde ich eingeladen, mich diesem Labor anzuschließen, um die Verbindung zwischen chronischem Stress und Ernährung zu erforschen.

Zur selben Zeit, als ich meine Arbeit bei Dr. Chrousos aufnahm, wurde Dr. Bernadine Healy erste weibliche Direktorin des Nationalen Gesundheitsinstitutes der USA. In ihre Amtszeit fiel die Gründung des Office of Research on Women's Health, das Studien zur Gesundheit der Frauen förderte. Bis dahin waren Frauen nur selten aufgefordert worden, an großen medizinischen Studien teilzunehmen. Besonders Frauen über 40 waren nur selten Gegenstand einer Studie gewesen, und wenn, dann gewöhnlich für seltene medizinische Beschwerden. Daten darüber, wie Frauen über 40 altern und welche emotionalen Auswirkungen dieser Alterungsprozess mit sich bringt – auch chronischen Stress –, wurden typischerweise nicht gesammelt. Das neue Interesse an der Gesundheitsvorsorge für Frauen inspirierte mich, die geschlechtsspezifischen Reaktionen auf Stress zu erforschen. Schließlich brachte mich das dazu, zu erforschen, wie Frauen in den Wechseljahren mit chronischem Stress umgehen.

Als ich mit meiner Arbeit begann, wies mich Dr. Chrousos auf die reiche Geschichte der Stresswissenschaft hin, die bis zu den alten Griechen reicht. Die Griechen waren sich der Auswirkungen bewusst, die Stress auf den menschlichen Körper hat, und sie sprachen von Ruhe und Ausgeglichenheit als »Harmonie«. Wir nennen diese Harmonie inzwischen »Homöostasis«. Der Begriff leitet sich von einem griechischen Wort ab, das »Gleichgewicht« bedeutet. Ärzte und Philosophen der Antike stellten fest, dass Stress eine Herausforderung für diese Ausgeglichenheit darstellt. Störungen dieses Gleichgewichts bezeichnen wir heute als »Stressoren«. Die Art und Weise, wie wir auf diese Stressoren reagieren, sind unsere »Anpassungsreaktionen«. In Anbetracht dessen, dass wir überleben wollen, besteht die wichtigste Funktion dieser Anpassungsreaktionen darin, unser »Gleichgewicht« zu erhalten.

350 v. Chr. definierte Hippokrates »Gesundheit« als harmonische Balance zwischen Geist und Körper und »Krankheit« als Disharmonie. Sehr viel später sprach der französische Wissenschaftler Claude Bernard (1813–1878) über die Stabilität der inneren Landschaft und beschrieb als Erster das »milieu intérieur, geformt von den sich bewegenden organischen Flüssigkeiten, die alle Gewebe umkreisen«. Obwohl Bernard diese Flüssigkeit nicht identifizierte, wissen wir heute, dass sie Stresshormone enthält, die verletzende Auswirkungen auf den Körper haben können, wenn sie ständig auf hohem Level vorhanden sind.

In der Tat gibt es unterschiedliche Arten von Stress und Stressoren von unterschiedlicher Intensität und Dauer. Zwar ist es unangenehm, einen Strafzettel für eine Geschwindigkeitsübertretung zu bekommen, aber das ist sicher nicht so schlimm wie der Tod eines geliebten Menschen, ein heftiger Streit oder eine unangemeldete Steuerprüfung. Aber wenn es Tag für Tag schwerer wird, den Stress zu managen, dann bleibt das Gefühl zurück, keine Kontrolle mehr zu haben und von allem überwältigt zu werden. Dies kann ein heimtückischer Prozess sein, der in ein dauerhaftes, stumpf machendes, immer anwesendes psychisches Hintergrund-Geräusch mündet, aus dem es kein Entkommen mehr gibt.

Dieser Prozess kann schon in der Kindheit beginnen – mit einer Verletzung und/oder einem Missbrauch – und wird bis ins Erwachsenenalter mitgetragen. Er kann aber auch bereits im Uterus beginnen, wenn eine Schwangerschaft sehr stressig ist.

Untersuchungen haben ergeben, dass das Cortisol, ein Stresshormon, von der Mutter auf das Ungeborene übertragen werden kann. In den meisten Fällen haben nervöse Mütter bereits nervöse Babys. Gestresste Mütter setzen die Zellen des Fötus einem größeren Einfluss von Stresshormonen aus. Eher gelassene Mütter haben in der Regel auch ruhigere Babys. Frühgeborene sind ein besonderer Fall; sie stehen unter unglaublichem Stress und auf diese Weise haben sie mehr Stresshormone, als dies gewöhnlich der Fall ist. Dies mag der Grund dafür sein, dass ihr Gehirn für Stressoren sensibilisiert wird. Später im Leben besteht die Gefahr, dass sie an Depressionen erkranken.

Untersuchungen haben auch ergeben, dass viele Erwachsene, die bereits vor ihrer Geburt »schwere« Zeiten erlebt haben, eine Reaktion auf Stress entwickeln, die krank machen kann. Sie werden übergewichtig. Sie sind schwach und häufig unfähig, mit den kleinsten Ärgernissen des Alltags fertig zu werden. In der Forschung wächst der Anteil derer, die sich darin einig sind, dass schwerer, früher Stress lang anhaltende Auswirkungen auf die Fähigkeit des Gehirns hat, angemessen auf Stress zu reagieren. Ein Trauma oder Stress in der frühen und späten Kindheit oder Jugend kann verzögerte Hypersensitivität auf Stress als Erwachsener auslösen. Menschen, die an einem Kindheitstrauma leiden, können später empfänglich sein für Depressionen oder eine posttraumatische Stress-Funktionsstörung. Tierversuche an Ratten und Affen haben gezeigt, dass schwerer Stress in frühen Jahren dauerhaft die Reaktion auf Stress verändert.

Dieser Prozess kann aber auch sehr viel später im Leben beginnen – mit einem traumatischen Ereignis wie etwa einer Vergewaltigung. Was auch immer der Ursprung dieses Prozesses ist, eines steht fest: Menschen sind nicht dafür geschaffen, ständig Störungen ihres Gleichgewichts mit sich herumzutragen. Wir wissen aus Untersuchungen, dass bei chronischem Stress eine Kette von Ereignissen in Gang gesetzt wird, die den Körper ernsthaft bedrohen kann. Es scheint, dass ein gesunder Körper buchstäblich einen gesunden Geist voraussetzt.

Wenn eine bedrohliche Situation eintritt, initiiert der Körper eine wesentliche Reaktion, um unser Leben zu retten. Er schüttet eine Menge Adrenalin und reichlich Cortisol, ein Stresshormon, in unseren Körper aus. Zusammen aktivieren diese biochemischen Stoffe den Körper, um uns zu helfen, der Gefahr zu entkommen und unser Überleben zu verlängern. Nach dem ersten Schock »kehrt« unser Körper wieder in den normalen Zustand zurück, und die Hormone, die Muskeln und Gewebe mit wichtigen Überlebensbotschaften überflutet haben (sei wachsam, sei konzentriert, mach dich zur Flucht bereit), verlassen nach und nach den Blutkreislauf.

Aber was passiert, wenn der Stress in Schüben bzw. Wellen kommt, wenn er sich immer und immer wiederholt und niemals ein Ende findet? Was geschieht, wenn die Stresshormone unser System weiter auf hoher Stufe durchfluten und Blut und Gewebe nicht mehr verlassen? Was passiert, wenn die physische Stressreaktion immer weiterläuft und nicht zu durchbrechen ist?

Mein Kollege, Dr. Robert Sapolsky von der Stanford Universität, hat in seinem Buch »Why Zebras Don't Get Ulcers« ausführlich über die Zusammenhänge zwischen Geist und Körper geschrieben. Säugetiere, so sein Postulat, bekommen keine Geschwüre, weil sie normalerweise keinen Stress empfinden. Menschen tun das ständig.

Stellen Sie sich ein Zebra in der Serengeti vor, das mit anderen Zebras in der Mittagssonne weidet und das Gras genießt. Aus Erfahrung weiß dieses Zebra, dass sich irgendwo ein Löwe aufhält. Trotzdem lebt es diesen Augenblick und frisst stressfrei Gras. Erst wenn der Löwe auf der Bildfläche erscheint, wird das Problem angegangen.

Wir Menschen hingegen machen uns zusätzlichen Stress, indem wir uns darüber Gedanken machen, wo sich unser Löwe gerade aufhalten könnte.

■ Toxischer Stress

Ein gleich bleibend hoher Anteil an Cortisol – Folge eines chronischen, unvermindert anhaltenden Stresses – kann gefährlich, ja sogar tödlich sein. Aus diesem Grund nenne ich unkontrollierbaren, chronischen Stress auch »toxischen Stress«, weil er unseren Körper im wahrsten Sinne des Wortes vergiftet, indem er ihn für Erkältungskrankheiten, Grippe, Erschöpfung und Infektionen sehr viel anfälliger macht. Toxischer Stress kann auch Ihr Erinnerungsvermögen und Ihre Konzentrationsfähigkeit beeinträchtigen. Und neue Beweise zeigen, dass er Ihnen einen überwältigenden Appetit verschaffen kann! Eine der wichtigsten Rollen des Cortisols scheint zu sein, dem Körper nach einer Stress-Episode wieder beim »Auftanken« zu helfen. Unkontrollierbarer oder toxischer Stress führt jedoch dazu, dass der Appetit gleich hoch bleibt. Auf diese Weise induziert er das so genannte Stress-Essen und steigert das Gewicht.

Diese Art der Gewichtszunahme ist einzigartig. Die Fettpölsterchen, die durch toxischen Stress entstehen – ich nenne sie »toxisches Gewicht« –, lassen sich in erster Linie am Bauch nieder. Sie unterscheiden sich von allen anderen Fettpolstern, die der Körper sonst hat. Zu viel Fett an den Oberschenkeln kann seine Ursache in seelischem Schmerz haben, aber es steht in keinerlei Zusammenhang mit tödlichen Erkrankungen. Toxisches Gewicht jedoch wird mit Herzinfarkt, Diabetes und Krebs assoziiert.

Es gibt Stress, den ich »ärgerlich, aber erträglich« nenne. Was ich meine, ist der alltägliche Wahnsinn, der zum Leben gehört: egal, ob Sie am Flughafen in einer Schlange stehen oder mitten im Verkehrsstau stecken. Sie kennen diesen Stress. Eine andere Form allerdings ist lebensbedrohlich. Sie entsteht, wenn der alltägliche Wahnsinn in toxischen Stress übergeht und Sie in die Gewohnheit verfallen, ständig Angst zu empfinden und sich über alles und jeden Sorgen zu machen. Unterschiedliche Menschen haben hier auch unterschiedliche Empfindungen: Was für den einen einfach zum alltäglichen Wahnsinn gehört, nimmt der andere bereits als lebensbedrohlich wahr.

Meinen Patientinnen gebe ich immer folgendes Bild an die Hand. Stellen Sie sich vor, Sie würden ständig den ganzen Tag über eine riesige, unsichtbare Plastiktüte mit Müll herumschleppen. Jeder neue Ärger und Frust würde zusätzlich in diese unangenehme Mischung hineinkommen. Toxischer Stress ist deshalb eine körperliche, seelische und emotionale Belastung.

Wahre lebensbedrohliche Stressformen sind offensichtliche und ernsthafte Probleme. Ich spreche von den Ereignissen, die Sie als gefährdend für Ihr Leben wahrnehmen. In einer dunklen Allee einen Straßenräuber zu treffen, der Ihnen die Pistole an den Kopf setzt, ist lebensbedrohlicher Stress. Menschen, die in schwierigen Berufen arbeiten – etwa Journalisten, die sich in Kriegsgebieten aufhalten –, sind häufig dieser Form von Stress ausgesetzt.

Für manche Menschen können bestimmte alltägliche Situationen, die andere als den normalen, alltäglichen Wahnsinn wahrnehmen, schon lebensbedrohlich wirken. Wenn jemand vor 100 leitenden Angestellten eine Präsentation macht und diese »Manager« sind verantwortlich für die Bewertung seiner Leistung, dann kann man die Situation durchaus als lebensbedrohlich empfinden, obwohl es sich um einen normalen Vorgang in der Geschäftswelt handelt. Für einen in Angst versetzten Redner fühlt sich dieses unangenehme Erlebnis genauso schlimm an wie eine Begegnung mit einem Straßenräuber. Es kann dieselben biochemischen Reaktionen freisetzen.

Der normale, alltägliche Stress kann kurz oder lange dauern. So können Sie etwa an der Schnellkasse des Lebensmittelgeschäfts stehen, der Mann vor ihnen hat 25 Artikel und Sie sind in großer Eile. Oder Sie bekommen die gute Nachricht, dass Ihr Sohn einen Stammplatz in der Fußballmannschaft erobert hat. Die schlechte Nachricht: Sie werden ihn in den nächsten drei Jahren quer durch die Lande chauffieren müssen. Das wird Ihre Wochenenden durcheinander bringen. Dies sind Arten von täglichem Stress, in die wir alle geraten. Die meisten Menschen können mit diesen Situationen umgehen.

Toxisch wird Stress erst, wenn er unseren Organismus zu vergiften beginnt und den natürlichen Gleichgewichtszustand auf ein chronisches Stressniveau steigen lässt. Eine Frau, bei deren Mutter Alzheimer diagnostiziert wird, mag sich schuldig fühlen, wenn sie Zeit außerhalb des Hauses verbringt und ihre Mutter allein lässt. Vielleicht gibt sie ihre täglichen Spaziergänge auf. Vielleicht schränkt sie ihre außerhäuslichen Aktivitäten und ihr soziales Engagement ein. Gefühle von Trauer, Sorge und Angst können bis zur Selbstaufgabe führen. Das mag so weit gehen, dass die Frau ihren Sinn für ihr natürliches Gleichgewicht verliert, in einer Welt des grenzenlosen Gebens versinkt, ihren wichtigen Kontakten Schaden zufügt und ihr Familienleben zerstört. Wenn sie nicht wieder an sich selbst und ihre persönlichen Bedürfnisse denkt, kann die Pflege sie krank machen, also toxisch werden.

Toxischer Stress ist die größte Bedrohung für das innere Gleichgewicht, weil er dem Körper niemals erlaubt, die Stressreaktionen abzuschalten. Selye zufolge »zeigt sich Stress in dem Tempo des Verschleißes – hervorgerufen durch das Leben«. Wenn toxischer Stress zum Lebensinhalt wird, dann kann man ihn deutlich in einem Gesicht ablesen. Schauen Sie sich nur einmal die Gesichter auf einem Begräbnis an: die tiefen Falten und Stirnrunzeln, der Ausdruck von Sorge, Müdigkeit und Niedergeschlagenheit. Nun stellen Sie sich vor, was genau dieser Stress, genau dieses Trauma – täglich wahrgenommen – den empfindlichen Geweben im Inneren unseres Körpers antut.

Wenn man dem toxischen Stress erlaubt, das tägliche Leben ganz und gar zu durchdringen, kann dies in selbstzerstörerisches Verhalten münden. Bei diesem Verhalten wird sogar Zerstörerisches als Heilmittel bei emotionalen Schmerzen empfunden: etwa unpassendes Essen, exzessiver Alkoholgenuss und der Missbrauch von Zigaretten und Drogen. Ein derartiges Verhalten kann eine Spirale in Gang setzen, die nur noch zu mehr Stress führt: Eine Frau, die unter toxischem Stress leidet, setzt ihre Körpergewebe verlängerten Cortisol-Schüben aus, die – wie bereits erwähnt – eine den Appetit anregende Stressreaktion hervorrufen. Das kann zu exzessivem Essen und Gewichtszunahme führen. Die Stress-Esserin mag dann zu einer extremen Modediät greifen, um Pfunde zu verlieren. Doch die Folge davon ist noch mehr toxischer Stress, entstanden durch den Nahrungsmittelentzug, die Sorgen um die Figur und den Verlust an Selbstwertgefühl, der die Diätenmentalität charakterisiert. Der Diätenstress führt im Lauf der Zeit zu immer mehr Pfunden, schließlich zu toxischem Gewicht.

Eine meiner Patientinnen, Jennifer, in den Vierzigern und mit etwa 20 kg Übergewicht, kaufte ihre Kleidung in der Abteilung für Umstandskleider ein, als sie das erste Mal 1996 zu mir kam. Während wir über ihre persönliche Diätgeschichte als lebenslange »Völlerei«-Esserin sprachen, vertraute sie mir an, dass ihre gertenschlanke Mutter stets verzweifelt über die Figur ihrer Tochter gewesen war. Bereits im Alter von acht Jahren nahm Jennifer Diätpillen. Ihre Mutter hatte ihre Diäten streng überwacht und ihr jeden kleinen Snack verboten. In der Grundschule erlitt Jennifer die Demütigung, vor der Cafeteria in der Schlange für »dicke Mädchen« anstehen zu müssen.

Ihre Mutter, die unter Depressionen litt und sich in Therapie befand, war ein »Kontrollfreak«. Ihr Vater war schwach und unfähig, sich durchzusetzen. Er und Jennifer waren gezwungen, aus dem Haus zu schleichen, um einen Hot Dog zu essen.

Jennifer weinte, als sie mir ihre Geschichte erzählte. Die Erinnerung an die Schlange vor der Cafeteria ließ sie nicht los. Sie wurde isoliert, gedemütigt und emotional verletzt. Ich konnte mir denken, was danach passiert war: Sie entwickelte sich zu einer Gelage-Esserin, schmuggelte nachts verbotene Kekse in ihren Wandschrank. Sobald sie Taschengeld zur Verfügung hatte, gab sie es heimlich für Junkfood und besondere Leckereien aus. Dieser Kindheitsstress hatte den Verlauf von Jennifers weiterem Leben nachhaltig beeinflusst: Die Kindheit war der Usprung für all ihre Probleme mit dem Essen.

Die ersten Wochen und Monate, in denen wir ihr Denken buchstäblich neu programmierten, waren nicht einfach. Aber Jennifer machte tapfer die ersten Schritte, um die zweite Hälfte ihres Lebens als Gewinnerin zu gestalten. Sie ist nicht mehr gezwungen, in der Schlange für »dicke

Mädchen« zu warten, denn sie hat jetzt Größe 38. Wie sie das geschafft hat? Ganz einfach: Sie hat gelernt, ihren toxischen Stress aus der Kindheit zu neutralisieren.

■ Auslöser von toxischem Stress

Toxischer Stress kann im Prinzip durch jede tägliche Anforderung ausgelöst werden. Aber meine Untersuchungen haben ergeben, dass es bei Frauen über 40 einige gemeinsame äußere Faktoren gibt. Dazu gehören:

1. **Kindheitstrauma**
2. **Perfektionismus**
3. **Scheidung oder Veränderung in einer Beziehung**
4. **Überforderung durch Pflege eines Angehörigen**
5. **Anforderungen im Job**
6. **Kurze oder chronische Krankheit**
7. **Diäten**
8. **Menopause**

Damit Sie den Zusammenhang zwischen diesen Stressauslösern und dem Essen besser verstehen, erläutere ich sie am Beispiel von Patientinnen aus meiner Praxis.

Je größer das Chaos im Leben eines jungen Mädchens ist, desto größer ist auch ihr Hang, im späteren Leben nach Betäubungsmitteln zu suchen, um den Schmerz zu betäuben. Für viele ist Nahrung das bevorzugte Betäubungsmittel. Die Saat für den toxischen Stress wurde oft in der Kindheit gelegt. Essgewohnheiten, die Wahrnehmung des eigenen Körpers, das Selbstwertgefühl und die Reaktion auf Stressauslöser werden im Allgemeinen bereits in frühen Jahren geprägt und gedeihen besonders gut nach dem 40. Lebensjahr.

Johari, eine schöne afroamerikanische Frau, war 43 Jahre alt, als sie mir einen Brief schrieb. Sie hatte zuvor einen meiner Artikel in einem Magazin gelesen. Die geschiedene Mutter suchte verzweifelt nach Hilfe. Sie wog mehr als 90 kg und hatte jede Möglichkeit ausprobiert, um abzunehmen. Sie schrieb ehrlich über ihre Kindheitserfahrung – im Mittelpunkt der meisten Feierlichkeiten stand fetthaltige Nahrung, was damals typisch für afroamerikanische Familien gewesen war. Joharis Mutter hatte einen Catering-Service aufgebaut und arbeitete zu Hause. Als kleines Mädchen stand Johari immer am Tresen und beobachtete, wie ihre Mutter Sandwichs zubereitete. Da kein Bissen umkommen durfte, begann Johari damit, Brotkrümel und die Reste der Käsecremefüllung zu vertilgen. Die Mahlzeiten der Familie waren überreich – gebratener Wels, Süßkartoffeln, Soße – und die Teller waren nach dem Essen immer leer. Als Jugendliche lernte Johari Nahrungsmittel in Stresszeiten als angenehmen Trost kennen. Es ist klar, dass sie diese Strategie nicht durchbrechen konnte, solange sie dem psychologischen Schutz der Küche ihrer Mutter unterstand. Aber schließlich eroberte sie für sich die zweite Hälfte ihres Lebens, verlor 16 kg und lief später sogar Marathon.

Perfektionismus war bei Barbara der Auslöser für toxischen Stress. Als sie zu mir kam, war sie 39 Jahre alt und wog 82 kg. Sie war auf einer Farm aufgewachsen, und ihre jüngere Schwester, Marcia, war sehr übergewichtig. Barbara dagegen war eine hübsche blonde Cheerleaderin. Doch trotz ihres blendenden Aussehens und ihres »guten, amerikanischen« Verhaltens fühlte sie sich niemals gut genug, flott genug, hübsch genug. Ihre Eltern waren emotional sehr zurückhaltend, und die einzigen Male, die ihr Vater ihr gegenüber eingestand, sie zu lieben, war, wenn er zu viel getrunken hatte.

Barbara wandte sich dem Essen zu, um ihren Schmerz zu betäuben. »Das perfekte Mädchen fiel in Ungnade«, beschreibt Barbara diese Zeit, in der sie zunahm. Auf der Oberschule ging die blonde Cheerleaderin dann auf wie ein Luftballon. In der Zeit begann sie mit Crashdiäten, um ihren »perfekten Körper« wieder zurückzugewinnen. Dies allerdings war unmöglich, weil Crashdiäten grundsätzlich fehlschlagen.

Sie heiratete einen gefühlsmäßig unerreichbaren Mann (nach außen der »perfekte Ehemann«), brachte zwei Kinder zur Welt (die »perfekte Familie«) und landete schließlich in der Depression.

Als wir ihre Geschichte entwirrten, fanden wir die Quelle für ihr Stress-Essen: Der allergrößte Schmerz ihres Lebens resultierte aus unerfüllten Erwartungen.

Ich bin sehr stolz auf Barbara. Sie kämpft immer noch mit dem Stress-Essen, aber sie läuft täglich fünf Kilometer und hat in einem Jahr 18 kg abgenommen.

Scheidungen können auch ein erschütternder Stressauslöser sein, selbst dann, wenn die Trennung letztlich positiv für alle Betroffenen ist. Ein traumatisches Ereignis wie eine Scheidung kann den Appetit einer Frau völlig ausschalten.

Meine Patientin Karen, die in ihren Mittdreißigern 34 kg Übergewicht hatte, hörte buchstäblich mit dem Essen auf, nachdem ihr Ehemann sie wegen einer anderen Frau verlassen hatte. In drei Monaten verlor sie 27 kg, was ich niemandem empfehle. Tatsächlich eroberte sie ihre alten Pfunde und noch mehr zurück, nachdem der toxische Stress erst einmal abgeklungen war.

Marion ist ein gutes Beispiel dafür, wie die Sorge um andere und Selbstaufgabe für andere zu toxischem Stress führen kann. In ihrer Jugend leicht mollig, wurde Marion die wichtigste emotionale Stütze ihrer alten Eltern. In der Ehe setzte sich die Selbstaufgabe fort. Sie wurde sozusagen zur »Cheerleaderin« für andere, was, so erzählte sie mir, »genau das Gegenteil von dem war«, was sie eigentlich wollte.

»Ich habe gegessen, um den Stress zu lindern«, sagte sie eines Nachmittags zu mir, die endlosen Stunden zählend, die sie damit zugebracht hatte, alle Menschen ihrer Umgebung zufrieden zu stellen und glücklich zu machen. Als ihr 45. Geburtstag näher rückte, war sie entschlossen, etwas zu ändern. Doch nur wenn sie es schafft, die Sorge um andere mit ihrer eigenen Selbstverwirklichung in Einklang zu bringen, wird sie die Stressauslöser überwinden.

Auch ein anstrengender, fordernder Job kann ein intensiver Stressauslöser sein. Blinder Pflichteifer in Bezug auf die Arbeit kann genauso gefährlich sein wie Ergebenheit anderen gegenüber. Naomi, die als Kind die erste afro-amerikanische Schülerin in einem weißen Schulbezirk in Washington, D. C., war, wurde zum Ehrgeiz erzogen. Gleichzeitig hatte sie Angst davor, nicht alle Hindernisse bezwingen zu können. Schon das allein hätte toxischen Stress auslösen können. Als junge Frau eröffnete sie eine Marktforschungsfirma. Sie war ständig unterwegs und arbeitete 100 Stunden in der Woche. Dabei stand sie unter enormem Druck und verzichtete zehn Jahre lang auf Urlaub. Als sie zu mir kam, trug sie Kleidergröße 44 und wog fast 86 kg. Sie war übergewichtig und überreizt. Zuerst nahm ich meinen Block und schrieb: »Naomi muss zwei Wochen im Jahr Urlaub machen. Wie auch immer.« Sie stand unter toxischem Stress, den sie mir einmal wie einen »Mantel« schilderte oder wie einen »Schal«, den sie immer tragen müsse. Er war allgegenwärtig. »Ich musste alles richtig machen, es musste alles schnell gehen. Ich muss immer alles kontrollieren, und Stress ist ein Nebenprodukt davon.«

Naomi, eine völlig »umgestaltete« Stress-Esserin, die buchstäblich ihr eigenes Leben rettete, hat mittlerweile einen anderen Sinn für das Gleichgewicht in ihrem täglichen Leben gefunden.

Auch Krankheiten können Stress auslösen. Wie Sie mit diesem Stress umgehen, kann darüber entscheiden, ob Sie von der Krankheit genesen oder eine Verschlechterung beschleunigen. Den Umgang mit Stress zu erlernen, kann Ihr Leben retten.

Ich erinnere mich an zwei Patientinnen, beide mit der Diagnose Brustkrebs im Anfangsstadium konfrontiert. Obwohl der allgemeine Zustand eine außergewöhnlich gute Prognose zuließ, standen beide Frauen zunächst unter Schock, als sie die erschütternde Nachricht erhielten. Ihre unterschiedlichen Reaktionen auf die Diagnose waren sehr aufschlussreich.

Die erste Frau grämte sich. Doch nicht lange, dann sammelte sie sich, rief ihren Arzt an und plante alles, was notwendig war, um gegen die Krankheit anzugehen: Operation, Chemotherapie, Bestrahlung. Ungeachtet dessen, dass sie sehr erschrocken war und keine Erfahrung mit der Krankheit hatte, bestand ihre Reaktion darin, die Situation unter Kontrolle zu bringen. Die zweite Frau war gleichermaßen in Schrecken versetzt. Sie saß mir gegenüber, zitternd, in Tränen aufgelöst und fragte: »Warum ich?« Sie war gepackt von Sorge und Angst. Indem sie der Krankheit erlaubte, von ihr Besitz zu ergreifen, war sie wie paralysiert und musste kämpfen, um »hinter« die Krankheit zu sehen. Nur so konnte sie die Schritte einleiten, die nötig waren, um den Kampf zu gewinnen.

Sie gab ihren Job und alle Dinge auf, die ihr bis dahin Spaß gemacht hatten, und das, obwohl sie von Ehemann und Freunden unterstützt wurde. Sie konnte nicht schlafen, guckte den ganzen Tag Fernsehen und schlug beim Essen über die Stränge. Ihre Krankheit kehrte sich in toxischen Stress.

Beide Frauen standen im Angesicht eines lebensbedrohlichen Stresses. Es war ermutigend, zu sehen, dass eine der Situation so positiv gegenübertrat, aber bitter, zu beobachten, wie die andere dem emotionalen Stress erlag.

Stress ist wie ein Schneeball. Immer wieder habe ich die tödliche Kraft der Lawine beobachtet, zu der er werden kann. Und nichts erzeugt mehr toxischen Stress als der freiwillige Entzug von Nahrung. Diäthalten ist wahrscheinlich einer der Stressauslöser, den Frauen über 40 am häufigsten gemeinsam haben. Marcia, Barbaras jüngere Schwester, die ebenfalls auf der Farm aufwuchs, war als Kind stark übergewichtig. Sie wurde gehänselt, verspottet und schluckte Diätpillen von ihrer Mutter. Auf der Oberschule beschloss sie, der beste Weg abzunehmen bestehe darin, gar nichts mehr zu essen. Sie machte Diät: eine Tasse Hühner-Nudel-Suppe jeden Tag. Mehr nicht. In ihrer Universitätszeit lebte sie von Käse, Kräcker und grünen Bohnen und verlor auf diese Weise 110 Pfund.

Sie heiratete. Nach zwei Schwangerschaften versuchte sie verzweifelt, Gewicht zu verlieren. Anfang der 90er-Jahre schloss sie sich einer Gruppe an, in der ihr eine protein- und gemüsereiche Diät verordnet wurde, mit nur einem Teelöffel Öl täglich. Keine Milch, keine Getreideprodukte, keine Kohlenhydrate. Ihre Gesundheit machte das nicht lange mit. Zwei Monate später, krank und erschöpft, ging sie zu ihrem Arzt, um sich durchchecken zu lassen. Ihr Blutbild war sehr schlecht. Bei ihrem ersten Besuch erzählte sie mir, es hätte über zwei Jahre gedauert, bis sie sich von dieser Crashdiät erholt hatte.

Als sie zum ersten Mal in meiner Praxis saß, hatte Marcia ihr persönliches Idealgewicht. Sie schien fit und gut in Form zu sein. Ich fragte mich, was das Problem sei. Ihre Ängste, wieder dick zu werden, waren für sie zum Trauma geworden. Ungeachtet dessen, dass sie täglich trainierte, blieb das Essen eine Qual. Der toxische Stress aus den Jahren, in denen sie Diäten gemacht hatte – merkwürdige Essrituale und extremer Entzug inbegriffen – hatte sie emotional verwundet zurückgelassen. Ein »dicker Kopf« auf einem gesunden Körper war die Last, die sie Tag für Tag mit sich herumtrug.

Marcia wurde eine meiner herausforderndsten Patientinnen. Ich wollte sie davon überzeugen, dass sie ein gesundes Gewicht und einen Fitnessgrad erreicht hätte, auf den sie stolz sein könnte, und dass sie ihre täglichen Gewohnheiten, geistig und körperlich rege zu bleiben, weiterhin praktizieren sollte. Marcia ist ein gutes Beispiel dafür, wie lebenslanges Diäthalten in toxischen Stress münden kann.

Viele Frauen über 40 haben »einen Doktortitel im Diäthalten«, also Erfahrungen darin, ihre Gesundheit nur wegen einer Zahl auf der Waage zu gefährden. Egal ob die Grapefruit- oder Kohlsuppen-, die Beverly-Hills- oder Marcias Eine-Tasse-Hühner-Nudel-Suppen-Diät, niemand kann das ein Leben lang aushalten. Der Glaube daran, dass es möglich sei, führt unweigerlich zu toxischem Stress. Seit mehr als 30 Jahren wird unsere Generation der Idee ausgesetzt, dass Diäten etwas mit persönlichem Erfolg und Wohlergehen zu tun haben. Die Tragödie besteht darin, dass all das den toxischen Stress eines ungesunden Lebensstils und Körperbildes gefördert hat.

Mit über 40 Jahren beginnt eine Frau, die letzte wichtige hormonelle Veränderung ihres Lebens durchzumachen, die Wechseljahre. Dabei ist sie doch damit beschäftigt, Job, Familie, Beziehungen, medizinische Probleme und persönliche Lebensstil-Entscheidungen unter einen Hut zu bringen. Aber sie ist damit nicht allein: Im Jahr 2000 lebten in Amerika annähernd 50 Millionen Frauen über 50, die Hälfte von ihnen hat die Menopause im Alter von 52 durchschritten. Plötzlich werden in den Mittagspausen die Erfahrungen über Erinnerungslücken, Stimmungsschwankungen, Depressionen, Kopfschmerzen, Schlaflosigkeit, abnehmende Libido, unregelmäßige Periode und Hitzewallungen ausgetauscht. Doch es ist die Gewichtszunahme, die die meisten Frauen verrückt macht.

Frauen im Klimakterium verändern sich körperlich und viele nehmen zu. Die durchschnittliche Gewichtszunahme während der fünf bis sieben Jahre rund um die Menopause reicht von weniger als zehn bis zu 20 Pfund. Anstatt sich an Hüfte und Oberschenkeln niederzulassen, setzen sich die Pfunde an der Taille und am Bauch fest. Ich habe verzweifelte Hilferufe von Patientinnen gehört, die einen Horror erlebten, weil Hosen und Kleider nicht mehr über ihren dicker werdenden Bauch passten. Eine meiner Patientinnen sagte:»Ich mag fast mein ganzes Leben hindurch übergewichtig gewesen sein, aber ich hatte wenigstens eine Taille. Jetzt fühle ich mich, als hätte ich mich von einer Sanduhr zu einem Bocksbeutel entwickelt.« Verzweifelt suchen viele Frauen wieder einmal ihre letzte Hoffnung in traditionellen Diäten, um dann festzustellen, dass ihr Körper darauf immer weniger reagiert.

Der Körper einer 40 Jahre alten Frau unterscheidet sich wesentlich von dem Körper einer 30-Jährigen. Normalerweise lässt das Stoffwechseltempo einer Frau pro Lebensdekade um mindestens 5 % nach – der Prozess beginnt im jungen Alter von 20. So benötigt eine 20-Jährige täglich rund 2000 Kalorien. Mit 45 können Sie getrost 300 Kalorien abziehen. Wenn Sie also weiterhin die 300 Kalorien täglich zuführen, nehmen Sie alle vierzehn Tage ein Pfund zu oder rund 30 Pfund im Jahr. Physische Übungen und vernünftiges Essen vermindern diesen Effekt zwar, aber beheben ihn nicht vollständig.

Nachlassender Stoffwechsel und geringere Muskelmasse, gesundheitliche Handicaps, nachlassende physische Aktivität und häufigeres Essengehen verschlimmern die natürlichen Veränderungen innerhalb der Wechseljahre. Nach dem 40. Lebensjahr finden viele Frauen es sehr viel schwieriger, ihr Selbstwertgefühl aufrechtzuerhalten. Dies führt zu weiterem toxischen Stress. Und sie sind besonders anfällig dafür, ihren toxischen Stress auf dem Bauch herumzutragen. Das werde ich im Folgenden zeigen.

2 Was sagt die Wissenschaft über die Stressreaktion?

■ Die Antwort auf Stress

Stress hält uns auf den Beinen. Er ist lebenswichtig. Idealerweise antworten wir auf die täglichen Herausforderungen des Lebens mit einer positiven physischen Reaktion, die so ursprünglich ist wie essen und schlafen. Unser Körper ist ausgezeichnet dafür konstruiert, in Aktion zu treten, wenn ein bedrohliches Ereignis stattfindet. Alle Gewebefasern und Blutzellen arbeiten Hand in Hand, chemische Gehirnsubstanzen und Hormone pumpen Botschaften zum Herzen, zur Lunge und zu den Gliedmaßen. Unsere Reaktion auf Stress wurde dafür angelegt, uns zu schützen und unser Leben zu retten. Wie konnte es da passieren, dass Stress toxisch wurde? Was lief falsch?

Nichts. Unser Körper und seine Reaktionen verloren um so mehr an Bedeutung für unser Überleben, je intelligenter wir wurden. Wir erfanden Maschinen, die es uns möglich machten, die Gefahr zu meiden bzw. ihr schnell zu entkommen. Wir müssen nicht länger auf die Jagd gehen, um Nahrung zu bekommen. Unsere Körper, einst schlank und trainiert, wurden schlaff. Wir ersetzten physischen Stress durch intellektuellen. Doch unsere ursprüngliche Reaktion auf Stress ist an eine körperliche Antwort gekoppelt: Wenn unsere Vorfahren etwas in Schrecken versetzte, kämpften sie oder ergriffen die Flucht. Deshalb reagieren wir auf Stress mit dem Körper, bereit zu Kampf oder Flucht (fight-or-flight-reaction).

Prüfen Sie Ihren täglichen Stress: Straßenverkehr, ungezogene Kinder, launische Ehemänner, kleinliche Chefs, ängstliche Eltern, laute Nachbarn. Nicht einer dieser Stressfaktoren verlangt, dass Sie Ihren Körper kraftvoll einsetzen (rennen, klettern, kämpfen). Unser Stress sitzt im Kopf. Wir haben uns zu leistungsfähigen Experten entwickelt und unseren Körpern ihre natürliche physische Reaktion auf Stress untersagt. Unsere Welt wird nicht länger von Raubtieren beherrscht, und wir benötigen unsere Kampf-oder-Flucht-Reaktion nicht mehr.

Aber Bewegung gehört zum Leben, und ich meine damit nicht, dass Sie sich Muskeln aus »Stahl« aneignen sollen. Was ich meine, ist eine Balance zwischen Denken und Aktion. Wenn wir keine physischen Möglichkeiten haben, um den Stress quasi wegzublasen, sammelt er sich an und kann zu toxischem Stress werden.

Ich werde in einfachen Worten versuchen, zu erklären, wie die Reaktion auf Stress funktioniert. 30–40 % unserer Stressreaktion sind genetisch festgelegt. In einem gewissen Umfang bestimmen also die Gene Ihrer Mutter und Ihres Vaters die Art, wie Sie mit Stress umgehen. Den Rest unserer Reaktion haben wir aus Lebenserfahrungen gelernt; dazu gehören auch die Erfahrungen, die wir bereits im Uterus gemacht haben. Jeder Mensch hat unterschiedliche Stressauslöser, und viele davon können aus der frühen Kindheit durch die Adoleszenz bis ins Erwachsenenalter mitgeschleppt werden.

Wenn das Gehirn ein stressiges Ereignis registriert, setzt die Hypophyse ein Hormon frei, bekannt unter dem Namen Corticosteron (ACTH = adrenocorticotropes Hormon). Ich nenne diese chemische Substanz das Alarmhormon. Eine gewisse Menge davon befindet sich ständig in unserem Körper. Die Menge erhöht sich jedoch, wenn Sie etwas erregt, sei es Furcht, Aufregung, Leidenschaft, Panik, Glück oder Freude. Wenn die Türklingel läutet, wird vermehrt von diesen neurochemischen »Zündern« ausgeschüttet, egal, ob der Florist mit einem Dutzend Rosen von Ihrem Liebhaber in der Hand vor Ihrer Tür steht oder ob der Briefträger Ihnen ein amtliches Schreiben vom Finanzamt übergibt. Wenn der erste Alarmzustand zunimmt, bereitet eine Kaskade von neurochemischen Substanzen Ihren Körper auf Angriff oder Flucht vor.

Über einen komplizierten Kommunikationsweg innerhalb des Gehirns aktiviert das Alarmhormon die Nebennieren, zwei Substanzen abzusondern: das »zum Sprung bereite« Adrenalin (wir alle kennen den Adrenalin-Stoß) und das Stresshormon Cortisol. Cortisol ist in der Wissenschaft auch unter dem Namen Glucocorticoid bekannt, weil es die Fähigkeit besitzt, die Freigabe von Glucose ins Blut zu stimulieren und weil es von der äußeren Zellschicht der Nebennierenrinde abgesondert wird. Beide zusammen, Adrenalin und Cortisol, versetzen den Körper in die Lage, mit dem stressigen Ereignis umzugehen.

Das Alarmhormon, Adrenalin und Cortisol folgen, was die Freisetzung den Tag über anbetrifft, einem ganz bestimmten Rhythmus. Diese Stresshormone erreichen ihren Gipfel zwischen sechs und acht Uhr morgens. Im Verlauf des Vormittags fällt ihr Anteil im Körper wieder ab, schließlich – am späten Abend – ist der Tiefststand erreicht. Gegen zwei Uhr nachts beginnt langsam wieder der Anstieg der Stresshormone, gegen sechs Uhr ist wieder der Höchststand erreicht, damit Sie für den täglichen Stress gewappnet sind.

In Sekundenschnelle ist der Körper von null auf hundert. Wir werden kribbelig, ängstlich. Unsere Pupillen weiten sich. Unser Blutdruck steigt. Unser Denken und unser Erinnerungsvermögen sind blockiert, unsere Atmung beschleunigt sich. Unsere Verdauung ist gehemmt, damit der Körper seine Energien auf die Muskeln konzentrieren kann, die Kraft für eine körperliche Reaktion »benötigen«. Die Immunantwort ist in diesem Augenblick unterdrückt, weil die gesamte Energie zum Überleben umge-

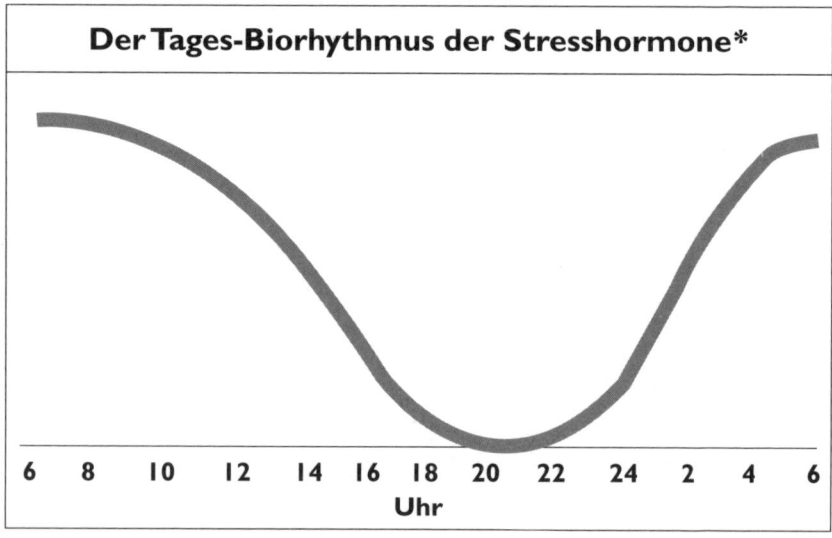

Der Tages-Biorhythmus der Stresshormone*

| 6 | 8 | 10 | 12 | 14 | 16 | 18 | 20 | 22 | 24 | 2 | 4 | 6 |

Uhr

* Zu den Stresshormonen gehören das Alarmhormon, Cortisol und Adrenalin.

leitet wird. Jegliches Schmerzempfinden ist gedämpft, um Ablenkung zu vermeiden. Alle Systeme sind in Alarmbereitschaft.

Immer wenn die Stressreaktion aktiviert ist, macht das Alarmhormon mehr, als nur die Nebennieren und das Nervensystem zu stimulieren. Es aktiviert gleichzeitig Zentren im Gehirn, die für Belohnung und Schmerzdämmung zuständig sind. Warum brauchen wir, wenn wir gestresst sind, das Gefühl von Belohnung im Hinterkopf? Allen Herausforderungen im Leben begegnet man mit der Erwartung, sie zu meistern. Der Körper verhält sich da nicht anders. Wir reagieren auf psychische oder körperliche Stressoren in dem Wissen, dass ihre Lösung irgendeine Form der Erleichterung oder des Vergnügens mit sich bringt.

Die Anpassung an kurzfristigen Stress (Verhalten und körperliche Reaktion)

Anpassung des Verhaltens

Stärker:
Erregt
Alarmiert
Aufmerksam

Weniger interessiert an:
Essen
Fortpflanzung
Spiel

Körperliche Anpassung

Zunahme/Erhöhung:
Sauerstoff und Nährstoffe für Gehirn und Muskeln
Herzschlag
Blutdruck
Atmung
Fett und Kohlenhydrate als Treibstoff

Vorübergehender Stopp von:
Wachstum und Fortpflanzung
Verdauung
Schilddrüsenproduktion
Schmerz
Entzündungshemmung
Immunantwort

Häufig ist dies eine erlernte Reaktion. So erzählen meine Patientinnen mir oft, dass das Gefühl, nach den morgendlichen Übungen den Heimtrainer verlassen zu können, sie motiviert, diesen gesunden physischen Stress auf sich zu nehmen. Für einige besteht die Belohnung für ihr Training bereits darin, glücklich darüber zu sein, es hinter sich gebracht zu haben. Außerdem ist es angenehm zu fühlen, wie es in den Muskeln kribbelt und die Seele sich beruhigt. Nach einiger Zeit werden auch Sie die Auswirkungen der natürlichen Schmerzfreiheit des Körpers oder eine Schmerzlinderung (das Größte, was es für den Sportler gibt) spüren, und es wird Ihnen leichter fallen, mit Stress umzugehen.

Viele Körperfunktionen bringen es mit sich, dass der Organismus auf gesunde Weise gestresst wird. Verdauung, Stoffwechsel und die Speicherung von Nährstoffen bedeuten Stress für das Körpersystem. Unsere Motivation, diese Körperaktivitäten auszuführen, besteht darin, dass die Bewältigung dieser Aktivität normalerweise eine angenehme Sättigung zur Folge hat. Wenn nicht etwas Angenehmes damit verbunden wäre, wären wir überhaupt nicht motiviert zu essen! Die Aufnahme von Fett scheint in diesem Zusammenhang das größte Vergnügen zu bereiten. Da Fett die größte Menge an Energie liefert und uns in die Lage versetzt, den Stress des Lebens zu überstehen, ist dies im Prinzip eine gute Sache.

Um diese Motivationen besser verstehen zu können, haben Wissenschaftler eine Maus genetisch verändert und das »Belohnungssystem« ihres Gehirns komplett ausgetauscht. Ohne den Gedanken an Belohnung oder Vergnügen saß die Maus nur noch da, für die normalen Körperaktionen gab es keine Motivation mehr. Da die Maus kein Interesse mehr am Essen zeigte, musste sie mit einem Röhrchen gefüttert werden.

Aber obwohl das System der Belohnung ein essenzieller Motivationsfaktor für unser tägliches Verhalten ist, ist diese Funktion bei einigen Menschen gestört. Tatsächlich wird allgemein behauptet, dass ein süchtig machendes Verhalten mit einem Belohnungssystem assoziiert wird, welches niemals ein Gefühl der absoluten Befriedigung hervorruft. Der Hinweis auf das Belohnungssystem hilft uns, die unterschiedlichen Essmuster in Stress-Situationen zu verstehen, die bei einigen Menschen gut, bei anderen falsch ausgebildet sein können.

Die Kampf-oder-Flucht-Reaktion, erstmals von dem Physiologen Walter Cannon zu Beginn des 20. Jahrhunderts beschrieben, ist dann eine perfekte Lösung, wenn Sie Ihr Leben verteidigen müssen bzw. mit täglichem Stress zurechtkommen müssen, der körperliche Kraft und Durchhaltevermögen erfordert. Diese Reaktion wurde eigens dafür konstruiert, dass Sie

Ihren Körper aus der Gefahrenzone bewegen können. Cortisol »greift sich« Fett und energiegeladene Glucose (Kohlenhydrate) aus den Körperspeichern, leitet das Blut von gerade weniger wichtigen Organen wie Magen oder Nieren um und »schießt« es zum Gehirn, zum Herzen, zu den Lungen und zu den Muskeln, um sofortige Energie zur Verfügung zu stellen.

Wenn der akute Stress nachlässt und Sie feststellen, dass die Gefahr vorüber ist, sinkt der Adrenalinspiegel im Blut rapide ab. Cortisol dagegen verweilt im Organismus und hat die Aufgabe, alles wieder ins rechte Lot zu bringen – den Körper wieder in den natürlichen Gleichgewichtszustand zu versetzen. Zuerst wird das Alarmhormon ACTH gedrosselt, um dem Körper klar zu machen, dass die Gefahr vorbei ist. Die emotionalen und körperlichen Verhaltensweisen werden zurückgeschraubt, und der Körper kümmert sich wieder um den Zustand der anderen Organe und um das Immunsystem.

Erinnern Sie sich an den Stressforscher Hans Selye und seine Ratten? Selye schlussfolgerte, dass Menschen, die unter chronischem Stress leiden, anfällig für Krankheiten werden, weil sie ihre Stresshormonreserven verbrauchen. Wenn die Stressreaktion ununterbrochen aktiviert ist, so Selye, würden die uns beschützenden Hormone buchstäblich aus unserem Körper auslaufen. Die Folge: Wir würden unser Verteidigungssystem schwächen und verletzungsanfällig werden.

Erst kürzlich hat eine Untersuchung genau das Gegenteil bewiesen. Danach kann unser Körper die Speicher seiner Stresshormone gar nicht leeren. Solange unser Körper unter chronischem Stress leidet, wird er Stresshormone freisetzen, bis eine kritische Schwelle überschritten wird. Wenn dies geschieht, wird der Körper in Wellen von Stresshormonen »gebadet«, als wäre er fortwährend auf eine körperliche Betätigung vorbereitet. Und wenn der Körper den Weg zurück zur Homöostasis nicht findet, bricht die Gesundheit zusammen.

Selye bemerkte: »... obwohl wir Stress, solange wir leben, nicht vermeiden können, können wir doch lernen, die schädlichen Nebenwirkungen von Disstress (negativer Stress; Anm. der Red.) zu minimieren. Beispielsweise beginnen wir gerade zu erkennen, dass viele allgemeine Krankheiten zu einem größeren Teil auf Irrtümer unserer adaptierten Stressreaktionen zurückzuführen sind als auf schädliche Krankheitserreger. Insofern sind viele nervöse und seelische Störungen, Bluthochdruck, Gastritis und Zwölffingerdarmgeschwüre sowie gewisse Arten von sexuellen, allergischen, kardiovaskulären und Nierenstörungen Ausdruck einer falschen Adaptation«.

Unsere Körper waren niemals dazu geeignet, mit Dauerstress umzugehen. Wir waren darauf programmiert, auf einen plötzlichen, kurzfristigen Stress zu reagieren. Wir sind nicht so konstruiert, dass wir ständig »heiß« laufen. Wir sind, um Gleichgewicht und Harmonie aufrechtzuerhalten, darauf angewiesen, dass die Stressreaktion irgendwann ihr Programm herunterfährt.

■ Stress und Essen

Stresshormone sind unbezahlbar. Sie stellen für die Stressreaktion die nötige Energie zur Verfügung. Wenn das Stress-System aktiviert ist, steigen die Adrenalin- und Cortisolwerte an, und gemeinsam senden sie die Botschaft an den Körper, Zucker in den Blutkreislauf zu entsenden. So entsteht ein Energieschub. Der Zucker (oder Glucose) stammt aus den Muskeln oder der Leber, wo die Reserven gespeichert werden. Mit ihm gelingt es, zur Höchstform aufzulaufen.

Adrenalin und Cortisol machen gleichfalls Fett verfügbar. Fett ist ein reichhaltiger »Treibstoff«. Wenn Sie ein Gramm Kohlenhydrate verbrennen, nehmen Sie vier Energieeinheiten (Kalorien) auf. Wenn Sie ein Gramm Fett verbrennen, nehmen Sie neun Energieeinheiten (Kalorien) auf. Was wollen Sie in Ihrem »Tank« haben? Obwohl beides in Stress-Situationen verwendet wird, ist es das Fett, das unfähig macht, mit aller Kraft vor dem Menschen fressenden Tiger im Dschungel zu fliehen.

Adrenalin und Cortisol sind wie ein Zielfluggerät: Sie greifen auf das energiereiche Fett im Körper zu, machen es auf den Notfall aufmerksam und fordern es auf, in Form von Energie in den Blutkreislauf zu gehen.

Wo im Körper findet Cortisol eigentlich Fett? Auf das Fett, das Ihre inneren Organe umgibt, kann am leichtesten zugegriffen werden, ich nenne es Stressfett. Im Einzelnen wissen wir, dass Stressfett aus einem Bereich kommt, der in der Nähe der Pfortader der Leber liegt. Deshalb kann Fett schnell und effizient zur Leber gebracht und in Brennstoff umgewandelt werden, damit Ihnen in einer Stress-Situation sofort Energie zur Verfügung steht. In der Leber werden die Fettsäuren und Triglyceride (kunstvolle Namen dafür, dass Fett in den Fettzellen gespeichert wird), die aus den Stressfettzellen stammen, in Brennstoff umgewandelt. Diese Fettzellen sind für die Stressreaktionen unverzichtbar. Wenn Adrenalin und Cortisol die Stressfettzellen ansteuern, machen diese einen Prozess durch, den man Lipolyse nennt: Das Fett in den Zellen wird gespalten.

Stressfett unterscheidet sich von dem Fett, das sich in anderen Teilen des Körpers befindet. Normalerweise stellt es kein Problem dar. Wenn aber zu viel davon vorhanden ist, wird es toxisch, es überschwemmt die Leber und beeinträchtigt ihre Funktionen. Wenn dies geschieht, können eine Vielzahl von metabolischen, also den Stoffwechsel betreffenden Störungen die Folge sein:

■ **hoher Blutzucker**
■ **hoher Cholesterinwert**
■ **hoher Blutdruck**
■ **höhere Blutgerinnung, die für Blutgerinnsel anfällig macht**

Diese Abweichungen können zu ernsthaften Krankheiten führen. Dazu gehören auch Herzerkrankungen und Diabetes. Die Kombination von toxischem Gewicht, Herzerkrankungen und Diabetes wird von Ärzten als Metabolisches Syndrom (Syndrom X, Reavens-Syndrom) bezeichnet. Aus diesem Grund sind »Apfel«-Menschen oder Menschen, die das meiste Fett im oder am Bauch tragen, von ernsthaften Krankheiten bedroht. Gehören Sie zu dieser Risikogruppe?

Um dies bestimmen zu können, haben Wissenschaftler eine Risiko-Maßeinheit mit dem Namen »Waist to Hip Ratio« (WHR; Verhältnis von Taille zu Hüfte) entwickelt. Um so präzise wie möglich zu sein, sollten Sie Ihre Taille am schmalsten Umfang zwischen dem oberen Teil Ihres Hüftknochens und dem unteren Teil Ihres Brustkorbes messen. Benutzen Sie dazu ein Maßband. Bei einigen Frauen ist die Taille ganz leicht zu erkennen, bei anderen hingegen ist sie weniger offensichtlich. Wenn Ihr Taillenumfang größer als 89 cm ist, haben Sie ein höheres Risiko, am Metabolischen Syndrom zu erkranken. Diejenigen Frauen, deren Taille weniger als 89 cm beträgt, sollten nun den Hüftumfang messen – und zwar an der breitesten Stelle.

Errechnen Sie Ihren WHR, indem Sie den Taillenumfang durch den Hüftumfang dividieren:

■ **ein WHR unter 0,8 ist optimal**
■ **ein WHR zwischen 0,8 und 0,85 bildet die Grenze**
■ **Ein Taillenumfang gleich oder größer als 89 cm oder ein WHR größer als 0,85 erhöht Ihr Risiko, am Metabolischen Syndrom zu erkranken**

Wie aus Stressfett toxisches Gewicht wird

Stressfett

⇩

⇩ ⇐ Toxischer Stress

⇩

zusätzliches Stressfett

⇩

⇩

⇩

TOXISCHES GEWICHT

⇩

größerer Taillenumfang

⇩

Metabolisches Syndrom

Darüber hinaus haben Stressphysiologen, insbesondere der Mediziner Per Björntorp, das Konzept des Metabolischen Syndroms auf das Zivilisationssyndrom ausgedehnt. In diesem Modell kombiniert Dr. Björntorp chronischen Stress mit selbstzerstörerischem Verhalten wie Rauchen und exzessivem Alkoholgenuss. Er zeigt auf, dass dies zum Metabolischen Syndrom beiträgt und durch die Unfähigkeit hervorgerufen wird, mit dem zunehmenden Stress der heutigen Gesellschaft fertig zu werden.

Wenn die Reaktion auf Stress abgeklungen ist, wird das Gleichgewicht wieder hergestellt und der Körper auf den nächsten Stressschub vorbereitet. Nicht nur die Hormonspeicher müssen in dieser Ruhephase wieder aufgefüllt werden, auch der Brennstoffspeicher muss neu betankt werden. Cortisol löst jetzt also Appetit aus und macht Sie heißhungrig.

Und wonach sehnen Sie sich nach einer Stressattacke? Haben Sie schon einmal bemerkt, dass es niemals eine Dose Thunfisch ist? Immer sind es Eiscreme, Bonbons oder Kekse. Diese Nahrungsmittel stellen genau das zur Verfügung, was Ihr Körper gerade benötigt, nämlich Kohlenhydrate und Fett, die jene Kalorien wieder ersetzen, die Ihr Körper in der Stress-Situation verbraucht hat. Vereinfacht ausgedrückt, ist das einer der Gründe dafür, dass eine ständig aktivierte Stressreaktion dick machen kann.

Nachdem Sie nun wissen, wie eine Stressreaktion abläuft, können Sie sich vielleicht vorstellen, was passiert, wenn die Stressreaktion ständig auf Hochtouren läuft. Denken Sie an die Innenbeleuchtung in Ihrem Auto. Wenn es dunkel ist und Sie eine Karte lesen wollen, ist sie sehr hilfreich.

Doch wenn Sie das Licht die Nacht über brennen lassen, ist am nächsten Morgen die Batterie leer. Cortisol, das den ständig gestressten Körper überschwemmt, ist kein Feind. Es ist ein Lebensretter, der uns dazu bringt, dass wir uns in Gefahrensituationen in Bewegung setzen. Cortisol ist von unschätzbarem Wert, wenn es darum geht, den Kampf oder die Flucht vorzubereiten und danach den Appetit wachzurufen, um unseren Körper für das nächste stressige Ereignis vorzubereiten. Es ist wichtig zu wissen, dass noch vor rund 50 Jahren die meisten täglichen Stressoren körperlicher Natur waren und

Die Kampf-oder-Flucht-Reaktion

Homöostasis (Gleichgewicht)
⇩
STRESS
⇩
aktiviert Stressreaktion
⇩
geringerer Appetit
⇩
Cortisol und Adrenalin gelangen in den Blutkreislauf
⇩
Kohlenhydrate und Fett ermöglichen die Kampf-oder-Flucht-Reaktion
⇩
STRESS-SITUATION GEMEISTERT
⇩
Stressreaktion lässt nach
⇩
Adrenalinspiegel sinkt
⇩
Cortisolspiegel bleibt erhöht, um den Appetit zu stimulieren
⇩
Nahrungsaufnahme
⇩
Kohlenhydrate und Fett werden aufgetankt
⇩
Das Gleichgewicht ist wiederhergestellt

entsprechend eine körperliche Reaktion erforderten. Wäsche mit der Hand zu waschen, erforderte Energie. Der Weg zur Schule konnte ein Zwei-Stunden-Marsch durch den Schnee bedeuten. Um Essen auf den Tisch zu bringen, musste vielleicht ein langer Weg in den nächsten Ort gemacht werden, um dort Vorräte zu kaufen, es mussten Pflanzen auf dem Feld geerntet oder Kühe gemolken werden. Mit diesem biologischen System, das die Brennstoffvoräte verbrauchte und wieder auffüllte, waren wir im Einklang. Jetzt, wo unsere Stressoren keine körperlichen Stressreaktionen mehr benötigen, befinden wir uns in einem Zustand des ständigen Ungleichgewichts.

■ Chronischer Stress und Fett

Dr. Chrousos und ich versuchten, herauszufinden, warum chronischer Stress zum »Überessen« führt, was in Fettablagerungen im oder am Bauch resultiert. Wir wählten eine seltene Krankheit – Cushing Syndrom genannt –, um den Zusammenhang zwischen Essen und Stress zu verstehen. Das Cushing Syndrom wird durch einen ständigen Cortisolausstoß hervorgerufen. Ursache dafür können winzige Tumoren sein, die im Gehirn, in den Nebennieren oder weniger häufig in anderen Organen wie der Lunge wachsen.

Durch den Tumor werden höhere Dosen von Cortisol freigesetzt, die den Patienten krank machen. Vom Cushing Syndrom Betroffene erkennt man äußerlich daran, dass sie sehr viel Fett am Bauch haben. Wenn der Tumor operativ entfernt wird, verliert der Betroffene das Bauchfett wieder und die Krankheit klingt ab.

Das Cushing Syndrom zeigt uns, was passieren würde, wenn wir über Monate oder Jahre hinweg einen hohen Cortisolspiegel hätten. Ein chronisch erhöhter Cortisolspiegel regt die Stressfettzellen an, ständig mehr Fett zu speichern. Dies führt dann zu einer Vermehrung des Bauchfetts oder toxischem Gewicht. Letzteres ist verantwortlich für ernsthafte Erkrankungen wie Diabetes, Herzkrankheiten und Krebs. Wenn mehr Cortisol im Körper kursiert, hat das auch Auswirkungen auf Muskeln, Knochen und das Immunsystem. Andere Symptome sind Fortpflanzungsstörungen, Ängste, Panikattacken und Depressionen.

Durch unsere Studien mit dem Cushing Syndrom verstanden wir, wie Stress die Figur verändern kann. Ein Teil unserer Arbeit bestand darin, von den Bäuchen unserer Patienten Computertomographien (CT) zu erstellen. Diese Aufnahmen zeigten deutlich, wie das Fett eigentlich aussieht.

Frau in den Wechseljahren

Fettleibige (adipöse) Frau

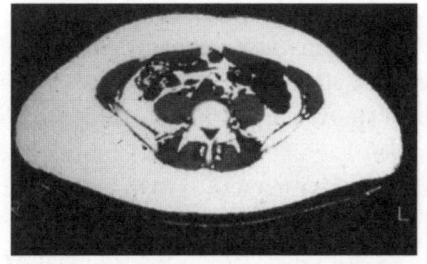

Abbildung 1 zeigt die CT einer typisch fettleibigen Frau kurz vor der Menopause. Das Fett ist weiß dargestellt. Diese Aufnahme wurde gemacht, als die Frau auf dem Rücken lag. Sie können die inneren Organe, die Knochen und das Fett sehen. Das meiste Fett gehört zur Sorte »schwabbelig«; es liegt an der Oberfläche und rutscht auf die Seite, wenn die Frau ihre Lage ändert. Es befindet sich außerhalb der Bauchmuskelwand. Einiges befindet sich im Inneren des Bauchhohlraums, um die Organe abzupuffern und warm zu halten. Wenn die Frau aufsteht, sieht man, dass sie eine typische »Birne« ist. Das meiste Fett sitzt auf den Hüften, den Oberschenkeln und dem Gesäß, und das Fett an ihrer Taille befindet sich wie eine Art »Flaum« zum größten Teil auf der Bauchmuskelwand.

Frau mit Cushing Syndrom

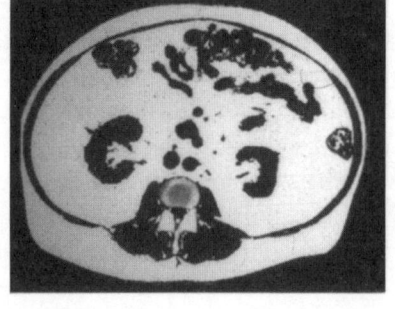

Die zweite Abbildung zeigt eine Frau mit Cushing Syndrom. Die Frau hat eine riesige Fettmenge im Innern des Bauchraums und nur ganz wenig von dem typischen »schwabbeligen Oberflächenfett«, wie es die Frau in der Prämenopause hat. Dies liegt am erhöhten Cortisolwert, der dafür sorgt, dass das Fett tief im Inneren des Bauches gespeichert wird – der Grund für toxisches Gewicht.

Übrigens ist dies derselbe Bildtyp, den Sie bei einer CT von einem männlichen »Bierbauch« sehen würden. Männer werden mit mehr Fettzellen im Innern des Bauchs geboren und speichern das Fett auch überwiegend dort. Wenn sich durch schlechte Lebensgewohnheiten Fett ansammelt, der Stress zunimmt und der Testosteronspiegel sinkt, wandert der Großteil des Fettes als toxisches Gewicht in den Bauch. Dies ist einer der Gründe dafür, dass Männer anfällig sind für Herzkrankheiten, hohen Blutdruck und Diabetes – wenn sie stark an Gewicht zulegen. Frauen in der Menopause können wie ihre männlichen »Bierbauch«-Kollegen aussehen. Ein sinkender Östrogenspiegel, zunehmender Stress und schlechte Angewohnheiten stimulieren die Anhäufung von Fett im Bauch.

Interessanterweise werden nicht alle vom Cushing Syndrom Betroffenen dick. Wie kommt das? Einige Menschen erfahren nie, dass sie diese Krankheit haben. Sie stellen fest, dass sie zunehmen, und beschließen, diesem Fett den Kampf anzusagen, indem sie energisch trainieren und vorsichtig essen. Ist es möglich, den starken Kräften und extrem hohen Cortisolwerten entgegenzuwirken?

Ich stolperte über diese Frage, als ich einer 20-jährigen jungen Frau begegnete, die wegen des Cushing Syndroms – hervorgerufen durch zwei Tumoren in den Nebennieren – ins Krankenhaus eingeliefert wurde. Ihr war nicht bekannt gewesen, dass sie ein Problem hatte, bis sie sich beim Laufen ein Bein brach. Die Ärzte stellten bei der Röntgenuntersuchung fest, dass ihre Knochen spröde waren – klassisch für einen zu hohen Stresshormon-Spiegel. Ich erinnere mich daran, dass ich Schwierigkeiten hatte, mit ihr über ihre Krankengeschichte zu sprechen. Immer wenn ich sie besuchen wollte, war sie nicht in ihrem Zimmer. Die Krankenschwestern rieten mir, ich solle mich zum Treppenhaus am oberen Ende des zehnten Flurs begeben und laut ihren Namen rufen. Verdutzt, doch neugierig, folgte ich ihrem Rat. Ich war mir ziemlich sicher, dass sie dort die Treppen auf und ab lief. Und tatsächlich. Ich hatte Recht. Ich fragte sie, was sie dort eigentlich treibe: Lächelnd und voller Energie erwiderte sie, dies sei die einzige Sache, wodurch sie sich besser fühlen würde. Wie sich herausstellte, war sie eine Athletin. Sie nutzte ihre körperliche Aktivität ebenso wie ihre kontrollierten Essgewohnheiten, um ihre hohen Stresshormonwerte zu neutralisieren. Wie? Betaendorphine, Dopamine und Serotonin, die als Folge eines energischen körperlichen Trainings freigesetzt werden, schwächten die Stressreaktion ab, die zügellos in ihrem Körper ablief. Das Training verringerte gleichzeitig ihre Angstgefühle und Depressionen. »Es ist bes-

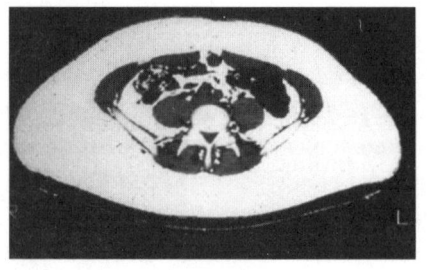

Sportlerin mit Cushing Syndrom

ser, mit den eigenen chemischen Substanzen zu leben«, sagte sie oft scherzhaft.

Viel interessanter war, dass sie trotz leichter Gewichtszunahme ihr Gewicht mit ihrem Training und ihren Ernährungsgewohnheiten kontrollierte. Ihre CT sieht wie die einer durchschnittlichen, athletischen, jungen Frau aus, mit wenig Oberflächenfett und ohne exzessives inneres Bauchfett. Nur die extrem hohe Cortisolmenge, die in ihrem Körper kursierte, war so trügerisch wie ein Spaziergang durch ein Minenfeld.

Die Lektion daraus ist eindeutig: Es steht außer Frage, dass Fett dick macht, besonders tief drinnen im Bauch. Ebenso ist unbestritten, dass ein gesunder Lebensstil diesen Effekt neutralisieren kann.

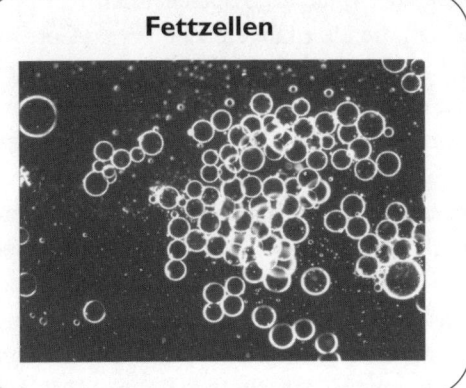

Fettzellen

Im Labor arbeitete ich mit Fettzellen, die ich von am Cushing Syndrom Erkrankten erhielt, die operiert wurden. Ich verglich diese Fettzellen mit denen von »normalen« Freiwilligen. Wie Sie sehen können, haben Fettzellen Ähnlichkeit mit Seifenblasen. Jede Fettzelle ist mit zwei Türen ausgestattet, einem »Eingang« und einem »Ausgang«. Jede Zelle hat einen eigenen Schlüssel. Die Eingangstür macht die Einschleusung und damit die Speicherung von Fett möglich und wird von dem Enzym Lipoproteinlipase (LPL) kontrolliert. Durch den Ausgang kann das Fett wieder entweichen, und der Wächter des Tors ist das hormon-sensitive Lipasehormon (HSL). Bei der Fettzellen-Synthese wird die Fettzelle mit Fett aufgefüllt. Die Fettzellen können ihr Volumen verdreifachen. Der Verzehr von zu vielen Kalorien regt den Körper an, das Fett zu speichern. Reichen die vorhandenen Fettzellen dafür nicht aus, werden neue gebildet.

Als Lipolyse bezeichnet man den Prozess, wenn Fett aus der Fettzelle in den Blutkreislauf abgegeben wird. Körperliche Aktivität fördert die Fettspaltung. Wenn Sie Gewicht verlieren, entleeren sich Ihre Fettzellen und schrumpfen. Allerdings gehen sie nicht kaputt, vielmehr warten sie nur darauf, wieder gefüllt zu werden.

Eine Reihe von chemischen Substanzen und Hormonen in Ihrem Körper regeln die Speicherung bzw. Freisetzung des Fetts. Mit dem Einsatz molekularbiologischer Techniken fanden wir heraus, dass Fettzellen bestimmte Stresshormon-Rezeptoren für Cortisol haben. Von diesen Fettzellen gibt es scheinbar mehr im Inneren des Bauchs als sonst im Körper. Dies macht Sinn, weil dieses Fettdepot bei der Stressreaktion für die Lieferung von Brennstoff so bedeutend ist. Die Fettzellen sollten gut auf Cortisol ansprechen, wenn es sie auffordert, für die Kampf-oder-Flucht-Reaktion ihre Energie in den Blutkreislauf abzugeben bzw. Fett zu speichern. Werden Fettzellen zu lange hohen Cortisolmengen ausgesetzt, verändern sie sich. In Zeiten von chronischem Stress steigt der Insulinspiegel an, und in Kombination mit hohen Cortisolmengen fördert dies die Speicherung von Fett bzw. hemmt dessen Freisetzung. Dies ist auch einer der Hauptgründe dafür, dass in Phasen chronischen Stresses Fett tief im Inneren des Bauches gespeichert wird.

Wir wissen, dass Stressfettzellen, die über längere Zeit hohen Cortisolmengen ausgesetzt sind, sensitiver auf Stresshormone reagieren und damit die Tendenz haben, toxisches Gewicht zu produzieren. Überdies kann es sein, dass dieser Prozess bereits im Mutterleib seinen Anfang nimmt. Tiere, die einer entsprechenden Menge Cortisol während ihrer Schwangerschaft ausgesetzt worden sind, brachten Junge auf die Welt, die hypersensibel auf Stress reagierten und zu abnormalen Verhaltensweisen neigten, als sie heranwuchsen.

Forschungen haben gezeigt, dass chronisch gestresste Menschen schlecht denken können. Die Reaktion ihres Immunsystems ist geschwächt, so sind sie beispielsweise empfänglicher für Kälte. Menschen, die zu Hause oder bei der Arbeit zwischenmenschlichen Stress durchmachen, zeigen ein ähnlich schwaches Immunsystem. Studien haben bewiesen, dass Männer, die unter schwerem Stress stehen, häufiger von Herzanfällen betroffen sind. Darüber hinaus schlafen gestresste Menschen schlecht, und sie zeigen Symptome von Depressionen und Angst. Eine schwedische Studie an Volvo-Mitarbeitern fand heraus, dass die weiblichen Angestellten hohe Stresswerte hatten. Blutdruck und Adrenalin-Spiegel wurden untersucht, und man stellte fest, dass bei den Frauen beide Werte noch lange nach Ende der Arbeitszeit erhöht waren, während beide Parameter bei den Männern sofort nach Arbeitsende abfielen. Die Stresshormone der Frauen blieben erhöht, weil diese voraussehen und mit familiärem Stress rechnen, wenn sie nach Hause kommen.

Der toxische Stress des Versuchs, ständig Verpflichtungen und Erwartungen von Arbeit und Familie zu erfüllen, führt häufig dazu, dass Frauen chronisch ausgebrannt sind und sich schuldig fühlen, egal, ob sie ihre gesteckten Ziele erreichen oder nicht.

Wenn der Körper über längere Zeit hohen Stresshormonwerten ausgesetzt wird, ist jedes physiologische System betroffen. Chronische hohe Cortisolmengen haben folgende Auswirkungen:

■ Schlechtere Immunabwehr: Das Infektionsrisiko steigt, Entzündungen und Autoimmunkrankheiten sowie Krebserkrankungen können die Folge sein.

■ Veränderungen der Körperzusammensetzung: Die Muskelmasse verringert sich und die Knochendichte lässt nach (höheres Osteoporose-Risiko). Dagegen steigt die Fettablagerung im Inneren des Bauches an.

■ Seelische Probleme: Unterdrücktes Belohnungssystem, das Risiko, an Depressionen, Angstgefühlen, Stimmungsschwankungen, Zorn und Frustration zu leiden, erhöht sich.

■ Erinnerungsvermögen und Lernfähigkeit leiden.

■ Der Schlaf verschlechtert sich.

■ Höheres Risiko für Herzinfarkt

■ Fortpflanzungsstörungen: unregelmäßige Monatsblutung, geringere Fruchtbarkeit, prämenstruelles Syndrom (PMS), höheres Risiko für postnatale Depression, wachsendes Unwohlsein in der Perimenopause

■ Veränderte Essmuster: häufigeres Essen, zu viel essen und Gewichtszunahme; selteneres Essen, zu wenig essen und Gewichtsverlust, gefolgt von Gewichtszunahme.

■ Gewichtszunahme in den Wechseljahren

Eine Frau wird von ihrem Chef abgemahnt, weil sie einen wichtigen Termin vergessen hat. Sie erklärt ihrem Boss, dass sie ihre Tochter wegen einer Halsuntersuchung am Morgen zum Arzt bringen musste. »Sie werden bei uns nie etwas werden, solange Sie Ihre Prioritäten aufrechterhalten«, erwiderte er in beunruhigender Weise. Was würden Sie tun?

Studien von Redford Williams und seinen Kollegen an der Duke University haben gezeigt, dass die meisten Frauen derartige Bemerkungen einfach schlucken. Verletzt von der Unmenschlichkeit entwickeln sie einen größeren Appetit. Sie sehnen sich nach Essen und verspeisen im Verlauf des Nachmittags kleine Snacks. Auf der Suche nach einem Leckerbissen gehen sie zum Automaten in der Gemeinschaftsküche.

Was läuft hier ab? Um dies beantworten zu können, sollten wir einen Blick auf das Stress- und Essmodell zu Beginn des 21. Jahrhunderts werfen. Es hat sich vom Kampf-oder-Flucht-Mechanismus zur »Frust-Essen«-Reaktion entwickelt.

Die »Frust-Essen«-Reaktion

Stress und Essen: Das Modell des 21. Jahrhunderts

Homöostasis
⇩
STRESS
⇩
aktivierte Stressreaktion
⇩
geringer Appetit
⇩
Cortisol und Adrenalin gelangen in den Blutkreislauf
⇩
Kohlenhydrate und Fett werden für die Kampf-oder-Flucht-Reaktion zur Verfügung gestellt
⇩
STRESS BLEIBT BESTEHEN
⇩
TOXISCHER STRESS
⇩
Stressreaktion läuft weiter
⇩
Adrenalinspiegel und Blutdruck bleiben erhöht
⇩
Cortisolspiegel bleibt erhöht und steigert den Appetit
⇩
STRESS-ESSEN
⇩
Exzessives Essen von Kohlenhydraten und Fett
⇩
ZUNAHME VON TOXISCHEM GEWICHT
⇩
Homöostasis wird nicht wiederhergestellt

Wenn die Frau, die von ihrem Chef abgemahnt wurde, in der Lage gewesen wäre, ihre genetische Programmierung zu erfüllen, wäre sie aufgestanden und hätte gekämpft. Immerhin schwammen Kalorien durch ihre Blutgefäße, die sie auf die Aktion vorbereiteten.

Wenn in einer Stress-Situation das Alarmhormon ausgelöst wird, startet das Hormonsystem wie von der Natur vorgesehen seine Arbeit. Aber es folgt keine körperliche Reaktion. Der Körper signalisiert dem Gehirn jedoch nicht, dass keine körperliche Reaktion stattgefunden hat. Solange das Gehirn an diesem Prozess beteiligt ist, muss der Stresskreislauf vollendet werden. Und die Reaktion auf Stress endet immer in einem von Cortisol angeregten Appetit, damit die leeren Speicher wieder mit Energie gefüllt werden können – ganz gleich, ob eine körperliche Reaktion stattgefunden hat. Dieser Appetit bleibt bestehen, bis der Stress vorbei ist. Wenn der Stress bleibt, stimulieren die chronisch erhöhten Stresshormonwerte nicht nur den Appetit, sie regen auch die Fettzellen im Inneren des Bauches an, mehr Fett zu speichern. Die Folge kennen Sie bereits: Toxisches Gewicht entsteht!

Die meisten Frauen über 40 – auch Sportlerinnen und Frauen, die sich bemühen, in Form zu bleiben – stellen irgendwann fest, dass sie am Bauch dick werden. Das Fett deponiert sich an der Taille, und plötzlich gehören Gürtel der Vergangenheit an und der Reisverschluss der Jeans geht nicht mehr zu. Frauen über 40 sind besonders empfänglich für toxische Gewichtszunahme. Dies liegt nicht nur an dem chronischen Stress, sondern auch an den metabolischen und hormonellen Veränderungen, die sie im Klimakterium durchmachen.

Sollten Sie denken, nur Menschen hätten ein Problem mit dem »Frust-Essen«, dann irren Sie sich. Vor rund 20 Jahren entdeckten Wissenschaftler, dass Tiere ebenfalls eine Frust-Essen-Reaktion entwickeln, wenn sie gestresst sind. Dr. James Morley und Dr. Allen Levine fanden in ihren berühmten »Schwanz-Kneif«-Experimenten heraus, dass Ratten unter Stress ihre Nahrungsaufnahme erhöhten, auch wenn sie satt waren. Darüber hinaus zogen sie bei diesen Mahlzeiten Kohlenhydrate und Fett vor.

■ Der Stoffwechsel

Einer der Hauptgründe dafür, dass Frauen über 40 zunehmen, liegt an ihrem langsamer werdenden Stoffwechsel. Sie verbrennen einfach nicht mehr so viele Kalorien wie noch einige Jahre zuvor. Sogar Frauen, die regelmäßig trainieren, stellen irgendwann eine Fettansammlung an der Taille fest. Der metabolische Rückgang setzt bereits im Alter von 20 ein, wenn die Wachstumshormone zur Ruhe kommen. Jedes Lebensjahrzehnt verlangsamt sich die Stoffwechselrate um annähernd fünf Prozent. Wenn eine Frau die 40 erreicht, setzt der dritte metabolische Rückgang ein. Darüber hinaus unterliegen Frauen in der Postmenopause (der zweiten Hälfte der Wechseljahre nach der letzten Menstruation) einem höheren Hypothyreose-Risiko (herabgesetzte Tätigkeit der Schilddrüse) als junge Frauen. Dies hat Auswirkungen auf ihren Stoffwechsel, das Abnehmen fällt in dieser Zeit noch schwerer.

In dieser Zeit geht auch die Muskelmasse drastisch zurück. Wenn eine Frau die 40 erreicht, sitzt sie in der Regel viel mehr als früher. Die Kinder sind aus dem Gröbsten heraus, und sie muss nicht mehr hinter ihnen herlaufen oder sie herumtragen. Trotzdem bleibt bei ihrem Tagesplan keine Zeit für körperliches Training. Doch den Preis, den sie dafür zahlt, ist der Muskelverlust. Die Konsequenz: Sie benötigt am Tag rund 300 bis 400 Kalorien weniger. Schlankheitskuren können ebenfalls dazu beitragen, dass Muskelmasse verloren geht. Wenn der Körper hungert, nutzt er die zur Verfügung stehende Muskelmasse, um Energie zu erzeugen, da ihm aus keiner anderen Quelle Kalorien zufließen.

Bis vor kurzem wurde die Gewichtszunahme bei Frauen in der Menopause wissenschaftlich kaum erforscht. Frauen glaubten, sie könnten den Körperbau aufrechterhalten, den sie mit 20 oder 30 hatten, wenn sie Crash-Diäten machten. An der Universität von Pittsburgh wurden die Gewichtsveränderungen bei mehr als 500 Frauen in den mittleren Jahren untersucht. Es überrascht nicht, dass bei den Frauen, die sich am wenigsten bewegten, die größten Gewichtszunahmen zu verzeichnen waren.

Wenn eine Frau die Wechseljahre durchlebt, benötigt sie rund 15 % weniger Energie als im Alter von 20. Wenn Sie also mit 45 noch so viel essen wie mit 25, werden Sie mit Sicherheit zunehmen.

■ Cortisol und die Hormone der Wechseljahre

Was passiert nun mit dem Gewicht einer Frau, die sich in der Perimenopause befindet? Sie kann aufgrund sinkender Östrogen- und Progesteronspiegel eine wahre Achterbahn-Fahrt erleben. Während Östrogene die

Flüssigkeit im Körper halten, hat Progesteron einen leicht harntreibenden Effekt. Im normalen Menstruationszyklus fühlt die Frau sich besonders um den 13. oder 14. Tag herum – wenn die Östrogenwerte sehr hoch sind – aufgedunsen. Wenn der Progesteronspiegel langsam ansteigt, geht etwas Wasser verloren, das Gefühl der Aufgedunsenheit bleibt jedoch bestehen. Eine Woche vor der Menstruation erreicht der Östrogenwert erneut einen Höhepunkt und auch der Anteil an Progesteron steigt neuerlich an. Das Ergebnis: Wieder fühlt sich die Frau aufgequollen und dick, und sie hat den Eindruck, dass der Rock, der morgens noch gut passte, am Nachmittag nur noch zwickt und klemmt.

Bei Frauen in der Prämenopause – die Monatsblutung kommt nur noch unregelmäßig – aktivieren die Östrogene die Fettspeicherung an Hüfte, Oberschenkel und Gesäß. Ursprünglich bestand der Zweck dieser Fettlager darin, Energie zum Stillen zur Verfügung zu stellen. In den Wechseljahren verändern sich die Dinge. Die Östrogenwerte werden unberechenbar, einmal nehmen sie ab, dann wieder zu, und die Speicherung von Fett verlagert sich auf den Bauch. Dieses Fett gehört zum Typus weiches, flaumiges »Schwabbelfett«, das sich außerhalb des Bauchmuskels ablagert. Ich bezeichne es auch als »Meno-Bauch«.

Solange sich eine Frau körperlich fit hält, scheint dieser »Meno-Bauch« keine krankhaften Auswirkungen zu haben. Sogar Sportlerinnen haben im Klimakterium das Problem der Gewichtszunahme. Es sieht so aus, als

Der Meno-Bauch oder das »Schwabbelfett«

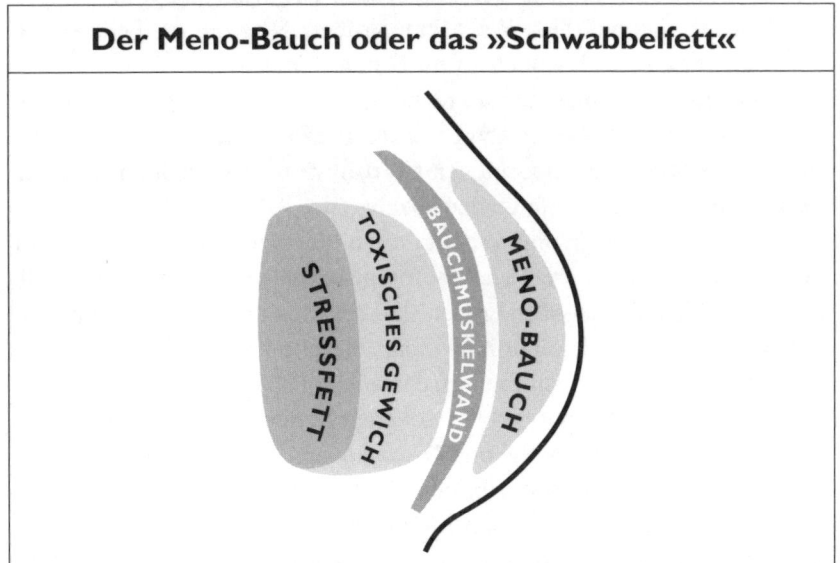

seien die Bauchpfunde ein völlig normales und natürliches Ereignis bei Frauen über 45. Wenn eine Frau in den Wechseljahren toxischen Stress erlebt, setzt sich das Fett auch im Inneren des Bauches ab: Es entsteht toxisches Gewicht. Die Gewichtszunahme in der Perimenopause gibt es demnach in zwei unterschiedlichen Formen: das subkutane, also unter der Haut liegende Fett des »Meno-Bauches« und das tief im Inneren liegende toxische Gewicht.

Östrogen und Progesteron sind nicht die einzigen Hormone, die in der Perimenopause von Bedeutung sind. Die Eierstöcke sondern außerdem Testosteron ab. Während die Werte der anderen Sexualhormone absinken, steigen die Testosteronwerte im Vergleich zum Östrogen und Progesteron an. Testosteron ist in der Lage, die Fettspeicherung im Inneren des Bauches zu stimulieren, was die Bildung von toxischem Gewicht zur Folge haben kann.

Aber nicht nur der nachlassende Stoffwechsel und ein fallender Hormonspiegel sind der Grund dafür, dass Frauen in den 40ern zunehmen. Auch das Stresshormon Cortisol spielt eine entscheidende Rolle. Sie wissen inzwischen, dass toxischer Stress dazu führt, dass ständig Cortisol im Körper zirkuliert. Gleichzeitig gilt als gesichert, dass abnorm hohe Cortisolwerte das Hormon Insulin stimulieren. In Zeiten chronischen Stresses hemmt Insulin die Freisetzung von Fett durch Adrenalin und Cortisol und regt die Speicherung von Fett im Inneren des Bauches an. Laufende Studien zeigen, dass Frauen in der Menopause einen höheren Blut-Insulinspiegel haben und auf diese Weise eine größere Neigung zur Fettspeicherung aufweisen. Schließlich verarbeiten Frauen in diesem Alter Kohlenhydrate (Zucker, Glucose) nicht mehr so gut wie junge Frauen, was zudem ihre Insulinwerte ansteigen lässt. Hinzu kommt, dass die durch chronischen Stress hervorgerufenen Cortisolwerte es erleichtern, Insulin-Fettreserven in den Stressfettzellen anzulegen.

Doch Insulin ist nicht allein schuld. Eine Frau über 40 sammelt Fett an, weil andere Fettregulatoren wie Wachstumshormone und Leptin ebenfalls weniger werden. Die meisten Frauen sind der Meinung, dass Östrogen und Progesteron die Schlüsselhormone sind, die alles kontrollieren: von der Körpergestalt bis hin zu Stimmungsschwankungen. Doch das stimmt nicht. Stresshormone spielen bei den hormonellen Veränderungen der Frau eine zentrale Rolle. Stresshormone und Östrogen sind eng miteinander verbunden, wie die besten Freunde. Übrigens bestimmen die Stresshormone, wie gut wir mit all den hormonellen Meilensteinen des Lebens zurechtkommen. Wenn die Menstruation beginnt, können Stresshormone sowohl die

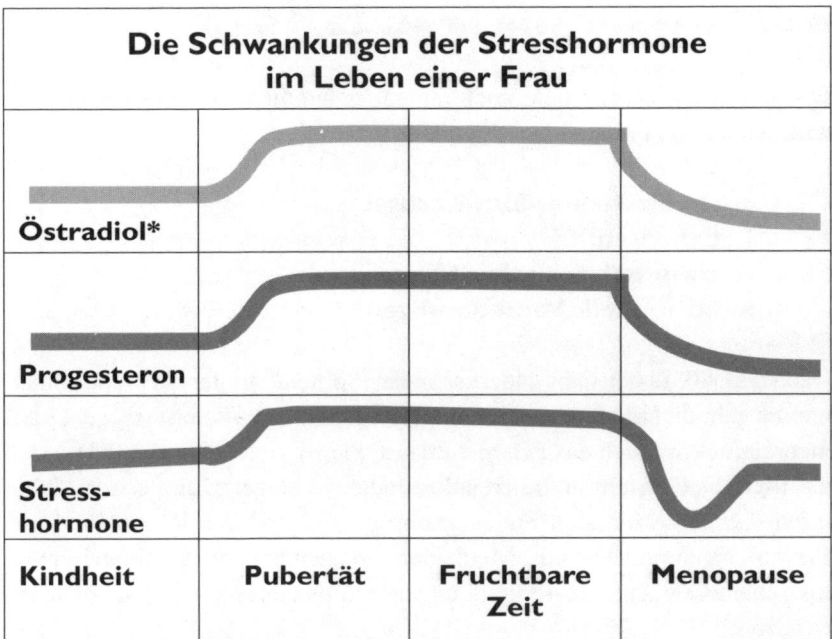

Die Schwankungen der Stresshormone im Leben einer Frau

	Östradiol*	Progesteron	Stress-hormone

Östradiol*

Progesteron

Stress-hormone

Kindheit	Pubertät	Fruchtbare Zeit	Menopause

*stärkstes natürliches Östrogen

Stimmung, die Beschwerden des prämenstruellen Syndroms und die krampfartigen Schmerzen als auch den Appetit während der Menstruation beeinflussen. In der Schwangerschaft können die Stresshormonwerte den Grundstein für eine postnatale Depression legen.

In den Wechseljahren beginnt der Östrogenwert zu sinken, aber auch die Stresshormone verringern sich. Studien, in denen der morgendliche Cortisolwert gemessen wurde, belegen, dass der Wert zwischen 40 und 50 % absank. Als wäre der Dimmer betätigt worden. Es kann bis zu einem Jahr dauern, bis der Körper sich an die niedrigeren Östrogenwerte angepasst hat. In dieser Lebensperiode, in einer Zeit also, in der die Hormone für die Stressreaktion auf einem niedrigen Level arbeiten, sind Frauen für die Konsequenzen besonders empfänglich. Dies mag der Grund für Energieverlust und Stimmungsschwankungen sein, die so viele Frauen in der Menopause erleben, unabhängig davon, wie fit sie körperlich sind.

Die Stresshormonwerte erholen sich wieder, allerdings erreichen sie nicht mehr das alte Niveau. Deswegen werden Frauen auch später das Gefühl, weniger Energie zu haben, nicht mehr los.

■ Folgen für die Frau ab 40

Fassen wir an dieser Stelle noch einmal zusammen, welches die Gründe dafür sind, dass Frauen über 40 zunehmen:

■ **nachlassender Stoffwechsel**
■ **Lebensstil**
■ **chronisch toxischer Stress**
■ **hormonelle Veränderungen**

Nach dem 40. Lebensjahr ändert sich das Problem mit der Gewichtszunahme. Es geht nicht länger um die Frage, wie dick eine Frau ist. Es geht vielmehr darum, wo sich das Fett niederlässt. Sie wissen inzwischen, dass sich das toxische Gewicht im Inneren des Bauches ablagert. Zum ersten Mal in ihrem Leben setzen sich Frauen damit einem größeren Risiko für frühe Erkrankungen und Tod aus. Mediziner sprechen bei der Kombination von toxischem Gewicht, Herzerkrankungen und Diabetes vom Metabolischen Syndrom.

Bis heute wurde allerdings kaum eine Unterscheidung gemacht, wenn es darum ging, welchen unterschiedlichen Einflüssen Männer und Frauen bei Krankheiten des Metabolischen Syndroms unterliegen.

Frauen in den Wechseljahren sind in der Tat etwas Besonderes. Es ist leicht, die Auswirkungen zu verstehen, die Sorgen und chronischer Stress auf den Körper haben (Gewichtszunahme an Taille und Bauch). Stress macht dick. Und toxisches Gewicht kann das Leben verkürzen.

Dieses Wissen ermutigt Sie vielleicht, eine Bestandsaufnahme zu machen und die Faktoren zu überdenken, die Sie in Ihrem Leben ändern könnten, um jegliche Ansammlung von toxischem Gewicht zu vermeiden. Der Schlüssel für diese Reise liegt in einer größeren Stabilität gegen Stress im Alltag.

Das Wichtigste auf einen Blick:

■ **Die durchschnittliche Gewichtszunahme in der Perimenopause kann ein bis zwei Pfund jährlich betragen. Die Forschung ist sich zwar noch nicht über die Ursachen einig, aber ein Zusammenhang von Alter, hormonellem Status und Lebensstil ist unbestritten. Frauen, die regelmäßig trainieren, verzeichnen während der Menopause eine geringere Gewichtszunahme.**

■ **Die Gewichtszunahme wird von einer wachsenden Menge an Körperfett – vor allem in der Bauchregion – begleitet. Diese Umverteilung des Fettes von den Oberschenkeln zum Bauch liegt in einer Zunahme des Verhältnisses von Taille zu Hüfte (WHR) begründet bzw. in einer Transformation des Körpers von einer Birnen- zu einer Apfelform.**

■ **Die Muskelmasse nimmt ab. Wenn Sie diese nicht nutzen, geht sie verloren. Frauen verlieren mehr als sechs Pfund Muskelmasse pro Jahrzehnt, wenn sie sich nicht körperlich betätigen.**

Hormone, Lebensstil und Alter spielen zwar eine entscheidende Rolle, doch toxischer Stress kann bei Frauen über 40 zusätzlich eine toxische Gewichtszunahme auslösen. Und dieses Fett wandert direkt zur Taille oder zum Bauch. Deshalb ist es für alle Menschen, besonders aber für Frauen über 40 von Bedeutung, mehr Stressstabilität zu entwickeln. Dies ist keine Frage der Eitelkeit. Es geht darum, das eigene Leben zu retten.

3 Stress-Essen: Erstellen Sie Ihr persönliches Profil

In den vergangenen sieben Jahren, in denen ich mit Stress-Essern arbeitete, haben Patientinnen immer wieder zu mir gesagt, ich sei ihre »letzte Hoffnung«. Ich nehme an, das ist als Ärztin meine größte Kraft: Menschen Hoffnung zu geben.

Immer wenn eine neue Patientin zu mir kommt, ist sie davon überzeugt, dass etwas falsch läuft. Warum, so wundert sich die über 40 Jahre alte Frau, klappt es einfach nicht mit dem Abnehmen? Obwohl jede Patientin einzigartig ist, teilen doch alle Frauen ein ähnliches Gefühl von Hoffnungslosigkeit. Das Erste, was ich von ihnen fordere, ist zugleich auch das Entscheidende: die Verpflichtung zur Selbstfürsorge, also sich um sich selbst zu kümmern. Ich weiß, dass sie zu Veteranen ihrer eigenen Kriege gegen das Gewicht geworden sind. Sie kennen alle Diätsprüche: »Ich habe gemogelt ... Ich werde morgen wieder von vorn anfangen ...« Sie sind so mit diesen falschen Versprechungen zeitlicher Festlegung vertraut, dass sie keine Ideen mehr für einen langfristigen Plan haben. Für den Plan, wie sie ihre zweite Lebenshälfte erfolgreich bestehen können.

Mittlerweile haben diese Frauen dazugelernt. Ich möchte mit Ihnen einige ihrer Gedanken und Einsichten teilen, während wir das Stress-Essen näher bestimmen und um Ihr Stressprofil festzulegen. Jede Frau hat andere Stressauslöser, aber viele Frauen haben ein und dasselbe Stressprofil. Ich habe ein Dutzend Frauen eingeladen, um mit ihnen einen Abend lang das Thema »Frauen, Gewicht und Stress« zu diskutieren. Alle waren mindestens drei oder vier Monate meine Patientinnen gewesen, einige sogar fünf Jahre lang, und in der Entwicklung ihrer Selbstfürsorge standen sie auf unterschiedlichen Stufen. Eine meiner ersten Fragen entzündete lebhafte Diskussionen einer interessanten Runde, die Stunden zusammenbleiben sollte.

Die erste provokative Frage: Wo liegt der Unterschied in den Reaktionen von Männern und Frauen auf Stress?

»Männer schreien«, sagte Karen. »Männer brüllen.«

»Frauen verinnerlichen den Stress«, kam von Marcia.

»Oder gehen einkaufen«, sagte Eileen lachend.

»Männer schlagen zurück. Frauen schlucken runter«, war eine andere Meinung.

»Frauen essen«, schrie Barbara.

Ich fragte sie, was sie zu sich selbst sagen, wenn sie mit dem Stress-Essen anfangen.

»Ich verdiene das.«

»Das steht mir zu.«

»Ich will nur ein wenig kosten. Oh, ich denke, ich könnte jetzt aufhören.«

»Ich glaube, ich kann mich durch meinen Stress durchfuttern.«

Ich fragte sie, was sie am liebsten essen, wenn sie ihren Moralischen haben.

»Schokolade«, kam es fast unisono. (Brot und andere kohlenhydratreichen Lebensmittel wie Pasta wurden auch erwähnt).

Ob sie sich jemals befriedigt fühlten?

Es herrschte Totenstille.

»Nein, wenn ich erst einmal mit dem Essen anfange, gibt es kein Halten mehr.«

»Niemals.«

»Es sieht so aus, als wenn es keinen Schalter zum Abstellen gibt.«

»Ich habe nie das Gefühl, so richtig voll zu sein.«

»Ich höre erst auf, wenn ich mich übergeben muss.«

Es war Barbara, die das Gefühl der Leere und den unstillbaren Stresshunger am besten beschrieb: »Es ist wie ein Jucken, das man durch Kratzen nicht wegkriegt.«

Auch wenn es so aussieht, als sei der Stress schuld, so gibt es doch eine Beziehung zwischen dem Gefühl der Leere und den Stresshormonen. Egal wie diese Frauen gegessen haben, die Gefühle von Erfüllung, Belohnung und Zufriedenheit stellten sich nicht ein. Ihre innere »Ernährungsuhr« funktionierte nicht: Sie starteten bei »ausgehungert« und zoomten hinüber zu »verstopft«, ohne sich jemals »voll« zu fühlen.

Meist mit der Absicht, innere Qualen zu betäuben, wenden sich viele Frauen dem Essen zu, bis sie sich körperlich krank fühlen. Sie essen schnell. Sie genießen das Essen nicht. Sie schlingen es herunter und sie essen zu viel. Sie umgehen das Übertragungssystem, das dem Gehirn meldet: »Ich bin satt.« Alarmhormon und Cortisol sind bei diesen Frauen aus dem Gleichgewicht geraten. Es besteht also eine neurochemische Trennung. Sie besitzen keinen Bremsmechanismus mehr, und das setzt beim Stress-Essen einen teuflischen Kreislauf in Gang.

Nachdem die Frauen diesen Kreislauf verstanden hatten, mussten sie erkennen, dass dies nicht automatisch sofortige Ergebnisse bringt. Sie wissen, dass Lebensmittel nicht länger ein Betäubungsmittel sein können. Sie verstehen die Stressreaktion und wissen, wie sie funktioniert. Sie verstehen, dass Essen und Gewichtsabnahme nicht nur Fragen der Willenskraft sind, sondern die Folge eines gesunden Geistes in einem gesunden Körper. Wenn das Gehirn die Belohnung »voll« nicht registriert, wird es den Magen auffordern weiterzuessen.

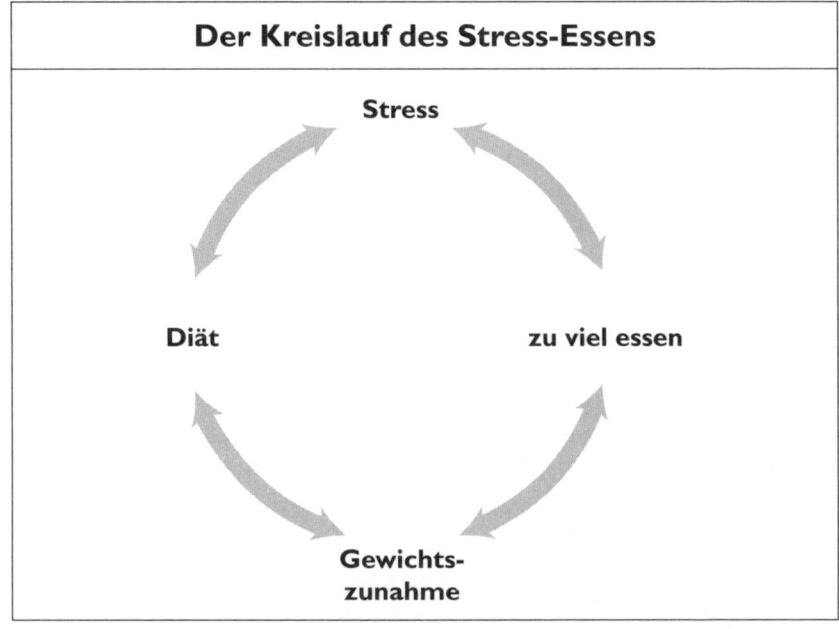

Der Kreislauf des Stress-Essens

Stress

Diät

zu viel essen

Gewichts-
zunahme

Als wir am Tisch saßen und die Frauen von ihren Erfahrungen berichteten, bewegte mich, mit welcher Sicherheit sie ihre Erlebnisse teilten. Gleichzeitig war ich stolz darauf, dass sie Erfolg und Misserfolg nicht länger nach der Waage beurteilten, sondern stattdessen an ihrer neu gefundenen inneren Kraft, für ihr Überleben kämpfen zu wollen. Sie alle haben gelernt, die unbefriedigenden »Belohnungen« von Essen gegen andere, echte Belohnungen auszutauschen, die wirklich Erfüllung bringen. Ein Teil meiner Aufgabe bestand darin, ihnen zu verdeutlichen, dass Essen niemals Ersatz für erfülltes Leben sein kann. Darüber hinaus half ich ihnen, die Verpflichtung einzugehen, sich um sich selbst zu kümmern. »Wenn man sich ganz ans Ende der Liste stellt«, sagte eine der Frauen, »ist es wesentlich schwerer, mit Stress umzugehen.«

Sportliche Aktivität erhielt für alle große Bedeutung. Sinnloses In-sich-Hineinfuttern gehörte der Vergangenheit an. »Man muss verstehen, dass das keine Ernährung ist, sondern eine Art zu leben«, sagte Barbara.

Besonders wichtig ist, dass alle gelernt haben, sich nach einem Fehltritt wieder zu erholen. »Was mir geholfen hat«, sagte Karen, »ist zu wissen, dass ich einen oder zwei Tage habe, um mich wieder zu sammeln. Ich sehe es nicht mehr als Misserfolg an, werfe auch nicht gleich das Handtuch und sage auch nicht mehr solche negativen Dinge wie: ›Ich habe gemogelt, ich bin gescheitert.‹«

Wenn diese Frauen den Zusammenhang zwischen Essen und Stress erst einmal verinnerlicht haben, sind sie in der Lage, zu verstehen, dass jede von ihnen ein anderes Stressprofil hat, das ihr Essmuster bestimmt.

Um noch einmal auf die Biologie zurückzukommen: Die Stressreaktion, die sich auf unsere Ess- und Schlafgewohnheiten auswirkt, wird von der Gruppe der Stresshormone bestimmt, vom Alarmhormon im Gehirn bis zum Cortisol und Adrenalin im Blutkreislauf. Und die Stresshormone kontrollieren das Belohnungssystem. So macht es Sinn, dass das Alarmhormon, ein »Appetitkiller«, und Cortisol, ein Appetitstimulans, wesentliche Auswirkungen auf das Essen haben. Doch wie können diese beiden Stresshormone, die gegensätzlich auf den Appetit wirken, nebeneinander existieren?

■ Die drei Stressprofile

Jede Frau reagiert – was das Essen anbetrifft – unterschiedlich auf Stress. Nach einem hektischen Tag können einige Frauen nicht einmal ein Sandwich herunterbringen, während andere sich mit Heißhunger auf alles Essbare stürzen.

Sich beherrschen und sich sicher fühlen: Genau so können Sie lernen, mit Stress in Ihrem Leben umzugehen. Lassen Sie mich eine Frage stellen: Was würden Sie nach einem stressigen Tag am liebsten tun?

1. **Ein Bad nehmen, ins Bett gehen und ein gutes Buch lesen.**
2. **In die Küche marschieren, den Tiefkühlschrank öffnen und eine Packung Nusseis herausnehmen und futtern, weil Sie es sich »verdient« haben.**
3. **Das Eis vergessen. Überhaupt vergessen, etwas zu essen. Das Abendbrot auslassen. Unruhig im Haus auf und ab gehen, ängstlich ins Bett gehen und kaum schlafen.**

Dies sind drei Beispiele für typische Strategien, die den drei unterschiedlichen Essreaktionen auf Stress entsprechen. Es handelt sich um die drei Stressprofile:

1. **Stressstabiler Esser (gesunde Esser)**
2. **Stress-Vielesser**
3. **Stress-Wenigesser**

Und so funktionieren die einzelnen Muster. Zuerst sendet das Gehirn eine Botschaft an ein kleines Gefäßsystem, das Hypothalamus und Hirnanhangdrüse verbindet. Innerhalb von Sekunden wird Corticosteron (ACTH) freigesetzt. Es schießt in die Nebennieren und bereits nach kurzer Zeit wird Glucocorticoid ausgestoßen. Gleichzeitig stimuliert das Alarmhormon Nerven im Stammhirn, die mit dem Rückenmark kommunizieren. Schließlich werden die Nebennieren aufgefordert, Adrenalin zu entsenden.

Wenn Sie stressstabil sind, kommen Sie in einer stressigen Situation gut zurecht. Das Alarmhormon wird in einer normalen Menge freigesetzt, Gleiches gilt für Adrenalin und Cortisol. Ihr Körper bleibt im Gleichgewicht. Keines der Hormone fällt aus dem Rahmen. Cortisol verweilt nicht in Ihrem Körper.

Diejenigen unter Ihnen, die im oder nach Stress viel essen, werden häufig mit einer kleineren Menge des Alarmhormons geboren. Deshalb kann es nur eine schwache Meldung zu den Nebennieren entsenden. Aus diesem Grund, so fand Dr. Chrousos heraus, funktioniert bei einigen Menschen die

Stressreaktion nicht korrekt. Wenn Sie also zu denjenigen gehören, die vom Essverlangen gepackt werden, liegt das am niedrigen Alarmhormonspiegel. Sie haben das Gefühl, nie richtig satt zu sein. Es ist wie mit einem dauerhaften, dumpfen Schmerz, der nicht aufhören will.

Die »Initialzündung« des Alarmhormons ist nicht stark genug, um eine gesunde Menge von Hormonen in Ihren Blutkreislauf zu entsenden. Da Ihr Körper die Stresshormone benötigt, um auf Stress reagieren zu können, produziert er annähernd normale Mengen von Cortisol. Zu wenig Alarmhormon in Verbindung mit einer normalen Sekretion von Cortisol führt zu gesteigertem Appetit.

Diejenigen, die unter chronischem Stress mit Völlerei reagieren, tun dies, weil ihr Belohnungssystem nicht richtig funktioniert. Das Alarmhormon ist nicht in der Lage, das Cortisol und seine appetitfördernde Wirkung in die Schranken zu weisen. Wer vom Essverlangen gepackt wird, neigt zum »Fressgelage«, um sein Bedürfnis nach Belohnung und Erfüllung zu stillen. Aber leider wird der Betroffene niemals zufrieden gestellt.

Wenn Sie zu denjenigen gehören, die in solchen Situationen wenig oder gar nichts essen, wurden Sie mit einem höheren Alarmhormonniveau geboren. In einer Stress-Situation wird eine Meldung an die Nebennieren gesendet, damit diese Adrenalin und Cortisol freisetzen. Da das Alarmhormon einer der wirksamsten Appetithemmer ist, besteht die biologische Reaktion darin, Nahrung abzulehnen.

In jedem Stressprofil löst Stress unterschiedliche Anpassungsreaktionen aus. Diese Charakteristika schließen mit ein, was mit dem Alarmhormon und dem Cortisol geschieht und welche Auswirkungen diese Hormone im chronischen Stress des Alltags auf Sie haben:

1. **Essmuster (gesunde versus ungesunde)**
2. **Schlafmuster**
3. **Körperaufbau (inkl. Fett, Muskeln, An- bzw. Abwesenheit von toxischem Gewicht)**
4. **Body Mass Index (BMI)**
5. **Fitnessgrad**
6. **Psychischer Zustand**
7. **Belohnungsorientiertes Verhalten**
8. **Fähigkeit, Stress-Essen zu neutralisieren**

Erinnern Sie sich daran, dass Cortisol und Stresshormone im Allgemeinen einem biologischen Rhythmus unterliegen? Gegen Morgen wird der

Klinische Untersuchung: Stressstabilität

Alarmhormon	Gesunde Menge
Cortisol	Gesunde Menge
Essverhalten	Gesund und angebracht
Schlafmuster	Normal
Körperaufbau nach 40	Gesundes Gewicht, gesunde Muskelmasse, gesunder Fettanteil; kein toxisches Gewicht; geringer bis moderater Meno-Bauch
Body Mass Index	Variabel, aber keine Extreme
Körperliches Fitness-Niveau	Fit für das Alter
Geistiger und emotionaler Zustand	Normales Energieniveau; Fähigkeit, sich in Stress-Situationen umzuorientieren; realistische Haltung und realistische Erwartungen das Leben betreffend; kommt ausgezeichnet zurecht und kann sich anpassen; emotional ausgeglichen, keine depressiven Verstimmungen
Belohnungssystem	Intakt; sucht keine Befriedigung und Erfüllung in Nahrung, um mit Stress umgehen zu können

Höchststand, am späten Abend der niedrigste Stand erreicht. Zwischen drei und vier Uhr nachmittags bis gegen Mitternacht nimmt der Anteil der Hormone ab. In diesen Stunden fällt es Ihnen schwer, sich selbst gegenüber aufmerksam zu sein. Diese Zeit nenne ich die »Corti-Phase«. In diesen Stunden sind alle Stressprofile für stressausgelöstes Essverhalten besonders anfällig. Aber darüber noch mehr im zweiten Teil des Buches.

■ Stressstabile Frauen

Diejenigen, die unter dieses Stressprofil fallen, sind Meister im Umdenken: Was auch immer das Leben austeilt, sie handeln, passen sich an und kommen zurecht – ohne Selbstzerstörung. Die Erfahrung zeigt, dass sie die Fähigkeit besitzen, ihre Stressreaktionen ohne eine Form von Essstörung zu kontrollieren. Ihre Hormone befinden sich im Gleichgewicht. Ihr Appetit ist in Ordnung. Nahrung ist weder eine Belohnung noch eine Bestrafung. Warum? Wenn Stress zuschlägt, entsendet das Gehirn eine normale Menge des Alarmhormons in den Körper. Dies wiederum führt dazu, dass die Nebennieren eine normale Dosis Adrenalin und Cortisol ausstoßen. Wenn der Stress vorbei ist, geht der Anteil der Hormone zurück und der Organismus befindet sich wieder im Gleichgewicht.

Sogar in Fällen von lebensbedrohlichem Stress werden sie damit fertig und verarbeiten das Ereignis entsprechend. Eine stressstabile Persönlichkeit läuft nicht Gefahr, toxisches Gewicht zuzulegen bzw. chronisch erhöhte Cortisolwerte zu entwickeln. Stattdessen ist sie bemüht, mit den Veränderungen und Herausforderungen zurechtzukommen, egal, ob es um einen verlorenen Schlüssel oder um eine Liebesbeziehung geht, die zu Ende geht. Das Ziel besteht darin, so schnell wie möglich wieder den Zustand der Homöostasis zu erreichen. Essstörungen entstehen nicht.

Ich möchte Sie nicht verwirren, aber auch diese widerstandsfähigen Menschen können übergewichtig werden. Dies kann genetisch begründet sein. Es kann aber auch daran liegen, dass die Betroffenen nicht richtig über Essen und körperliche Aktivität informiert sind. Sie können 20 bis 25 Pfund Übergewicht haben. Aber mit Stress können sie sehr gut umgehen. Ihrem Körper gegenüber sind sie manchmal gedankenlos. Sie benötigen einen Anstoß, damit der Mangel an körperlicher Fitness in der Perimenopause nicht zu Problemen führt. Wenn diese Frauen zu mir kommen, beobachte ich, was passiert, wenn ich sie in die ersten Stufen des Programms einführe. Sie verstehen meist schnell, was sie falsch gemacht haben, und korrigieren sich rasch.

Die Mehrheit dieser Frauen hört sich meine »Botschaft« an, führt die nötigen Korrekturen durch und übersteht die Veränderung mit einem geringen gefühlsmäßigen Einsatz.

Diese »Anpasser-Naturen« haben in der Regel sehr viel Energie und sind körperlich meist aktiver als andere. Sie neutralisieren den Alltagsstress sofort. Fitness steht bei ihnen nicht erst an zweiter Stelle. Selbstfürsorge ist bei ihnen keine Manie. Toxischer Stress und toxisches Gewicht sind ihnen fremd. Sie haben oft weniger gesundheitliche und emotionale Probleme und leben länger.

Die Gruppe der 100-Jährigen ist ein wunderbares Beispiel für stressstabile Menschen. Sie haben in ihrem Leben zahlreiche Stürme erlebt. Wenn Sie auch so alt werden möchten, sollten Sie jetzt umdenken!

Die stressstabile Frau hat einen Body Mass Index (BMI oder Gewicht in Relation zur Größe), der weder besonders gering noch besonders hoch ist, meist plus/minus fünf bezogen auf den Durchschnitt von 25. Sie ist nicht dick und auch nicht besonders dünn, sie hat für Alter, Geschlecht und Größe ein durchschnittliches Gewicht.

$$Body\ Mass\ Index = \frac{Gewicht\ in\ kg}{(Körpergröße\ in\ m)^2}$$

Klinische Untersuchungen haben folgende Richtlinien für den BMI ergeben:

26–30 leichtes Übergewicht
31–39 fettleibig
40 und mehr sehr fettleibig

Stressstabile Menschen befinden sich im Einklang mit ihrer Umgebung. Stress ist für sie zwar lästig, aber sie können damit umgehen. Auf diese Weise wird der Stress nicht toxisch. Diese Charaktereigenschaft kann man lernen.

Fallstudie: Eileen, 50 Jahre alt

»Ich glaube nicht, dass Stress grundsätzlich schlecht ist«, sagt Eileen. »Es gibt positiven Stress, der belebt, etwa, wenn ein spannendes Projekt kurz vor dem Abschluss steht. Ich kann dann stundenlang arbeiten, ohne überhaupt an Essen zu denken. Aber es gibt auch negativen Stress, meist spielen hier Emotionen eine Rolle – Diskussionen mit den Kindern, Konflikte im Allgemeinen. Ich erinnere mich noch an eine Diskussion mit meinem Sohn, als er Teenager war. Ich war danach so durcheinander, dass ich Zucker-Flakes in mich hineinschaufelte, die ich absolut nicht mochte. Glücklicherweise haben wir nicht allzu oft Gefechte ausgetragen. Vielleicht liegt der Unterschied in meiner empfundenen »Stresskontrolle«. Ich setzte Essen zur Beruhigung ein, obwohl ich feststellte, dass dies bei der Lösung des Problems nur ein kurzfristiger Aufschub ist. Ich habe gelernt, mit meinen Problemen nicht in einer selbstzerstörerischen Weise umzugehen. Es ist wichtig, konstruktive, keine zerstörerischen Strategien zu erlernen im Umgang mit den großen und kleinen Schwierigkeiten, die das Leben dir vor die Füße wirft.«

Klinische Untersuchung: Stress-Vielesser

Alarmhormon	Weniger als normal
Cortisol	Normal
Essverhalten	Exzessive Zufuhr von Kohlenhydra-ten und Fett, hervorgerufen durch die Verbindung von zu wenig Alarm-hormon und normaler Menge an Cortisol
Schlafmuster	Normal bis exzessiv; häufig müde beim Aufwachen
Körperaufbau nach 40	Übergewicht oder Fettleibigkeit, schwankendes Fett und wenig Körpermasse; moderater bis großer Meno-Bauch; toxisches Gewicht
Body Mass Index	Über dem Durchschnitt (25) bis sehr hoch
Körperliches Fitness-Niveau	schlecht
Geistiger und emotionaler Zustand	Weniger Energie als normal; Abge-spanntheit; atypische Depression oder funktionale Depression meist präsent; Schwierigkeiten, sich nach Stress neu zu orientieren; unrealisti-sche Erwartungshaltung; Perfektio-nismus
Belohnungssystem	Inadäquat; ständig auf der Suche nach Befriedigung und Stresslösung durch Essen

---

■ Stress-Vielesser

Die Mehrheit der über 40 Jahre alten Frauen in meiner Praxis gehört zur Gruppe derjenigen, die bei Stress zu viel essen. Der toxische Stress, unter dem sie leiden, signalisiert ihren Körpern, Fett zu speichern für die körper-liche Kampf-oder-Flucht-Reaktion, die niemals stattfindet. Stattdessen reagieren sie zumeist auf Stress mit »Frust-Essen« und riskieren Überge-wicht und toxisches Gewicht.

Meist essen diese Frauen so viel, bis sie krank sind, weil sie vergeblich nach Belohnung und Betäubung für den Frust und Schmerz suchen, den sie im Umgang mit chronischem Alltagsstress empfinden. Dies ist nicht die Folge eines echten Hungergefühls; es handelt sich um einen stressindizierten Appetit. Grund dafür ist der unzureichende niedrige Alarmhormonspiegel in Verbindung mit dem normalen Cortisolspiegel. Der Appetit dieser Frauen wird niemals zufrieden gestellt, denn nichts kann ihrem ständigen Wunsch nach Betäubung entgegenkommen. Einige von ihnen haben auch ein oder mehrere Übergewichts-Gene. Dies hat Auswirkungen auf ihre Fähigkeit, sich nach dem Essen wirklich satt zu fühlen.

Diejenigen, die auf Stress mit reichlich Essen reagieren, kamen mit einem niedrigen Niveau an Alarmhormon auf die Welt. Für die weniger stressigen Ereignisse reicht der Anteil aus. Doch wenn kurzfristiger Stress sie herausfordert, kommen sie mit der Situation nicht mehr zurecht. Die Stressreaktion funktioniert nicht richtig, weil zwar mehr als gewöhnlich, aber immer noch nicht genug vom Alarmhormon freigesetzt wird. Dr. Chrousos spricht von einer gedämpften Stressreaktion, als hätte jemand während der Geburt das Licht mit einem Dimmer heruntergeschaltet. Diese Frauen benötigen Aktivierung.

Und was passiert mit Cortisol, wenn die Menge des Alarmhormons zu niedrig ist? Ist dessen Menge auch geringer? Die Antwort lautet: Nein. Der Körper besitzt einzigartige Sensoren, um einen zu geringen Cortisolspiegel auszumachen. Ein Sicherungsmechanismus setzt ein und bringt den Cortisolspiegel auf das Niveau, das normalerweise in Stress-Situationen vorhanden ist. Im Endergebnis wird also weniger Alarmhormon als Cortisol freigesetzt. Ein Ungleichgewicht entsteht. Da Cortisol den Appetit anregt, führt das Ungleichgewicht zum Überfressen.

Unfähig, ihre Stressreaktion zu neutralisieren, befinden sich die Vielesser auch hormonell in einem Ungleichgewicht. Wenn sie nicht wissen, was vorgeht, kommt es vor, dass sie nach Wegen suchen, um noch aktiver, noch energiegeladener und noch lebendiger zu werden. Leider findet diese Aktivierung oft ihren Ausdruck in selbstzerstörerischen Wegen, wie in exzessivem Rauchen und exzessivem Kaffeetrinken. Menschen, die unter Stress zu viel essen, sind der Überzeugung, dies könne sie aktivieren. Nach einigen Jahren mit diesem chronischen Stress-System leiden ihre Körper an Übergewicht und toxischem Gewicht – eine Folge der ständigen Völlerei.

Da diese Gruppe im Allgemeinen in abgeschwächter Form auf Stress reagiert, wachen sie morgens wesentlich müder auf oder sie verschlafen, sind energielos und leiden am frühen Nachmittag unter Abgespanntheit.

Um dagegen anzukämpfen, suchen sie nach Möglichkeiten, sich zu aktivieren: durch fett- und zuckerhaltige Speisen oder Kaffeetrinken. Körperliche Aktivitäten liegen ihnen nicht besonders. Fast alle Stress-Vielesser haben schon eine lange Diätgeschichte hinter sich. Daraus resultieren bedeutende Veränderungen der Fett- und Muskelmasse. Viele sind übergewichtig oder fettleibig und haben aus diesem Grund einen hohen BMI. Die meisten von ihnen verfügen über ausreichend Knochenmasse, weil ihre Fettleibigkeit »Gewichteheben« voraussetzt, was die Knochen dazu stimuliert, kräftig zu bleiben.

Fallstudie: Gena, 40 Jahre alt

»Ich ringe ständig mit mir, wenn es darum geht, mich um andere und um mich selbst ausreichend zu kümmern«, erzählt Gena. »Meine Mutter legte in ihrem eigenen Leben alles auf Eis: Interessen, Arbeit, sogar ihre Gesundheit. Kinder, Ehemann und Eltern standen an erster Stelle. Sie starb sogar nach ihrem Mann. Ich dachte immer, ich selbst könnte es nicht so machen, aber mittlerweile bin ich der Klebstoff, der alles zusammenhält. Ich wurde geschäftsführende Mutter, Ehefrau und Tochter. Ich habe 50 Stunden die Woche gearbeitet. Die Gymnastikstunden fielen aus. Oft wurde das Abendessen erst gegen zehn Uhr abends hastig im Stehen in der Küche heruntergeschlungen. Als ich 18 kg zugenommen hatte, war ich zornig und verärgert. Bei all den Bedürfnissen der anderen bin ich selbst völlig auf der Strecke geblieben.«

Psychologisch betrachtet, leiden die meisten unter depressiven Verstimmungen. Diese Tiefpunkte sind nicht so stark, dass sie den Alltag durcheinander bringen könnten. Wenn sie aber so ausgeprägt sind, dass sie Auswirkungen auf die Bewältigung der täglichen Aufgaben haben, dann wird meist die Diagnose »atypische Depression« gestellt. Zu den Charakteristika dieser Depression gehören Lethargie und Antriebsarmut, und in der Regel wird sie von geringer körperlicher Aktivität und markantem Übergewicht begleitet. Diese Frauen werden oft mit Antidepressiva und einer Psychotherapie behandelt. Frauen, die unter einer atypischen Depression leiden, sind besonders empfänglich für stressbedingtes Essverhalten, zumal die Depression von dem Gefühl der Hoffnungslosigkeit begleitet wird. Bei denjenigen, die in Stress-Situationen von einem unbändigen

Klinische Untersuchung: Stress-Wenigesser	
Alarmhormon	Sehr hoch
Cortisol	Hoch
Essverhalten	Sehr restriktiv und häufig unberechen-bar; reicht von Essverweigerung bis zum Vollstopfen nach Stress
Schlafmuster	Häufig unruhiger Schlaf; frühes Auf-stehen; Angst vor dem Erwachen; fühlt sich im Verlauf des Tages weniger ängstlich
Körperaufbau nach 40	Unter dem Durchschnittsgewicht, weniger Muskelmasse als normal; kleiner Meno-Bauch; erhöhtes Risiko für toxisches Gewicht nach dem 40. Lebensjahr
Body Mass Index	Niedrig bis normal
Körperliches Fitness-Niveau	Im Allgemeinen zu hoch
Geistiger und emotionaler Zustand	Hyperenergetische chronische Angst, Sorge, Panik; Melancholie oder agitierte Depression; unrealistische Zielvorstellungen; schlechte Umorien-tierung; rigide Kontrolle; neigt zum Perfektionismus
Belohnungssystem	Frustriert; unfähig, das Gefühl für Be-lohnung oder Vergnügen zu empfinden

Essverlangen gepackt werden, funktionieren weder das Belohnungssystem noch die Alarmhormon-Reaktion. Die meisten Stress-Vielesser gehören zur Gruppe derjenigen, die sich ständig um alles und jeden kümmern müssen.

■ Stress-Wenigesser

Diese Gruppe wird in zwei Kategorien unterteilt: kurzfristige und lebens-lange Wenigesser. Jedem kann es in Zeiten schweren Stresses den Appetit verschlagen, ungeachtet dessen, wie das Stressprofil normalerweise aussieht. Wenn etwa ein Vielesser den Verlust eines geliebten Menschen erlebt, wird das Alarmhormon in derart hohen Mengen ausgeschüttet, dass trotz genetischer und allgemeiner Konstitution der Appetit augenblicklich wegbleibt. Dieser Zustand kann Stunden, Tage, Wochen oder Monate andauern. Doch nach einiger Zeit kehren derart Betroffene wieder zu ihren alten Mustern zurück.

Auch Frauen, die sonst Stress gegenüber widerstandsfähig sind, können in eine Situation geraten, die ihnen für eine gewisse Zeit so auf den Magen schlägt, dass sie kaum Hunger verspüren. Faszinierend ist, dass stressstabile Frauen sich schnell umorientieren können und ohne Selbstzerstörung wieder zu ihrem ursprünglichen Lebensstil zurückkehren. Das ist genau das, wofür Frauen kämpfen, die Stress gegenüber nicht so widerstandsfähig sind.

Diejenigen, die lebenslang zu wenig essen, neigen dazu, jedes Ereignis als Extrem zu betrachten. Für sie wird das kleinste Theater zu einer Krise von riesigen Ausmaßen. Aus diesem Grund bleibt ihr Alarmhormonspiegel unverändert hoch. Sie sind immer auf der Hut, schalten nie wirklich ab und riskieren einen ernsthaften Burnout.

Da das Alarmhormon zu den größten Appetithemmern des menschlichen Körpers gehört, leben diese Frauen mit geringem Appetit und hohen Cortisolwerten. Viele dieser Frauen gehören zu den restriktiven Esserinnen, das heißt, besessen kontrollieren sie jedes kleine Fitzelchen, das sie verspeisen.

Typischerweise gehören Magersüchtige zu denjenigen, die auf Stress-Situationen mit geringem Appetit reagieren. Anorexia nervosa ist eine Essstörung, die eine überaktive Stressreaktion widerspiegelt. Magersüchtige weisen extrem hohe Alarmhormonspiegel auf. Sie sind spindeldürr, haben wenig Muskelmasse und weisen restriktive, zum Teil bizarre Essmuster auf. Wie es bei Magersüchtigen oft der Fall ist, kann die ständig erhöhte Produktion der Stresshormone die normalen Fortpflanzungsfunktionen, das Immunsystem und das Wachstum beeinträchtigen.

Wenn sie mit einem Stressor »fertig geworden« sind, geben die Wenigesser meist einem chaotischen Essen nach. Sie fahren regelrecht Achterbahn zwischen Essverweigerung und schnellem Vollstopfen, und sie machen sich ständig Sorgen darüber, was als Nächstes an Stress auf sie zukommen könnte. Oberflächlich betrachtet versuchen die Betroffenen, Ruhe an den Tag zu legen. Aber in ihnen brodeln Unmengen von Stresshormonen. Sie fühlen sich aufgekratzt, ängstlich, sind besorgt und außer Kontrolle. Und obwohl sie meist ein Durchschnittsgewicht haben, sind Wenigesser gefährdet, an toxischem Gewicht zuzunehmen.

Die meisten Stress-Wenigesser sind dauerhaft körperlich aktiv. Denn körperliche Übungen wie Aerobic, Laufen oder Rad fahren gehören zu den wenigen Dingen, die sie beruhigen und ihnen die Ängste nehmen. Bei intensivem Training werden Betaendorphin und Adrenalin abgesondert. Betaendorphin und andere Eiweißstoffe gehören zur Familie der Opiate und damit zu den biochemischen Substanzen, die beruhigend und natürlich schmerzlindernd auf den Körper wirken. Bei längerer körperlicher Betätigung werden sie in größeren Mengen freigesetzt. Sie hemmen die Stressreaktion, indem sie sowohl das Alarmhormon als auch Cortisol verringern. Viele Menschen führen das »Wohlbefinden« auf diese Gehirnsubstanzen zurück. Ein Wenigesser, der nicht in der Lage ist, körperlich zu trainieren, kann depressiv werden.

Fallstudie: Deborah, 42 Jahre alt ▬

»Ich habe einen so anstrengenden Job wie ein politischer Spendensammler«, sagt Deborah. »Dazu habe ich einen Ehemann und zwei Söhne. Meine Kinder treiben sehr viel Sport, und häufig gehen wir in alle vier Himmelrichtungen auseinander – zum Fußball, Eishockey, Baseball – und irgendwer muss die ganze Bande fahren. An einem Morgen hatte ich bei der Arbeit eine wichtige Präsentation. Meine Haushälterin ließ sich nicht blicken. Es war ein Desaster. Mein Mann bot sich an, die Kinder zur Schule zu bringen, während ich zur Arbeit fahren würde. Später würden wir dann reden. Im Auto war ich aufgeregt und verspannt. Als ich endlich ankam, zitterte und schwitzte ich. Ich war total rappelig. Ich konnte nicht mehr richtig laufen. Mein Arbeitskollege sagte: ›Geh nach Hause und iss etwas.‹ Auf dem Weg nach Hause hatte ich das Gefühl, sterben zu müssen, ich fuhr an die Seite und atmete kräftig durch.

Ich ging zum Arzt, und der glaubte, ich hätte einen Gehirntumor. Ein anderer Arzt sagte, ich hätte eine Panikattacke. Ich wusste, dass ich bis obenhin gestresst war. Ich lebte irgendwie bereits auf Messers Schneide. Ich bin eine Läuferin und versuche, mindestens 20 Kilometer die Woche zu laufen. Ich bin auch eine restriktive Esserin. Ich kann den ganzen Tag über aufs Essen verzichten und dann abends nur einige Brezeln essen. Ich schlafe nicht besonders gut. Mein Mann sagt immer: ›Das liegt bei dir am Essen.‹ Er sagt das bereits seit Jahren.«

Da Wenigesser mit ständig erhöhten Cortisol- und Alarmhormonwerten leben, sind sie in Bezug auf ihr Belohnungssystem unempfindlich geworden. Sie entwickeln eine Toleranz gegen jede Form von Vergnügen und Glück. Um die Erfahrung einer Belohnung zu machen, ist mehr und mehr Stimulation nötig. Um den endorphinen Kick zu kriegen, trainieren sie noch mehr. Wie Heroinsüchtige stumpfen sie allmählich ab, was die Wirkungen der Droge betrifft. Die Folge: Sie suchen andere Wege, um das Belohnungsgefühl zu empfinden. Diese ständige Überstimulation kann möglicherweise zu Frustrationen führen. Die Angst davor, niemals zufrieden sein zu können, kann sich verstärken.

Da Wenigesser sich schlecht und restriktiv ernähren, gefährdet das übermäßige Trainieren sowohl ihre Muskelmasse als auch ihre Knochenmasse. Ihre BMI-Werte liegen unter dem Durchschnitt. Schlechte Ernährung und hohe Cortisolwerte hinterlassen brüchige Knochen.

Sie sollten spätestens jetzt davon überzeugt sein, dass Stress ein wichtiger Teil Ihres Lebens ist. Wie Sie auf den Alltagsstress reagieren, hängt von Ihrer genetischen Veranlagung und von den äußeren Umständen ab, unter denen Sie leben. Zu meinen Patientinnen sage ich immer:»Die genetische Veranlagung ist die Gewehrkugel, aber die äußeren Umstände lösen den Schuss aus.«

Vielesser wie auch Wenigesser müssen sich bewusst machen, dass sie zu selbstzerstörerischem Essverhalten neigen, und lernen, mit ihren angeborenen Kräften den toxischen Stress zu stoppen und so ihr toxisches Gewicht abzulegen. Unabhängig von Ihrer Geschichte sollten Sie erkennen, dass Sie lernen können, stabiler gegen Stress zu werden.

Nun, da Sie genau wissen, wie Ihr Körper unter Stress arbeitet, will ich Ihnen zeigen, wie Sie damit besser zurechtkommen können. Damit Sie besser leben: mit einer gesunden Einstellung, einer den Stress neutralisierenden Ernährung und körperlicher Aktivität.

LEBENS-
STRESS

STRESS-
STABILITÄT

STRESS-
ANFÄLLIGKEIT

Kontrollierte
Stressreaktion

Unkontrollierte
Stressreaktion

Nichttoxischer Stress

Toxischer Stress

Kontrolliertes Essen

Unkontrolliertes Essen

Nichttoxisches Gewicht

Toxisches Gewicht

Starker Geist
und Körper

schwacher Geist
und Körper

LEBENSLANGE FLEXIBILITÄT

Teil 2
Die drei Strategien

- Strategie 1: Stressstabil durch Umorientierung
- Strategie 2: Stressstabil durch Ernährung
- Strategie 3: Stressstabil durch körperliche Aktivität

Strategie 1:
Stressstabil durch Umorientierung

4 Die hohe Kunst der Umorientierung

■ Das U-Wort

Gesund und fit ab 40 ist kein Ziel. Es ist ein Reise, angefüllt mit Pfaden, die unsere Fähigkeit, gesund zu leben, immer wieder auf die Probe stellen. Meine Patientinnen haben sich dennoch für diesen Lebensweg entschieden. Und immer, wenn wir unsere Gedanken zu Gewichtszunahme und Stress austauschen, wird allen eine Sache absolut klar: Süßigkeiten und Schokolade kurieren den Stress nicht. »Sie werden mich niemals dahin bringen«, so Debbie, »wo ich gern hin möchte.« Aber wie können Debbie und Marcia, Barbara und Karen wieder in die richtige Bahn finden, wenn sie sich in Probleme verrannt haben und diese mit Essen zu lösen versuchen? Ich habe einige meiner Patientinnen zu einem Gedankenaustausch zusammengeführt.

> ■ Plan A und Plan B: Wie Sie flexibel reagieren können, wenn im Leben etwas nicht nach Plan läuft
>
> ■ Stress, Essen und Rückschlag: Der 72-Stunden-Erholungsplan
>
> ■ Die Bedeutung der Selbstfürsorge und das Sorgen für andere

»Was mir hilft«, sagte Debbie, »ist zu wissen, dass ich einen, zwei oder auch drei Tage habe, um mich wieder zu erholen, wenn ich mal schwach geworden bin. Ich gebe nicht auf und falle auch nicht wieder in ein dunkles

Loch.«»Und was sagst du dir?«, fragte ich sie.»Ich sage mir, es ist mal wieder an der Zeit, umzudenken.«

Die versammelten Frauen nickten und lachten.»Das U-Wort.«

Barbara schaltete sich ein.»Ich akzeptiere meine Gefühle und vergebe mir, indem ich zu mir sage, ja, du bist gescheitert, du hast nicht richtig gegessen und bist nicht perfekt gewesen. Aber das ist schon okay.«

»Ich weiß, dass ich auf Reisen meine Routine durchbreche«, sagte eine andere Frau,»aber sobald ich zu Hause bin, habe ich keine Schwierigkeiten, wieder damit anzufangen.« Es herrschte Stille. War es wirklich so leicht? Ich wollte, dass sie ehrlich sind.

Karen stöhnte:»Etwas über die Umorientierung zu hören, ist einfacher, als es zu tun. Mir fällt es immer schwer, wieder zu meiner Routine zurückzukehren, wenn ich sie erst einmal durchbrochen habe. Ich bin verärgert, weil ich meiner Selbstdisziplin Ferien gegeben habe.«

Ich fragte die Frauen, warum sie die erlernten Verhaltensregeln durchbrechen.

»Das Leben. Probleme mit der Arbeit. Alles kann mich aus der Bahn werfen. Manchmal verschwimmt das Ziel. Wir verbringen viel Zeit damit zu sagen: ›Ich bin gefrustet. Ich bin traurig. Ich bin dick.‹ Aber wir sagen zu selten: ›Ich werde fit sein.‹«

»Es gibt Leute, die sich deinem Ziel in die Quere stellen. Sie unterstützen dich nicht, oder sie sabotieren dich, oder ihre Bedürfnisse kreuzen deinen Weg.«

»Äußerliche Faktoren machen mich verletzlich und bringen meine Gedanken vom Ziel ab. Sie haben mich immer wieder aus der Bahn geworfen, und es hat Monate gedauert, bis ich verstanden habe, was Umdenken bedeutet. Manchmal bin ich stark, aber wenn zwei Sachen auf einmal zusammentreffen, bin ich in Schwierigkeiten.«

»Wenn die Waage mehr anzeigt, kann das den ganzen Tag ruinieren.«

Wie beginnen Sie Ihre Reise? Alles beginnt im Kopf. Die Wahrheit ist, dass ein gesunder Körper seinen Anfang mit einem gesunden Geist nimmt. Vergessen Sie die alte Diätmentalität»wenn nur mein Körper perfekt wäre, dann hätte ich alle Probleme gelöst«.

Es geht nicht darum, sich in eine kleine Größe hineinzuquetschen oder 20 Pfund abzunehmen, bevor Ihre Tochter heiratet. Es geht darum, wie Sie mit dem Labyrinth der täglichen Herausforderungen zurechtkommen. Es geht darum, die Unsicherheiten des Lebens zu akzeptieren und jedes neue Abenteuer zu genießen. Es geht um Biegen, nicht um Brechen. Ich nenne dies die Kunst des Umdenkens.

Den Beweis dafür, dass Ihr Bewusstsein einen bedeutsamen Einfluss auf Ihren Körper hat, lieferte die Wissenschaft. Auf einem Treffen der »American Psychological Association« präsentierte Dr. Barbara Anderson 1999 Zwischenergebnisse einer Studie mit Frauen, die an Brustkrebs im fortgeschrittenen Stadium erkrankt waren. Die Studie wurde vom »Stress and Immunity Breast Cancer Project« der Ohio State University durchgeführt. Ihre grundlegende Studie zeigte, dass Frauen mit Brustkrebs, die chemotherapeutisch behandelt worden waren und Entspannungstechniken, Stressreduktion sowie soziale Hilfsstrategien erlernt hatten, acht Monate nach Beginn der Behandlung signifikant niedrigere Cortisolwerte aufwiesen als Frauen, die nur mit einer Chemotherapie behandelt worden waren. Die Frauen, die in der Stressreduktion unterwiesen worden waren, konnten darüber hinaus stärkere Chemotherapien ertragen. Monate später wurden bei ihnen höhere Werte eines Tumor-Antikörpers nachgewiesen, also eine gesunde Immunreaktion auf den Brustkrebs. »Wir stellten fest, dass Stress und Disstress bei Brustkrebspatientinnen deutlich reduziert werden konnte«, teilte Dr. Anderson auf der Konferenz mit, »und dass diese Auswirkungen verknüpft sind mit niedrigeren Stresshormonwerten, einem kräftigeren Immunsystem und einer besseren Lebensqualität.«

Wenn Sie lernen, Ihre Stresshormone zu beherrschen, können Sie Reaktionen vermeiden, die in Richtung Selbstzerstörung gehen, und in der Konsequenz Ihr Leben retten. Tun Sie dies so gut Sie können: Überstehen Sie das tägliche Theater, ohne gedankenlos etwas in sich hineinzustopfen, ohne wie in Trance vor dem Kühlschrank zu stehen – bereit, die Probleme mit dem Essen herunterzuschlucken. Kalorien heilen nicht.

Barbara, eine lebenslustige 55-jährige Regierungsbeamtin und lebenslange Stress-Vielesserin, erzählte mir von einer Offenbarung, die auf ihrem Weg zur Stressstabilität sehr hilfreich war. Es drehte sich um die Hochzeit ihres Sohnes. Obwohl sie monatelang im Voraus geplant worden war, liefen die Dinge nicht perfekt ab. Der Hochzeitsveranstalter hatte das Ganze nicht richtig durchdacht, zudem noch Zahlungsmittel unterschlagen und saß dafür in Strafarrest. Das Hotel entschloss sich in letzter Minute, zu renovieren. Überall waren die Tapeten heruntergerissen, der Pool war ein Trümmerhaufen und ein schauriger Anblick für die Partygäste. Zum ersten Mal in ihrem Leben rannte Barbara nicht zum Kühlschrank, um die Verzweiflung über diese Vorfälle mit einer Fressorgie zu betäuben. Sie schüttelte nur ihren Kopf, lachte und sagte: »Was machen wir jetzt?« Die Hochzeit verlief gut, und jeder hatte seinen Spaß. Barbara kam mit dem Stress zurecht, weil sie sich umorientierte.

■ Plan A und Plan B

Das chinesische Wort für Krise wird mit zwei Symbolen ausgedrückt, eines über dem anderen. Das erste Symbol bedeutet »Gefahr« und das zweite »Chance«. Im Kontext von Stress und Neuorientierung bedeutet Stress die Schwierigkeit oder »Gefahr«, und die »Chance« besteht darin, einen Plan zur Stresslösung zu formulieren und zu befolgen.

Der Dalai Lama schrieb in dem Vorwort zu seinem Buch »Das Buch der Menschlichkeit. Eine neue Ethik für unsere Zeit«: »Nachdem ich meine Heimat mit 17 Jahren verloren hatte und bis 24 ein Flüchtling war, habe ich viele große Schwierigkeiten im Verlauf meines Lebens erlebt ... Nichtsdestoweniger bin ich aufgrund meines Seelenfriedens und meiner körperlichen Gesundheit recht gut damit zurechtgekommen. Ich war in der Lage, mit allen meinen Ressourcen Widrigkeiten zu begegnen – mental, physisch und spirituell ... Wäre ich von Ängsten überwältigt worden und an ihnen verzweifelt, hätte meine Gesundheit Schaden genommen.« Der Dalai Lama gesteht ein, dass chronischer Stress körperliche Folgen hat. Sein außerordentliches Geschick entsprang einer besonderen inneren Stärke. Im Grunde ist sein Leben ein immer während Versuch, seine eigene Stressstabilität zu verbessern. Die Kunst des Umdenkens ist ein mächtiges Werkzeug, das Ihnen erlaubt, Kapital zu schlagen aus Chancen, die sich mitten in einer Krise auftun, und ein gesundes Ess- und Trainingsprogramm fortzuführen, indem Sie Alternativen entwickeln zu den »idealen« Tagen. Diese idealen Tage nenne ich Plan A. »Vieles von dem, was wir machen, hat mit Lebensgeschick zu tun«, sagte mir eine Patientin, die für alles und jedes einen Spezialplan besitzt. »Wenn man diese Art des Planens für unterschiedliche Situationen nicht hinkriegt, bleibt einem immer noch Plan B und für den Fall, dass der nichts taugt, Plan C.«

Ihr Ausweichplan ist Plan B. Wenn alles schief zu gehen scheint, tritt er in Kraft. Etwa wenn Ihre besten Absichten, sich gesund zu ernähren und zu trainieren, von äußeren Ereignissen durchkreuzt werden, die sich Ihrer Kontrolle entziehen. Eines müssen Sie sich klarmachen: Sie haben dabei nicht versagt. Flexibles Umdenken ist das Werkzeug, mit dem Sie einen Wechsel vollziehen können: zwischen den eher kontrollierten Routinen und Ritualen des Lebens sowie den alltäglichen oder lebensverändernden Stressereignissen, die Ihre Fähigkeit herausfordern, sie zu bewältigen. Die Neuorientierung erlaubt Ihnen, Ihre Stresshormone auf gesunder Höhe zu halten; und wenn Sie diese in Schach halten, ist auch Ihr Essen entsprechend.

Die 45-jährige Ginnie kam eines Tages in mein Büro und setzte sich völlig ermattet hin. Vor sechs Wochen wurde ihre Mutter ins Krankenhaus gebracht, nachdem man die Alzheimer-Krankheit diagnostiziert hatte; ihre Schwester fiel daraufhin in eine tiefe Depression. Bei ihrer zehnjährigen Tochter war die Diagnose Aufmerksamkeits-Defizitsyndrom gestellt worden. Ihr Ehemann war über den Hund gestolpert, hatte sich drei Rippen gebrochen und sie musste jetzt zu Hause für ihn sorgen.

Die klassische Reaktion auf derartige Widrigkeiten des Lebens besteht für eine Vielesserin wie Ginnie darin, sich durch den Stress zu essen. Aber Ginnie nahm kein Pfund zu.»Ich habe mich daran gewöhnt, dass das Leben so ist«, sagte sie.»Und die Lösungen für diese Probleme warten nicht in meiner Küche.« Ginnie hat gelernt, mit den Stressoren umzugehen, die ein reiches und komplexes Leben mit sich bringt. Aus diesem Grunde glaube ich an Folgendes:

Gesundheit = Erfolgreiche Adaptation

Im Tai Chi gibt es eine Bewegung, die man die »Umarmung des Tigers« nennt. Um diese Bewegungsform richtig auszuführen, müssen Sie Ihre Arme zur Seite hin ausstrecken und dann langsam – als würden Sie alles aufsammeln, was sich in Ihrer Nähe befindet – Ihre Hände vor dem Bauch oder der Mitte des Körpers zusammenführen. Sie haben Ihren Tiger umarmt, oder all das, was Leben ist. Nachdem Sie den Tiger in Ihr Leben aufgenommen haben, bringen Sie Ihre Arme wieder in die Ausgangsposition, d. h., Sie strecken Ihre Arme nach vorn – weg vom Körper – ein Zeichen dafür, dass Sie die Unvermeidlichkeit von Schmerz und Freude im Leben akzeptieren. Der Tiger ist eine wundervolle Metapher für das Leben, weil er all das repräsentiert, was kraftvoll, farbenfroh, verspielt, gefährlich, unberechenbar und heiter ist. Um mit diesem Tiger klarzukommen, benötigen Sie einen eindeutigen Plan.

In einen anderen Staat zu fahren, um ihre Mutter ins Krankenhaus einweisen zu lassen, brachte Ginnies Routine durcheinander. Diese Grundroutinen beinhalten essenzielle Aktivitäten wie trainieren, vernünftig essen, ausreichend schlafen und Augenblicke der Meditation, die jeden Menschen gesund erhalten. Mit diesem Plan sind die Stressereignisse des Lebens zu managen.

Plan A = Ihre grundlegende Selbstfürsorge in der gewohnten Umgebung, während der alltägliche Stress gut unter Kontrolle ist.

Ginnie lernte mit den neuen Stressereignissen umzugehen, indem sie einen Plan B entwickelte. Wenn sie morgens nicht auf ihren Heimtrainer kam, zog sie ihre Turnschuhe an und lief um das Krankenhausgelände. Obwohl es leicht gewesen wäre, den Ausweg in chaotischem Essen zu suchen (spät abends im Krankenhaus, Stunden im Auto), wurde sie nicht aus der Bahn geworfen.

Plan B = Ihre grundlegende Selbstfürsorge in Stress-Situationen

Plan B ist ein Muster zur Erhaltung des Erreichten, eine Zeit, in der sowohl Stress-Vielesser als auch Stress-Wenigesser lernen können, aufs Gewicht zu achten.

Bei der Anwendung von Plan B sollten Sie allerdings nicht mit bedeutenden Schritten in Richtung Gewichtsabnahme rechnen. Stattdessen sollte Ihr Ziel darin bestehen, unter Stresseinfluss Ihre augenblickliche Körperverfassung aufrechtzuerhalten. Das bedeutet »aufs Gewicht achten«. Es ist wichtig, festzustellen, dass eine der größten Leistungen auf Ihrer »Selbstfürsorge-Reise« nicht etwa darin besteht, abzunehmen, sondern darin, zu zeigen, dass Sie sogar unter Stress beharrlich an dem festhalten können, was Sie schon erreicht haben. Wenn Sie sich dann umorientiert haben und zu Plan A zurückgekehrt sind, können Sie mit Ihren Fortschritten weitermachen.

Überlegen Sie sich, wie Sie die Umorientierung (Plan A und B) auf Ihr Stressprofil übertragen können. Beispielsweise neigen Stress-Vielesser dazu, sehr rigide zu sein. Sie erstarren beim ersten Anzeichen eines Wechsels und klammern sich an Plan A. Stress-Wenigesser müssen geistige Flexibilität praktizieren, damit sie aufhören, Mahlzeiten auszulassen und am Essen zu knausern. Wenigesser müssen zudem auf ihr Gewicht achten, damit sie nicht weiter abnehmen.

Wenn Ginnie stolz verkündet, ihre größte Leistung sei, in den grauenhaften sechs Wochen nicht zugenommen zu haben, dann zeigt das, dass sie gelernt hat, auf ihr Gewicht zu achten.

Alltagsstress ist zwar unangenehm und ärgerlich, aber erträglich. (Sie bekommen eine Erkältung und liegen einige Tage im Bett.) Es gibt aber auch Stress, der Ihr Leben verändert (z.B. eine Scheidung) und der es erforderlich macht, dass Sie Ihr Leben reorganisieren und einen neuen Plan A entwickeln.

Als sie nach Hause kam, wollte Ginnie so schnell es ging zu ihrer alten Routine zurückkehren. Aber die Diagnose ihrer Tochter veränderte den

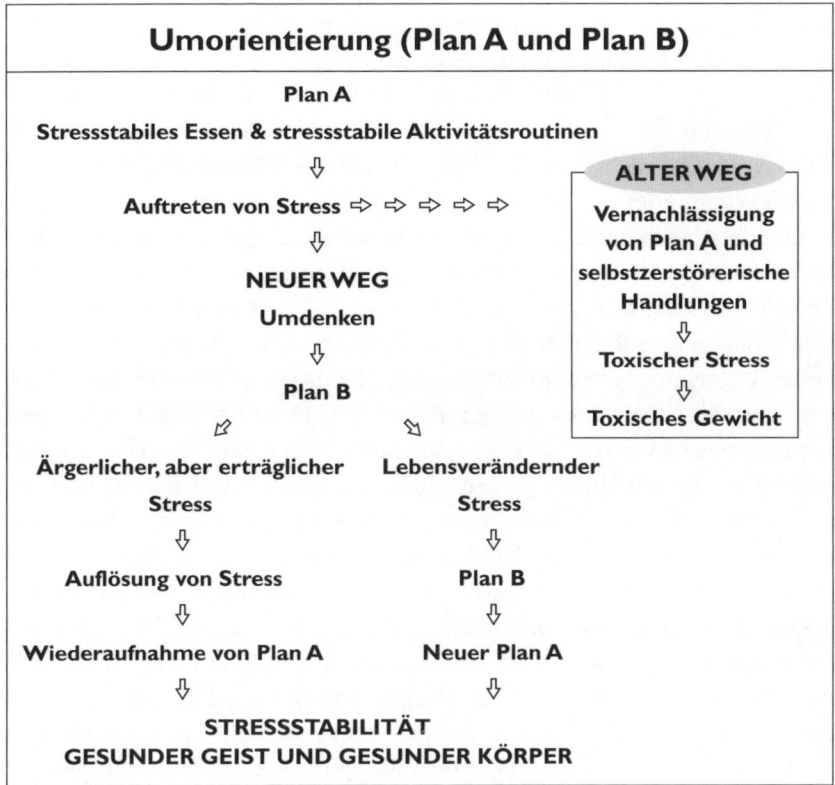

Umorientierung (Plan A und Plan B)

Plan A

Stressstabiles Essen & stressstabile Aktivitätsroutinen

⇩

Auftreten von Stress ⇨ ⇨ ⇨ ⇨ ⇨

⇩

NEUER WEG

Umdenken

⇩

Plan B

ALTER WEG

Vernachlässigung von Plan A und selbstzerstörerische Handlungen

⇩

Toxischer Stress

⇩

Toxisches Gewicht

Ärgerlicher, aber erträglicher Stress

⇩

Auflösung von Stress

⇩

Wiederaufnahme von Plan A

⇩

Lebensverändernder Stress

⇩

Plan B

⇩

Neuer Plan A

⇩

STRESSSTABILITÄT
GESUNDER GEIST UND GESUNDER KÖRPER

gesamten Lebensrhythmus. Tägliche Sitzungen mit einem Tutor und wöchentliche Treffen mit dem Lehrer durchkreuzten Ginnies alten Übungsplan und erforderten andere Zeiten für die Essensvorbereitungen. Sie war gezwungen, einen neuen A-Plan zu entwickeln, der diese Änderungen berücksichtigte. Obwohl es stressig für Ginnie war, ihre Tochter zu unterstützen, war sie in der Lage, einigermaßen mit der neuen Situation zurechtzukommen. Die einzige andere Alternative wäre der »alte« Weg gewesen, also sich selbst zu vernachlässigen, wie viele andere Frauen es tun.

Klammern Sie sich nicht an Ihren typischen Plan A, wenn offenkundig ist, dass ein Ausweichplan erforderlich wird. Es ist absolut normal, sich angesichts von Veränderungen eingeschüchtert und ein wenig unausgeglichen zu fühlen. Menschen sind Gewohnheitstiere.

Aber es gibt Zeiten im Leben, die Änderungen erfordern, und für diesen Fall wünsche ich mir, dass Sie verstehen: Es muss nicht alles auseinander fallen.

Ironischerweise ist der alte Ausdruck für Perimenopause »der Wechsel«. Als Frau über 40 sollten Sie die Notwendigkeit eines Wechsels annehmen und Ihre Lebensgewohnheiten neu bewerten. Fortpflanzung, Körperaufbau, Stimmungen, Haut, Haar, Libido: Alles befindet sich im Übergang. Alles verändert sich, während Sie sich auf die nächsten 40 Jahre Ihres Lebens vorbereiten.

Dies ist eine fantastische Gelegenheit, um für uns selbst neue Rollenbilder zu kreieren, die unser Leben reicher und ausgefüllter machen. Wie die Spezialistin Joan Borysenko in ihrem Buch »Das Buch der Weiblichkeit. Der 7-Jahres-Rhythmus im Leben der Frau« notierte: »Jeder Übergang im Leben hat seine ganz besonderen Geschenke. In den frühen 40ern schwebt eine Frau am Rande einer zweiten Pubertät: eine weitere Zeit körperlicher Veränderungen, die für ihre Entwicklung als Frau kritisch sein kann.«

Frauen, die vor dieser zweiten Pubertät keine Angst haben, machen emotional und körperlich eine relativ sanfte Veränderung durch. Aber allen Frauen sollte die Kunst des Umdenkens vermittelt werden. In der Tat sind viele Frauen Meister im »Umschalten«, wenn es um andere Menschen geht. Wenn Kind, Ehemann, Eltern, Chef oder Freunde Hilfe bei der Bewältigung von Stress benötigen, wachsen sie mit Sicherheit über sich hinaus. Als Frauen sind wir stolz darauf, andere zu retten. Aber wenn es darum geht, uns selbst wieder auf die Beine zu helfen, bleiben wir mit Schuldgefühlen zurück und dem Gefühl, egoistisch zu sein. »Ich« ist für viele Frauen ein unanständiges Wort. Damit ausgelastet, sich um die Bedürfnisse der Familie und um die Verpflichtungen bei der Arbeit zu kümmern, sagen meine Patientinnen oft: »Ich werde wieder vernünftig essen, wenn der Stress vorbei ist.« Ich erzähle ihnen dann, dass es auch in diesem Netz aus Verantwortlichkeiten möglich ist, sich neu zu orientieren, um flexibler und stabiler zu werden. Es ist einfach von Bedeutung, dass sie ein Gleichgewicht zwischen den eigenen Bedürfnissen und denen der anderen finden.

Um stressstabil zu werden, müssen Sie die Dinge loslassen können. Stellen Sie sich Stress wie Wellen eines Ozeans vor. Immer wenn eine neue Welle anrollt, sollten Sie – statt starr zu verharren – versuchen, mitzugehen, etwa indem Sie auf dem Rücken liegen und sich über dem Kamm der Welle treiben lassen; versuchen sie buchstäblich »im Fluss« zu bleiben. Versuchen Sie, jede herausfordernde Situation für sich zu nutzen, indem Sie denken: »Was kann das für mich bringen?«

Am Anfang kann es sein, dass Sie eine Chance noch gar nicht erkennen. Lance Armstrong gewann 1999 die Tour de France. Er war an Hodenkrebs

Stressstabilitätsmodelle für einen gesunden Lebensstil

Stress-Wenigesser

Ziel: Reduzierung des toxischen Gewichts durch Beruhigung und Eindämmung der Ängste
⇩
Plan A
⇩
Gesunder Lebensstil
⇩
Durch Beruhigung gesünder leben
⇩
STRESS
↙ ↘
Selbstzerstörung: Sie stellen das Essen ein	Wechseln Sie zu Plan B: Beruhigen Sie sich und werden Sie stressstabil
⇩ ⇧	⇩
Angst: Hohe Alarmhormon-/Cortisolwerte	Normale Alarmhormon-/Cortisolwerte
↙ ↘	⇩
Toxisches Gewicht	UMDENKEN ⇩

Beruhigen Sie sich
Normale Alarmhormon-/Cortisolwerte
↙ ↘
Chronisch	Kurzfristig
⇩	⇩
Integriert	Aufgelöst
↘	↙

UMDENKEN
⇩
Original Plan A oder veränderter Plan A
⇩
Gesunder Lebensstil
⇩
Versuchen Sie weiterhin, durch Beruhigung mit dem Stress fertig zu werden
⇩
Bereit für den Lebensstress

Stressstabile Esser

Ziel: Aufrechterhaltung der Stressstabilität
⇩
Plan A
⇩
Gesunder Lebensstil
⇩
Ruhe durch innere Ausgeglichenheit, gesunder Lebensstil
⇩
STRESS
⇩
Wechseln Sie zu Plan B: Praktizieren Sie Stabilität durch innere Ausgeglichenheit
⇩
Normale Alarmhormon-/Cortisolwerte
⇩
UMDENKEN
⇩
Bleiben Sie stabil
Normale Alarmhormon-/Cortisolwerte
↙ ↘
Chronisch	Kurzfristig
⇩	⇩
Integriert	Aufgelöst
↘	↙

UMDENKEN
⇩
Original Plan A oder veränderter Plan A
⇩
Gesunder Lebensstil
⇩
Sie bleiben weiterhin stressstabil
⇩
⇩
Bereit für den Lebensstress

Stress-Vielesser

Ziel: Reduzierung des toxischen Gewichts durch Steigerung der Energie/Aktivität
⇩
Plan A
⇩
Gesunder Lebensstil
⇩
Durch Aktivierung gesünder leben
⇩
STRESS
↙ ↘
Selbstzerstörung: Stress-Essen	Wechseln Sie zu Plan B: Werden Sie stressstabil durch Aktivität
⇩ ⇧	⇩
Depression: Niedrige Alarmhormon-/Cortisolwerte	Normale Alarmhormon-/Cortisolwerte
↙ ↘	⇩
Toxisches Gewicht	UMDENKEN ⇩

Seien Sie aktiv
Normale Alarmhormon-/Cortisolwerte
↙ ↘
Chronisch	Kurzfristig
⇩	⇩
Integriert	Aufgelöst
↘	↙

UMDENKEN
⇩
Original Plan A oder veränderter Plan A
⇩
Gesunder Lebensstil
⇩
Versuchen Sie weiterhin, durch Aktivität mit dem Stress fertig zu werden
⇩
Bereit für den Lebensstress

erkrankt und erholte sich gerade von Operation und Chemotherapie und stellte dabei fest, dass er zu schwach war, auf traditionelle Weise für die Alpenetappen zu trainieren. Er hatte Muskeln abgebaut und nicht die Zeit, diese für das Rennen wieder aufzubauen bzw. nicht die Kraft, so hart zu trainieren. So entwickelte er zusammen mit seinem Coach ein spezielles Heiltraining, einen Plan B, um das Problem zu umgehen. Am Ende war diese Trainingsmethode sein besonderes Markenzeichen und erwies sich als besserer Weg als der herkömmliche, die Bergetappen zu trainieren: durch Stressstabiliät aus der Krise zum Ruhm.

Armstrongs Geschichte ist deshalb so inspirierend, weil sie beweist, wie man selbst die größten Hindernisse des Lebens mit Bravour nehmen kann, um seine Ziele zu erreichen. Ich führe oft das Zitat von Henry Ford an, wenn ich versuche, meinen Patientinnen die erfolgreiche Anpassung an Stress zu vermitteln, unabhängig davon, wie unmöglich die Meisterleistung erscheint:»Hindernisse sind die schrecklichen Dinge, die man sieht, wenn man seine Augen nicht direkt auf ein Ziel richtet.« Indem Sie immer wieder einen Plan A und B erstellen, bleibt dieses Ziel kristallklar und verwandelt Hindernisse in Stress, den man managen kann.

Um Ihnen das Erlernen von Stressstabilität zu erleichtern, habe ich für Sie ein Stressstabilitätsmodell entwickelt. Sie haben stets zwei Wahlmöglichkeiten: stressstabil oder selbstzerstörerisch zu handeln. Es kann sein, dass Sie härter daran arbeiten müssen als andere Menschen, aber Sie können es schaffen.

Eine der ersten Aufgaben, die ich meinen Patientinnen gebe, ist, zu prüfen, was passiert, wenn irgendein stressiges Ereignis die Trainings- und Essensroutine stört. Ich bitte jede meiner Patientinnen, ein Tagebuch zu führen, in dem sie ihre Strategien bei der Konfrontation mit Stress protokollieren. Diese Notizbücher sind wahre Fundgruben, wenn es darum geht, Informationen über selbstzerstörerische Strategien zu bekommen. Doch viel wichtiger ist, dass Frauen lernen, gegenüber den Auslösern ihrer Selbstzerstörung auf der Hut zu sein. Diese Auslöser sind am Anfang nur schwer auszumachen.

»Ich finde, meine Ziele sind durch den Vorfall, der Stress verursachte, verfälscht worden«, sagte Barbara.»Ich versuche wirklich lächerliche Dinge zu bezwingen. Ich versuche zu lernen, Herr der Lage zu sein statt Opfer.« »Ich neige immer noch dazu, meinen Terminplan um den anderer herumzubauen, speziell um den meiner Tochter«, sagte Jennifer.»Es gibt Wochen, wo ich mich nicht um meine eigenen Bedürfnisse kümmere. Aber ich weiß genau, dass es Wochen sind, nicht Monate oder Jahre.«

■ Stress, Essen und Rückfall

Die Jahre hindurch, in denen ich Frauen dabei geholfen habe, den Lebensstress ohne Selbstzerstörung zu managen, habe ich einzigartige Erfahrungen gemacht. Besonders an eine Frau erinnere ich mich. Immer wenn sie Schwierigkeiten hatte, mit dem Leben klarzukommen, und deshalb falsch gegessen hatte, kam sie beschämt zu mir: »Kann ich mit Ihnen sprechen? Sie haben mich noch nicht aufgegeben, oder? Bitte geben Sie mir noch eine Chance!« Ich war jedes Mal erneut entsetzt, weil ich meine Patientinnen niemals aufgeben würde, nur weil sie im Lernprozess der Umorientierung einen Rückfall hatten. Doch ich stellte fest, dass sie nach Jahren schmerzvoller Erfahrung mit Diäten davon überzeugt war, eine Niete zu sein, nicht liebenswert.

Ich lehre meine Patientinnen, dass es so etwas wie Versagen und Misserfolg nicht gibt und dass Leben ein ständiges Umdenken bedeutet, das Geduld und Beharrlichkeit voraussetzt. Ein gutes Beispiel dafür ist Karen. Ihr ganzes Leben lang hat sie auf Stress als Vielesserin reagiert. Sie hatte 38 kg Übergewicht, als ihr Ehemann sie wegen einer anderen Frau verließ. Dieses extreme Trauma war die Ursache dafür, dass ihr Alarmhormon in die Höhe schoss. Das führte dazu, dass sie kurzfristig zur Essensverweigerin wurde. Ohne Appetit verlor sie in sechs Monaten 22 kg. »Ich konnte einfach nicht essen. Ich konnte einfach nichts schlucken. Es war verheerend.« Nachdem der Schmerz sich gelegt hatte, kehrte ihre Neigung, zu viel zu essen, zurück. Sie legte mehr als 30 kg zu. Sie wog schließlich 96 kg – bei einer Größe von 1,60 m. Das hohe Gewicht diente als Entschuldigung dafür, sich sozial völlig zurückzuziehen. Sie wollte nicht auf Partys oder zum Strand. Sie befand sich an der Grenze zum Diabetes, hatte überdies Osteoarthritis (vom Knochen auf ein Gelenk übergreifende Entzündung) entwickelt, was das Gehen erschwerte, und litt an zu hohem Blutdruck.

Karen folgte nach unserem ersten Treffen drei Monate lang meinem Programm. Sie nahm 30 Pfund ab, weil sie körperlich aktiver lebte. Dann erschien sie nicht mehr. Wenn ich sie anrief, um nachzuhaken, schob sie großen Stress bei der Arbeit vor und sagte, sie würde »wieder zu mir kommen, wenn dieser weniger geworden« sei. Sechs Monate später rief sie in meinem Büro an, um einen Termin auszumachen. Ihre Stimme klang verzweifelt. »Ich habe alles hingeschmissen«, sagte sie, »ich habe nicht die Willenskraft, es durchzuhalten.« Ich fragte sie, wie viel sie zugenommen habe. »30 Pfund«, erwiderte sie verzagt. Daraufhin machte ich ihr klar, dass dies normal sei, weil sie noch lerne, den Lebensstress zu steuern.

Karen kam zu mir und erzählte, was passiert war. »Ich hatte eine äußerst erfolgreiche Ess- und Übungsroutine und bin fast jeden Tag gelaufen, so wie Sie es mir empfohlen hatten. Dann, eines Tages im Urlaub, entschloss ich mich, an den dort gebotenen Festessen teilzunehmen, von denen meine Freunde so schwärmten. Ich sagte mir, in einigen Tagen kehre ich zu meiner Routine zurück. Falsch! Ich versuchte, mich neu zu orientieren, was auch immer das heißt, aber ich hatte mein Ziel verloren!« Die Diätveteranin Karen fuhr fort: »Immer wenn ich ›angekommen‹ war, bedeutete das für mich, dass ich die Gewichtsabnahme nicht länger aufrechterhalten musste. In dem Moment, wo ich mein Ziel erreicht hatte, hörte ich mit dem Kalorienzählen auf. Jedes Mal wenn ich etwas abgenommen hatte, kamen die Pfunde wieder zurück. Ich war erschüttert festzustellen, dass der Prozess der Gewichtskontrolle einen das ganze Leben lang verfolgt.«

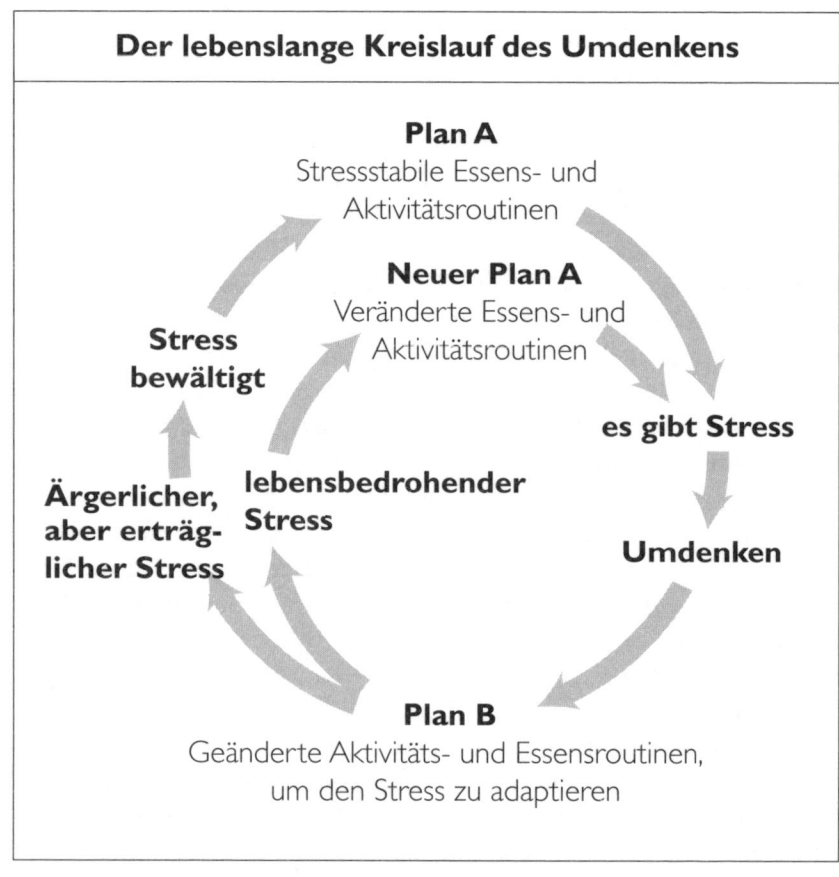

Der lebenslange Kreislauf des Umdenkens

Plan A
Stressstabile Essens- und Aktivitätsroutinen

Neuer Plan A
Veränderte Essens- und Aktivitätsroutinen

Stress bewältigt

es gibt Stress

Ärgerlicher, aber erträglicher Stress

lebensbedrohlicher Stress

Umdenken

Plan B
Geänderte Aktivitäts- und Essensroutinen, um den Stress zu adaptieren

Das Umdenken erforderte bei Karen mehrere Schritte.

- ■ **Annehmen, wenn sie zu viel isst, ohne allzu streng mit sich selbst zu sein**
- ■ **Zum Wechsel entschlossen sein**
- ■ **Planen, was anstelle des »Überessens« getan werden kann (in der Regel zurück zum bewährten Programm) und das tun, was sie geplant hat, ohne sich selbst zu vernachlässigen oder zu schelten**
- ■ **Die Erfahrung aus einem Rückschlag als etwas Positives sehen und klarstellen, was die Erfahrung sie gelehrt hat**
- ■ **Akzeptieren, dass dies wieder passieren kann, und sich daran erinnern, was sie das letzte Mal daraus gelernt hat**

Als Tochter eines beherrschenden Mannes, der übergewichtig war und vorzeitig an Herzversagen starb, sagt Karen mit 46 Jahren, dass ihre Zeit des unverantwortlichen Essens vorbei sei »Ich wollte Gewicht verlieren wegen meines Aussehens. Fett zu sein war hässlich. Erst seit ich Mitte 40 bin, weiß ich, dass Gewichtsabnahme meine Gesundheit fördert. Die Risiken sind den augenblicklichen Genuss von sündigem Essen nicht wert. Aber manchmal fühle ich, dass ich wieder in Versuchung geraten könnte. Werde ich dann völlig die Beherrschung verlieren und, wenn dies der Fall ist, finde ich wieder zurück in die richtige Bahn?«

Hier setzt die Umorientierung ein. Die Beherrschung zu verlieren darf nicht bedeuten, das Ziel aus den Augen zu verlieren, wie es Karen in ihren Ferien getan hat. »Um diese Zeit herum habe ich in Restaurants gegessen und bin diesen besonderen Freuden nicht ausgewichen. All das war bei Diäten schließlich verboten gewesen. Jetzt habe ich vor, mich stattdessen mit gesünderen Nahrungsmitteln satt zu essen. Statt ein ganzes Dessert zu essen, werde ich nur davon kosten. Statt alles in mich hineinzustopfen, habe ich die feine Kunst des Probierens gelernt. Indem ich mir selbst die Erlaubnis gebe zu kosten, fühle ich mich nicht benachteiligt und auf diese Weise unterbinde ich ein mögliches Fressgelage.«

Einmal vertraut mit der Kunst des Umdenkens, hat Karen die Chance, den Teufelskreis aus Zunehmen und Abnehmen zu durchbrechen. Sie hat in den vergangenen sechs Monaten abgenommen, läuft sieben Tage in der Woche und trainiert mit einem Coach. Körperlich fit, geistig wesentlich stressstabiler und 58 Pfund leichter, hat Karen festgestellt, dass jeder Tag ihres Lebens eine andere Chance liefert, um ihre Umorientierung zu praktizieren und zu verfeinern. Sie will aufrechterhalten, was sie erreicht hat – auch wenn es nicht immer perfekt klappt. »Aber schließlich habe ich verstanden, was Umdenken bedeutet«, sagte sie. »Auch wenn ich einmal alles vermasselt habe, ist es okay. Ich bin inzwischen stärker. Ich habe gelernt, dass dies ein Prozess ist.«

Dieser Prozess, von dem Karen spricht, ist die grundlegende Strategie, die ich meinen Patientinnen erkläre. Nur mit dieser Strategie können sie zu Plan A zurückkehren. Ich bezeichne ihn als »Umdenken nach einem Rückfall: Der 72-Stunden-Plan«. Ich weiß, dass es schwer ist, wieder zur Routine von Plan A zurückzukehren, wenn man erst einmal den Schwung verloren hat – egal ob Sie eine lebenslange Vielesserin oder eine Olympiasiegerin sind. Sich neu zu orientieren, nachdem man selbstzerstörerisch war, ist ein qualvoller Prozess. Doch Anstrengungen gehören zum Leben, weil das Leben eine endlose Serie von Umorientierungen erfordert. Kommen Sie zu der Erkenntnis: »Dinge geraten nun einmal außer Kontrolle. Aber jetzt weiß ich, wie ich wieder zu ihr zurückfinde.«

Wenn Sie sich selbst drei Tage für einen »Selbstzerstörungsrückfall« gewähren, können Sie meist den Schwung zurückerobern und Ihre Reise fortsetzen. Warum gerade drei Tage? Sie brauchen Zeit, um Plan A wieder zu erlernen, zu praktizieren und in Ihrem Bewusstsein zu verankern. Sie müssen negative, selbstkritische Gedanken über Bord werfen und aktiv werden, um freudig wieder mit Ihrer gesunden Routine beginnen zu können und den gesamten Prozess als einen Teil des Lebens zu begreifen.

Sicherlich werden Sie in drei Tagen nicht völlig umgeschaltet haben. Sie haben lediglich den Zug gebremst, der außer Kontrolle geraten war. Wenn er erst einmal zum Stillstand gekommen ist, können Sie Ihre Reise fortsetzen. Eine meiner Patientinnen, die unter Stress zu viel aß, bezeichnet Nahrung als Heroin, ein Betäubungsmittel, das ihr das einzige Vergnügen im Leben bereitete. Ihre selbstzerstörerische Phase war durch Nahrungsmittelmissbrauch gekennzeichnet. Als sie mit dem 72-Stunden-Plan begann, betitelte sie die einzelnen Tage als Tag »Heroin-Rückzug-Tag Nummer eins, zwei und drei.« Möglicherweise hat sie bis 30 gezählt, bis sie feststellte, dass sie aus ihrem »Selbstzerstörungsrückfall« beim gesunden Plan A angekommen war. Inzwischen sucht sie Erfüllung nicht mehr im Essen, sondern in einem erfüllten Leben.

Jetzt sind Sie bereit für den 72-Stunden-Plan, mit dem Sie den Umgang mit Stress lernen können. Nach einiger Zeit werden Sie weniger Angst vor Rückfällen haben und geschickt wieder zur Stressstabiliät zurückfinden.

■ Umdenken nach einem Rückfall: Der 72-Stunden-Plan

Tag 1: Planen Sie Ihren Tag sorgfältig, rüsten Sie sich mit den Nahrungsmitteln aus dem Mahlzeitenplan aus, und vergessen Sie Ihre körperliche Aktivität nicht. Versuchen Sie, diesen Tag stressarm zu gestalten, weil Sie nach Ihrem Rückfall zerbrechlich und verletzlich sind. Es ist wichtig, nicht in unsinnigen inneren Dialogen zu schwelgen. Beschäftigen Sie sich, bleiben Sie stark, und meiden Sie Gelegenheiten, bei denen Sie zu viel essen könnten. Machen Sie aus Ihrer Motivation, etwas zu verändern, ein Mantra. Sprechen Sie es beim Anblick von Versuchungen zu sich selbst. Sagen Sie es leise oder schreien Sie es – wenn Sie wollen – mit aller Kraft heraus. Sie müssen wieder zur Selbstliebe zurückfinden. Lassen Sie Schmerzgefühle oder andere Beschwerden zu. Laufen Sie nicht davor weg! Sehen Sie sie als einen normalen Bestandteil der Neuorientierung an. Nehmen Sie sich vor, früh zu Bett zu gehen, um die Wahrscheinlichkeit, am späten Abend noch etwas zu essen, zu verringern.

Tag 2: Wiederholen Sie alles, was Sie am ersten Tag getan haben. Sie können erleichtert sein, weil Sie einen Tag ohne selbstzerstörerisches Verhalten überstanden haben. Noch einmal: Planen Sie und seien Sie vorbereitet. Beobachten Sie den inneren Dialog, und greifen Sie mit Selbstbekräftigungen ein wie »Ich schaffe das!« oder »Ich werde das packen!«, statt sich selbst zu kritisieren und zu verdammen. Bleiben Sie beschäftigt. Belohnen Sie sich mit einem langen, heißen Bad, und versuchen Sie, früh schlafen zu gehen.

Tag 3: Bis jetzt haben Sie zwei Tage über die Runden gebracht. Das Gefühl, etwas geleistet zu haben, beginnt Selbsthass und Selbstverdammung zu ersetzen. Sie fangen an, zu verstehen, dass Sie sich in Ihrem Leben immer wieder neu orientieren müssen und dass die Hinwendung zur Selbstfürsorge eine Möglichkeit ist, das Umdenken zu praktizieren. Wenn Sie noch verletzlich sind, sollten Sie die Routine vom zweiten Tag nochmals wiederholen. Aber denken Sie daran, sich am Ende des Tages eine spezielle Belohnung zu geben, um Ihre Bemühungen anzuerkennen.

Nach diesen drei Tagen sollten Sie so zielgerichtet und flexibel wie möglich bleiben. Stellen Sie sich vor, Sie seien eine berühmte Tennisspielerin, bereit, den nächsten Ball zu kriegen. Sie wissen zwar nicht, woher der Ball kommt, aber Sie sind auf ihn vorbereitet.

Sie werden diesen 72-Stunden-Plan immer wieder in Ihrem Leben durchführen. Der Schlüssel liegt darin, aus vorangegangenen Erfahrungen zu lernen. Die Vergangenheit ist für eines gut: Von ihr zu lernen – ob es nun etwas Positives, etwas Negatives oder irgendetwas anderes war, was da passiert ist, profitieren Sie davon!

■ Zeit zum Umdenken

Sich neu zu orientieren, erfordert Aufmerksamkeit, und das macht Arbeit. »Ich kann den Schmerz, der Stress verursacht, vermeiden, indem ich mich auf etwas anderes konzentriere«, sagte meine Patientin Katy, 47 Jahre alt. »Ich koche etwas. Ich kaufe etwas. Ich verstecke mich.«

Nach meiner Erfahrung sind Frauen Meister des Leugnens und Vermeidens ihrer eigenen Bedürfnisse. Frauen neigen dazu, ihre Kalender als eine Form der Flucht mit Verpflichtungen und Aktivitäten vollzustopfen. Dabei vergessen sie gern, sich selbst auf ihre »Erledigen-Liste« zu setzen:

- ■ **Kinder zur Schule bringen**
- ■ **Zur Reinigung gehen**
- ■ **Mittagessen mit ...**
- ■ **Zur Elternkonferenz gehen**
- ■ **Zum Supermarkt gehen**
- ■ **Sich für ehrenamtliche Mitarbeit melden**
- ■ **Eltern beim Rasen mähen helfen**

Sich Zeit für sich selbst zu nehmen, bedeutet, das schlechte Gefühl von Egoismus hinter sich zu lassen und festzustellen, dass man selbst auch Freude verdient hat – genauso wie die Menschen, die man weiterhin betreut und erfreut. Das ist keine einfache mentale Veränderung. Im Gegenteil: Sie ist ausgesprochen unangenehm. Frauen fühlen sich vom emotionalen Schmerz, der das Umdenken begleitet, oft terrorisiert. Dr. Stephan Rechtschaffen, Gründer eines Instituts für Holistik-Studien, bemerkt in seinem Buch »Zeit zum Leben – den Ausgleich genießen«: »Schmerzgefühle sind schwer auszuhalten, und wenn möglich, fühlen wir sie lieber nicht. Deshalb beschäftigen wir uns. Deshalb drehen wir auf. Wir ersetzen die Beobachtung durch Aktivität. Wir schalten den Fernseher ein, bereiten ein Essen zu, machen Routinearbeit und gucken ins Internet, wir arbeiten bis zum Umfallen und denken an alles Mögliche, damit wir nur nicht mit dem Gefühl allein sind, das wir zu verdrängen suchen.«

Der Schlüssel zum Erfolg besteht darin, die Zeit zu respektieren, die es dauert, bis der Plan zur Selbstfürsorge umgesetzt ist. Die Zeit ist die Feuerprobe dafür, ob Sie die Fähigkeit besitzen, immer wieder umzuschalten, Ihre Rolle als Mutter, Tochter, Ehefrau, Schwester, Freundin oder Gemeinschaftsmitglied aufrechtzuerhalten und dabei gesund zu bleiben. Jedes Jahr schenkt Ihnen das Leben Gelegenheiten, sich neu zu orientieren, das Leben wirft Ihnen einen Ball nach dem anderen zu. Es ist ein Test, wie gut Sie trotz dieser Herausforderungen für sich selbst sorgen können.

Ein Freundin von mir kündigte stolz an, dass sie in den vergangenen zwei Monaten 13 kg verloren habe, ohne dabei gehungert zu haben. »Schau mich an! Ich hab's geschafft! Findest du nicht auch?«

»Frag mich in einem Jahr«, antwortete ich, »und lass mich wissen, wie es dir dann geht.«

Ihre extreme Diät wurde zum Boomerang, und der Jojo-Effekt schlug zu: Ein Jahr danach war sie 20 kg schwerer, und sie nahm immer noch zu.

Zeit. Der ultimative Test. Und der ultimative Luxus. Viele Frauen scheitern bei »Hungerkuren«, weil sie sich selbst nicht genug Zeit geben. Was sie tun, ist – sie geben allen anderen ihre Zeit.

Ich werde nie den Vormittag vergessen, als eine Patientin, eine liebenswerte 45-jährige Frau, vor mir saß und mir ihren Kalender zeigte. Die Seiten waren ganz schwarz von den Eintragungen, jede Linie war mit Aufgaben vollgeschrieben, die alles mögliche, nur nicht sie betrafen. Arzttermine für die Kinder, den Hund zum Tierarzt bringen, ihrem Mann wegen der Geschäftsparty treffen, mit Mama einkaufen gehen, eine Freundin im Krankenhaus besuchen. In der Tat: Da war kein Platz mehr, um persönliche Aktivitäten einzutragen. Sie sah mich an und bat: »Wie soll ich eigentlich abnehmen, wenn ich in meinem Notizbuch nicht einmal Platz für mich habe?« Wir gingen jeden einzelnen Tag ihrer Woche durch, und sie war erstaunt, wie leichtfertig sie Stunden weggab, die sie auf ihrer »Fitnessreise« gut hätte gebrauchen können.

Bis eine Frau lernt, sich selbst so gut zu behandeln, wie sie andere behandelt, dauert es. Und Zeit ist für jede moderne Frau ein seltenes und kostbares Gut. Etwas geht immer verloren. »Lassen Sie mich nur nicht zwischen meiner Gymnastik und Johnnys 31. Fußballspiel in dieser Saison wählen.« Die Entscheidung fällt schwer, Frauen schlüpfen einfach in ihre alte Rolle und verleugnen ihre eigenen Bedürfnisse.

Mit 122 kg Gewicht bei einer Größe von 1,74 m lachte die 45-jährige Rebecca, als ich zu ihr sagte, dass sie auf sich Acht geben müsse. Sie rief aus: »Aber das tu ich doch! Ich nenne das meine Proteinrituale: Haare,

Nägel und Zähne.« Rebecca war fast ihr ganzes Leben eine stressbedingte Vielesserin gewesen, und ihre Trennung von Geist und Körper machte es möglich, dass sie jeden Tag neu lebte, ohne verzweifelt darüber zu sein, dass sie sich selbst vernachlässigte. Die Wände ihrer sorgfältig konstruierten Wahrheiten stürzten ein, als der Arzt sie mit der Diagnose Bluthochdruck konfrontierte. Sich Zeit für sich selbst zu nehmen, war nicht länger eine Frage von Schuld und Egoismus, sondern eine Frage des Überlebens.

Frauen sind schon beeindruckend, was ihre Fähigkeit anbetrifft, umzuschalten, um andere vor den Klauen des Stresses zu verschonen. Sie zeigen der Welt immer wieder, dass sie mit positiver Kraft und Zielgerichtetheit reagieren und wie der Blitz umdisponieren können. Wir erhalten oft Beifall, wenn wir für jemand anderen da sind, besonders für jemanden, der uns nahe steht. Manchmal allerdings fühlen wir, dass unsere Bemühungen unbemerkt bleiben und als selbstverständlich hingenommen werden. Wir kümmern uns um andere. Frauen geben häufig ohne irgendwelche Grenzen. Unsere Standardantwort, wenn man uns um Hilfe bittet, ist ja, ohne unsere eigenen Bedürfnisse in Betracht zu ziehen. Wir sorgen uns endlos um das Wohl der anderen und verbringen nur wenig Zeit damit, an uns zu denken. Das nenne ich »ewige Fürsorge«. Wir müssen uns selbst befreien – vom toxischen Stress und vom toxischen Gewicht, das unser Leben verkürzt, und an uns denken.

Frauen berichten mir häufig, dass sie eine neue Routine beginnen – mit einem gesünderen und erfüllenderen Lebensstil. Dann geschieht etwas, etwas wirklich Lebensbedrohliches: Der Ehemann wird nicht befördert, verschließt sich und wird depressiv. Ein Verwandter fällt, bricht sich die Hüfte und benötigt einige Wochen für die Rekonvaleszenz. Der Sohn hat gerade seinen Führerschein gemacht und verursacht sofort einen Blechschaden am neuen Auto. Frauen stellen in solchen Situationen ihre eigenen Bedürfnisse erst einmal hintan. In neun von zehn Fällen ist Gewichtszunahme die Folge.

Eine meiner Patientinnen, Leslie, eine erfolgreiche 50-jährige Journalistin mit zwei Kindern über 20, schrie einmal wild aus sich heraus: »Ich komme nicht einmal für 45 Minuten auf meinen Heimtrainer! Was ist, wenn mich jemand braucht? Was ist, wenn das Telefon klingelt? Was ist, wenn ...« Ich bekam einen Wunschzettel mit mindestens zwölf »Was-wäre-wenn«-Szenarios ausgehändigt. Ich erzählte ihr, dass die mathematische Wahrscheinlichkeit, dass sie gerade gegen sechs Uhr morgens ein lebensbedrohender Anruf erreichen würde, ziemlich gering sei, so dass sie ohne Sorge trainieren könne. Sogar wenn ein lebensbedrohendes Ereignis einträte, hätte sie genug Zeit, um darauf zu reagieren. Nur vorsichtig brachte sie mir Vertrauen entgegen. Sie begann ihre morgendliche Bewegungsroutine ohne großen Nachdruck. Sie brauchte drei Monate, bis sie begriff, dass die Welt nicht aus allen Fugen geriet, nur weil sie einen Spaziergang machte. Fünf Jahre später verteidigt sie vehement ihre persönliche »Auszeit«.

Frauen über 40 benötigen jeden Trost, den sie bekommen können. Die Wechseljahre sind in vollem Gang. Die Stimmungen sind unvorhersehbar, die Frauen können depressiv werden, ihre monatliche Periode ist Schwankungen unterworfen, ihr Gedächtnis ist »durchschossen«, sie schwitzen im Schlaf, ihr Appetit steigert sich, das Fett wächst und ihre Taille legt an Umfang zu. Dazu Dr. Philip Gold, Chef der Abteilung Neuroendokrinologie des US-amerikanischen Gesundheitsinstituts: »Es scheint, als würden Frauen mit einem Stressreaktionssystem geboren, das äußerst empfindlich ist, so dass sie ihre Fähigkeit, sich um andere zu kümmern, ihr ganzes Leben hindurch verbessern. Aber das ist ein zweischneidiges Schwert. Es macht Frauen gleichzeitig für Stimmungsschwankungen verwundbar, und das insbesondere während der Perimenopause.« Die Perimenopause ist für viele Frauen auch eine Zeit des Erwachens. Ein Weckruf teilt ihnen mit, dass Zeit für sich selbst zu beanspruchen keine Option mehr ist, die fallen gelassen werden kann. Zeit für sich selbst ist ein bedeutender Bestandteil des Lebens.

Loretta LaRoche, eine in Amerika anerkannte Autorität in Sachen Heilung und Humor, bemerkte einmal: »Viele Frauen benehmen sich, als seien sie die Mütter der ewigen Verantwortung! Immer gibt es irgendetwas, das sie für irgendjemanden tun können. Es hört nie auf, bis Sie sich selbst davon überzeugen, dass Sie es auch verdient haben, gut zu leben!«

Sich um andere zu kümmern und für sich selbst Sorge zu tragen, ist eine Frage des Gleichgewichts: Liebe, Hege und Pflege für sich selbst im selben Maße wie für die anderen. Ginnie lernte dies, als sie ihre im Krankenhaus liegende Mutter pflegte. Sie hat dabei auch erkannt, dass die Sorge nicht auf ihr allein lasten dürfe, und ihren Bruder gebeten, sie bei der Pflege der Mutter zu unterstützen. »Es ist das erste Mal, dass ich andere Menschen an einer Krise beteilige. Er macht seine Sache gut. Und ich bin stolz auf ihn. Wenn Sie mit Leuten zu tun haben, die Sie brauchen, müssen Sie voll da sein. Die Sorge für andere beginnt damit, dass ich an mich denke. Und der einzige Weg, dies zu tun, besteht darin, sich Zeit für sich selbst zu nehmen.« Es ist möglich, sich selbst wichtig zu nehmen und gleichzeitig andere zu lieben und zu hegen. Und es ist unerlässlich, um toxischen Stress zu verringern und das Leben zu verlängern.

Es ist nicht zwingend, dass Frauen über 40, die mit ernsthaften medizinischen Problemen beim Ehemann oder den kränkelnden Eltern konfrontiert werden, automatisch dick werden. Es gibt jedoch viele übergewichtige und fettleibige Witwen in meiner Praxis, Frauen, die ihre Selbstfürsorge für Jahre hintangestellt haben, um mit einem kranken Ehemann fertig zu werden. Eine frühere Athletin, jetzt eine 50-jährige Witwe, kam zu mir, um zu erfahren, wie sie wieder zu ihrer alten Form zurückfinden könnte. Sie hatte ihre Eigeninteressen fast alle aufgegeben, um ihren an Prostatakrebs erkrankten Gatten zu pflegen. Innerhalb von drei Jahren hatte sie 23 kg zugenommen. Mittlerweile litt sie an Diabetes und Bluthochdruck. Sie wusste nicht, wie sie sich neu orientieren sollte. Sie besaß keinen Ausweichplan, keinen Plan B. Umdenken bedeutet auch, den Perfektionismus aufzugeben.

Ich kann die Zahl der Frauen gar nicht mehr zählen, die wie Karen in mein Büro kamen, sich in meinen Queen-Anne-Stuhl fallen ließen und sagten: »Ich war böse, ich war nicht perfekt.« Woher kommt dieser Drang zum Perfektionismus eigentlich?

Frauen empfangen die Botschaft, dass ein Abweichen von fiktiven hohen Standards Misserfolg bedeute. Aber es gibt noch eine andere Botschaft, die dazu führt, dass Sie einige Kilos abspecken und gesünder leben können. Ich habe beobachtet, dass zum Perfektionismus neigende Frauen im Leben alles auf sich beziehen. Meine Patientin Debbie erzählte mir, ihr Wahlspruch sei für Jahre der Satz gewesen: »Es ist immer alles mein Fehler.«

Im Endeffekt führt Perfektionismus zu toxischem Stress. Die Perfektionistin quält die Tatsache, dass sie niemals gut (dünn, reich, nett etc.) genug ist. Auf sich selbst gibt sie nicht Acht, weil sie dies nicht perfekt genug machen würde. Sie schiebt die Dinge vor sich her, da sie befürchtet, ihren eigenen unmöglichen Standards nicht gerecht werden zu können.

Dr. Herbert Benson, Direktor des Harvard Institutes »Mind/Body«, bemerkte in seinem Buch »Heilung durch Glauben«: Wir predigen uns, dass wir nicht perfekt sind, weil wir das Leben nicht mit dem in Zeitschriften oder Fernsehen dargestellten Schwung leben. Wir verherrlichen die festen Körper, wir trainieren fanatisch oder suhlen uns in Schuldgefühlen, wenn wir dies nicht tun, und wir wählen Diäten, die über das moderate Maß hinausgehen ... Wir wollen perfekte Eltern sein, wollen zwischen den Anforderungen von Arbeit und Familie fehlerlos hin und her jonglieren, und erwarten von Ehe und Freundschaft unerschütterliche Leidenschaft.«

Was Benson uns sagen will: Wenn wir ständig zu hoch gesteckten Zielen hinterherlaufen, verdammen wir uns dazu, ein Leben voller Frustrationen, Ängste und Depressionen zu führen. Indem wir eine nahezu mythische Perfektion anstreben, verleugnen wir unser einzigartiges fehlbares Menschsein.

Ich glaube ganz fest daran, dass die größte Menge an toxischem Stress aus unbefriedigten Lebenserwartungen resultiert. Botschaften aus Gesellschaft und Medien lösen bei Frauen unrealistische Ziele aus:

- ■ **»Wenn ich heute hungere, habe ich bis morgen ein Pfund verloren.«**
- ■ **»Wenn ich das Mittagessen ausfallen lasse, kann ich abends jede Menge essen, ohne dabei zuzunehmen.«**
- ■ **»Wenn ich elf Kilo abnehme, finde ich bestimmt einen neuen Liebhaber/Ehemann/Job.«**

Perfektionisten sind von unbefriedigten Erwartungen wie paralysiert. Stressstabile Frauen, die wissen, wie man umschaltet, haben realistische Ziele:

- ■ **»Wenn ich mich mehr bewege, etwas Speck verliere und fit werde, hoffe ich, auf meiner Wanderung im Sommer einige interessante Leute kennen zu lernen.«**

Verwenden Sie das Wort »erwarten« nur für Dinge, über die Sie die größte Kontrolle haben – sich selbst eingeschlossen. Benutzen Sie »hoffen« für Dinge, über die Sie nur wenig oder gar keine Kontrolle haben:

- ■ **»Ich hoffe, dass das Wetter morgen schön wird.«**
- ■ **»Wenn ich Durst habe, erwarte ich, etwas zu trinken.«**
- ■ **»Wenn ich toxisches Gewicht habe, erwarte ich, dass ich mein Leben umstelle.«**

Der Ausweg funktioniert nur über das Umdenken.

Die Grauzone		
Weiß	**Grau**	**Schwarz**
Misserfolg		*Perfektionismus*
Extrem ungesund	**Wirkliches Leben Gesund**	**Extrem ungesund**

Das Gegenmittel zum Perfektionismus heißt: Lernen, in einer Art Grauzone zu leben. Ersetzen Sie Starrheit durch Flexibilität, geben Sie Extreme auf, und lernen Sie, Kompromisse zu schließen.

Das Leben in der Grauzone macht Sie stressstabiler und befreit Sie von der Last, das Gewicht allein tragen zu müssen.

Ersetzen Sie Ihren alten perfektionistischen Diätjargon durch Ihren eigenen. Geben Sie ihm Ihren Namen!

Probieren Sie es einfach aus, und benutzen Sie die übliche demoralisierende Diäten-Sprache.

Frauen gehören zu den eifrigsten Lesern von Gesundheits- und Wellness-Büchern und -Zeitschriften. Vielen Frauen sind die wichtigsten Voraussetzungen dafür bekannt, wie gesunde Ziele erreicht werden können. Allerdings setzen die meisten Frauen das Gelesene nicht in die Tat um. Diese Frauen gehören zu den Denkern. Offen gesagt, wir Frauen neigen fast alle dazu, alles gründlich zu überdenken. Der Schaltkreis des weiblichen Gehirns »liebt es«, das Warum und Wofür von Lebenssituationen

Toxischer Stress *Diätjargon*	Realistische Anpassung ans Leben *Eigener Jargon*
Ich war nicht perfekt	**Unter diesen Umständen habe ich das Beste getan. Ich werde mich bemühen, es morgen besser zu machen.**
Ich möchte eine perfekte Kleidergröße haben.	**Ich möchte so fit wie möglich werden.**
Morgen werde ich perfekt sein.	**Heute habe ich es so gut wie möglich gemacht, morgen versuche ich, es noch etwas besser zu machen.**
Ich habe gemogelt.	**Ich bin ein wenig von meiner normalen Routine abgewichen. Ich habe das aber wieder geändert, und ich fühle mich gut dabei.**
Ich habe falsch gegessen.	**Ich habe nicht vernünftig gegessen, aber ich werde etwas ändern und in der nächsten Zeit ausgewogener essen.**

genauestens zu beobachten und zu analysieren. Einerseits ist dieses Denken wunderbar, wenn wir die Details unseres Lebens entwerfen wie etwa die Erziehung der Kinder oder die Sorge für unsere Liebsten. Aber auch das Denken braucht ein gewisses Gleichgewicht. Dieses entwickelt sich aus der Aktion heraus. Darüber nachzudenken, ob man vielleicht spazieren gehen sollte, macht Sie nicht so fit, wie es ein Spaziergang tun würde.

Die 49-jährige Cathy war das klassische Beispiel einer grüblerischen Perfektionistin. Bei einer Größe von 1,65 m wog sie 90 kg, sie hatte ein hohes Risiko, an Diabetes und am Herzen zu erkranken, zumal beides in ihrer Familie vorkam. Sie schleppte jede Menge toxisches Gewicht mit sich herum und fühlte sich von Tag zu Tag energieloser. Ein Teil ihres Programms bestand darin, täglich 45 Minuten zu laufen, entweder auf ihrem Laufband oder in der freien Natur. Ich beobachtete ihren Kampf.

Sie überlegte: Wann soll ich laufen? Wenn ich morgens laufe, muss ich früher aufstehen und auch früher zu Bett gehen. Kann ich das? Was ist mit meiner Lieblingsshow abends? Kann ich die aufgeben? Ich bin eigentlich kein Morgenmensch. Kann ich das ändern? Was ist, wenn ich morgens aufstehe und zu müde zum Laufen bin? Wenn ich abends laufe, fühlt sich mein Mann vernachlässigt, weil ich mich nicht um ihn kümmern kann. Ich komme gerade rechtzeitig zum Abendbrot nach Hause, wie soll ich das nur hinkriegen? Kann ich vielleicht früher zur Arbeit und abends dann etwas früher wieder weg? Aber dann könnten meine Kollegen denken, ich sei nachlässig geworden, weil ich üblicherweise immer als Letzte gehe. Ich habe immer Schmerzen, wenn ich laufe. Meine Knie tun weh. Ich sollte nur im Freien laufen, wenn das Wetter angenehm ist, nicht zu heiß und nicht zu kalt.

Und so ging es immer weiter.

Nach einer Woche kam sie wieder zu mir. Natürlich war sie nicht ein einziges Mal gelaufen. Es war ein schöner Frühlingstag und sie trug lässige Kleidung und bequeme Schuhe. Ich fragte sie, ob sie darüber nachgedacht hätte, bei diesem schönen Wetter nach draußen zu gehen und die Frühlingsblumen zu genießen. »Ich habe darüber nachgedacht«, erwiderte sie, »aber als ich Lust dazu hatte, hatte ich keine Zeit.«

Ich fragte sie, wann sie zum letzten Mal einen Spaziergang gemacht habe, nur sie allein. Sie erinnerte sich nicht. Ich wusste, dass sie ganz in der Nähe wohnte, und sagte: »Eigentlich kann ich Ihnen doch einige schöne Spazierwege zeigen, während wir über Ihre Probleme sprechen?« Sie stand auf und sagte: »Gehen wir los.« Ich überließ ihr die Führung. Nach etwa der Hälfte der Strecke hatte Cathy eine rosa Gesichtsfarbe, und ein strahlendes Lächeln hatte ihre missmutige Miene ersetzt. »Wahnsinn! Ich habe ganz vergessen, wie gut sich das anfühlt. Ich fühle mich, als könnte ich die ganze Welt erobern!« Es gefiel ihr so gut, dass sie auch am nächsten Tag laufen wollte. Vom Gedanken zur Aktion. Und die Belohnung bestand in einem vibrierenden Wohlfühlen!

Ich habe viele Frauen beobachtet, die in ihrem endlosen geistigen Kampf mit Vergangenheit und Zukunft feststeckten. Ihre inneren Dialoge beginnen meist mit »hätte ich doch nur ...« oder »was wäre, wenn ...«. Das ständige Herumwühlen in der Vergangenheit und das Sorgen um die Zukunft nimmt viel zu viel wertvolle Zeit in Anspruch.

■ Flexibel reagieren, um zu leben

In den letzten Jahren habe ich viele Frauen gesehen, die stressstabil wurden. Sie sagten, dass dieselbe Stabilität, die ihnen helfe, gesund und fit zu bleiben, sie dabei unterstütze, mit Stress fertig zu werden. Sie hatten gelernt, sich ihr ganzes Leben lang immer wieder neu zu orientieren und umzudenken. Stressstabile Patientinnen haben mir einige der wichtigsten Werkzeuge und Techniken mitgeteilt, die ihnen halfen, weiterhin erfolgreich zu sein. Schauen Sie sich diese nützlichen Optionen an, während Sie Ihren persönlichen Plan A und B verfeinern:

■ **Schaffen Sie ein Unterstützungssystem an. Das beste Unterstützungssystem einer meiner Patientinnen ist ihr Hund (sie joggt mit ihm). Für eine andere sind es die Frauen ihres Buchclubs. Unterstützungssysteme werten nicht. Menschen, die ihre Bemühungen unterstützen, müssen für Sie da sein, wenn Sie sich neu orientieren – in den Augenblicken und auch sonst.**

■ **Erschließen Sie Ihre Spiritualität. Am Institut in Harvard demonstrierte Dr. Herbert Benson, dass Menschen mit dem stärksten Glauben eine höhere Lebenserwartung besaßen und nach einer Operation schneller gesund wurden als diejenigen, die ohne Glauben waren.**

■ **Freude und Lachen reduzieren die Stresshormone. Dr. William Fry, Psychiater an der Stanford University, stellte fest, dass Kinder mehr als 400 Mal am Tag lachen. Bei den Erwachsenen sind es nur gerade noch zwölf Mal.**

Wissenschaftler haben die Auswirkungen unserer Stimmungen auf den Körper jahrelang erforscht. Wenn Sie lernen, Humor zu entwickeln, können Sie:

■ **großartig trainieren – zehn Minuten Lachen haben den gleichen Effekt wie 100 Ruderschläge**
■ **Ihre Stresshormone reduzieren**
■ **die Betaendorphine erhöhen, die Sie entspannen und die Stressreaktion unterstützen**
■ **Ihr Immunsystem ankurbeln, indem Sie die Produktion der weißen Blutkörperchen aktivieren**

Meine Patientinnen habe ich davon überzeugt, ein privates Tagebuch zu führen. Ich bitte sie, wenn sie sich gestresst fühlen, Notizen zu machen und einen unmittelbaren Zusammenhang zwischen Essen und dem belastenden Ereignis herzustellen. In diesem Tagebuch erkennen viele Frauen zum ersten Mal die Auslöser des toxischen Stresses, der quasi mit einem Vorhängeschloss das toxische Gewicht an ihrem Körper festhält. Es ist wichtig, Verknüpfungen zwischen dem täglichen Stress und den Momenten herzustellen, in denen Sie besonders stimuliert sind zu essen. Dieses Tagebuch ist Ihr körperliches und emotionales Logbuch, es ist der kritische Partner auf Ihrer Reise und zugleich ein wunderbarer Helfer beim Erlernen des Umdenkens.

Hier sind einige hilfreiche Hinweise, wie Sie Ihr Tagebuch beginnen können:

■ **Kaufen Sie ein ganz besonderes Tagebuch, das so einzigartig ist wie Sie selbst.**
■ **Suchen Sie sich einen Platz ganz für sich allein, an dem Sie entspannen und in Ruhe Ihre Gedanken aufschreiben können.**
■ **Zensieren Sie sich nicht. Schreiben Sie frei von der Seele weg, und drücken Sie Ihre Gefühle aus.**
■ **Schreiben Sie jeden Tag in Ihr Tagebuch, auch wenn es nur ein einziges Wort ist. Auf diese Weise erschaffen Sie eine Art Ritual.**
■ **Am Ende einer Woche schauen Sie sich an, was Sie aufgeschrieben haben und fragen Sie sich: Was habe ich diese Woche dazugelernt?**

Johari erzählte mir: »Je häufiger ich in mein Tagebuch schreibe, desto besser gefällt es mir. Es ist ein nützliches Werkzeug, und ich kann es bei mir tragen. In ihm halte ich sowohl die drei Hauptgerichte als auch die Snacks zwischendurch fest. Ich notiere die Zeit, die Menge und was ich dabei empfinde. Das Wichtigste für mich ist zu wissen, was ich esse. Es gibt Tage, da denke ich: ›Das möchte ich eigentlich lieber nicht aufschreiben.‹ Und ich schreibe es dann doch auf. Und dabei sage ich zu mir: ›Ich weiß, was ich getan habe.‹ Pizza. Möhrenkuchen. Schokoladenbonbons. Ich weiß, das ist ein Rückschlag, aber das bringt mich nicht um.«

Ich bat sie, mir zu erklären, inwieweit das Umdenken Teil ihrer Reise ist. »Ich denke, die Umorientierung hängt von der Persönlichkeit ab, und ob man bereits tief in die Trainings- und Essensdisziplin eingedrungen ist. Nach Jahren des freien Falls dauert es einige Zeit, bis das so richtig sitzt.« Eine andere Patientin erzählte: »Manchmal, wenn ich mir etwas notiere und mir sage ›vier nicht allzu gute Tage hintereinander‹, kann ich damit nicht allzu viel anfangen, aber es hilft mir, zielgerichtet zu bleiben. Wenn ich kein Tagebuch hätte, würde ich denken: ›Du hast nur zwei Tage etwas falsch gemacht.‹ Indem ich es niederschreibe, protokolliere ich es auf Papier. Sich selbst kann man dabei nicht anlügen.«

»Aus der Bahn zu geraten, ist so, als ob man ein Versprechen brechen würde, das man sich selbst gegeben hat«, erklärte mir eine Patientin. »Und das ist die schlimmste Art von Vertrauensbruch.«

In die hohe Schule der Umorientierung und damit in die erste Strategie sind Sie nun eingeführt. Im Folgenden werden Sie lernen, die Prinzipien dieser Kunst und auch das Wissen über das Stress-Essen auf Ihre tägliche Über-40-Ernährung und körperliche Aktivität anzuwenden.

Während Sie mit Ihrer Reise beginnen und lernen, sich in Ihrem eigenen Leben wohnlich einzurichten, lassen Sie sich von Naomis Worten begleiten:

Heute gebäre ich
die Frau in mir,
die so lange darauf gewartet hat,
anerkannt zu werden.
Ich begrüße mich selbst in dieser Welt
und ich will niemals mehr vergessen,
dass der Dienst an meinem Selbst
eine wertvolle Aufgabe ist.

(aus »ohne Titel« von Naomi)

Strategie 2:
Stressstabil durch Ernährung

5 Die Steuerung der Corti-Phase

Nichts kann das Selbstbewusstsein einer Frau ähnlich stärken, ihre Achtung vor sich selbst ähnlich mindern wie der Schritt auf die Waage oder der Blick in den Spiegel. Die Bedeutung des Körperideals gehört wahrscheinlich zu den Themen, die Frauen die größten Sorgen bereiten.

Frauen sind am ehesten frustriert, wenn sie versuchen, ein unrealistisches Gewicht zu erreichen, und der toxische Stress, den der dauernde Wechsel zwischen Diäten und gewohnter Ernährung verursacht, ist wie eine Berg- und Talfahrt zwischen Selbstliebe und Selbsthass. Kleiderschränke werden zu Metaphern dafür, wie gut eine Frau mit ihrem Leben zurechtkommt. Bei vielen Frauen um die 40 gleicht der Kleiderschrank einem Secondhand-Shop für Kleidungsstücke kleinster bis größter Größen. In den Wechseljahren – wenn toxisches Gewicht sich an der Taille bemerkbar macht – ersetzen elastische Rock- oder Hosenbünde den Gürtel.

Selbst wenn sie schon gesünder und leistungsfähiger geworden sind und eine Menge

■ Die Corti-Phase: Die gefährliche Zeit fürs Stress-Essen

■ Qualitativ hochwertiges, stressarmes Essen

■ Zeit zum Essen: Barbaras Geschichte und ihre Ernährungspyramide überflüssiges Fett verloren haben, trauen viele Frauen ihren eigenen Überlegungen nicht. Fettzellen bleiben in den schlanken Körpern. Viele Frauen, die einen perfekten Körper anstreben, sind davon überzeugt, dass ein bestimmtes Aussehen sie glücklich machen würde. »Wenn ich nur dünner, größer, kleiner wäre, eine Taille hätte«, wünschen sie sich. In der Perimenopause kommt das toxische Gewicht an der Taille ins Spiel.

■ Der toxische Stress während der Diät

Wenn Sie zwischen 1944 und 1959 geboren wurden, gehören Sie zu einer Generation von Frauen, die mit dem Aufkommen der Diät-Industrie älter wurden. Als wir klein waren, mussten wir die Teller leer essen und an die hungernden Kinder in den Dritte-Welt-Ländern denken. Später wurde uns dann die weibliche Idealfigur in Gestalt von Twiggy vorgeführt, einer etwa 41 kg leichten Britin mit großen Augen. Ihr folgte eine Welle von schnellen und effektiven Diäten und Abmagerungsprodukten. An die Stelle der runden Kurven der 50er-Jahre traten dünne Glieder und knochige Oberkörper, und die Selbstachtung richtete sich nach dem Strich auf der Waage.

Ursprünglich war Nahrungsaufnahme mit einer gesunden Lebensart verbunden. Das griechische »Diaita« beschrieb anfangs eine Lebensart. Die moderne Bedeutung beinhaltet, dass wir uns in unserer täglichen Kost mäßigen. Heutzutage wird das Wort gewöhnlich für eine Auswahl von Lebensmitteln verwendet, die speziell darauf abzielen, Gewicht zu verlieren. Das französische Wort »le régime« meint eine strikte Lebensweise, die man für kurze Zeit einhält, um schnelle Ergebnisse zu erreichen.

Nachdem wir uns jetzt um einen gesunden Lebensstil bemühen, scheint sich der Kreis zu schließen. Als Veteranen der Diätkriege beginnen Frauen ihre Einstellung jetzt zu ändern und betrachten die Begriffe »Diät« und »dünn« nur noch als unanständige Wörter. Fit ist in. Das neue Ziel heißt, geistig und körperlich gesund zu sein.

Um diesen gesünderen Lebensstil annehmen zu können, müssen Frauen über 40 Abstand gewinnen zu den alten Botschaften der Diät-Industrie, die ihnen einreden wollten, dass ihr Aussehen nicht in Ordnung sei, und sie mit schnellen und einfachen Lösungen verführen wollten.

In den frühen 30er-Jahren begann ein Mediziner in Chicago in Schönheitssalons »Dr. Stolls Diät-Hilfe, Abnehmen mit natürlichen Lebensmitteln« zu verbreiten. Frauen, die abnehmen wollten, sollten morgens und abends einen Teelöffel seines Wunderelixiers aus Milchschokolade, Stärke, Vollweizen und Kleie mit einer Tasse Wasser verrührt (11 Kalorien pro Tasse) trinken. Im selben Jahrzehnt kam die Grapefruitdiät auf, auch bekannt als Hollywooddiät. Diese bestand aus einigen wenigen Gemüsesorten, einem winzigen Anteil an Eiweiß und einer Menge von Grapefruits, die ein Fett verbrennendes Enzym enthalten sollten, was natürlich Unsinn ist. Ich könnte Ihnen eine Hortensiendiät mit den gleichen Lebensmitteln verordnen und die Grapefruit durch die Hortensie ersetzen, und Sie würden wegen der geringen Menge an Kalorien, die Sie zu sich nehmen, genauso abnehmen, glauben Sie mir. Keine Frucht verbrennt Fett, und am wenigsten die Grapefruit. Grapefruitsaft ist harntreibend und entwässert. Man verliert also kein reales Gewicht. Viele meiner Patienten haben auch die »Kohlsuppendiät« ausprobiert, die keine wundersamen gewichtsreduzierenden Eigenschaften besitzt. Natürlich verliert man Gewicht, wenn man ausschließlich Gemüse isst. Dabei ist die tägliche Substanz von Bedeutung, egal ob diese nun aus Kohl, Sellerie oder Zucchini besteht.

Aber Frauen kauften diese Wunderdiäten, weil die Mediziner keine Informationen zum Thema anboten. Sie waren mit ernährungswissenschaftlichen Studien beschäftigt, wer also sollte das Informationsloch füllen? Das taten ausschließlich die Propagandisten der Grapefruitdiät und die Ächter der Schokolade, Einzelhändler, Diätengurus und Unternehmer, die auf ein schnelles Geschäft hofften. In den 60er- und 70er-Jahren gaben sich praktizierende Mediziner auch als Spezialisten für Diäten aus, indem sie entsprechende Therapien und Pillen verordneten. In den 70er-Jahren wurden in den USA 8 % aller Rezepte für Amphetamine (anregende Substanzen) ausgestellt und von diesen dienten Milliarden der Gewichtsreduktion. Die neue Diät-Industrie lieferte wenig hilfreiche medizinische Informationen, dafür aber überzogene, falsche Hoffnungen und den dauerhaften Stress, Diäten durchzuhalten.

Die Pillen kamen irgendwann in die Jahre. Wir lebten von löslichen, schlank machenden Getränken, gefrorenen Trauben, Stärkeabsorbern, Hummer zum Frühstück und nicht mehr als frischen Früchten bis zum Mittag. Ich wurde einmal auf die so genannte Diät des 21. Jahrhunderts aufmerksam, die aus Gänse- und Wachteleiern zum Frühstück und drei grünen Paprikaschoten zum Mittagessen bestand. Extreme Diäten waren so beliebt, dass man sie kaum alle aufzählen kann. Die Diät aus Bananen und fettarmer Milch, die Ohne-Zucker-Diät, die Reis- oder Kartoffeldiät. Sie bestanden aus Milchprodukten oder aus Kohlenhydraten, die Popcorn-Diät nicht zu vergessen!

Jeder würde gern dünner werden und ist bereit, auch dafür zu bezahlen. Bis 1999 wurden in der USA kommerzielle Diätprogramme, Nahrungsmittel, Bücher, Appetitzügler, Abmagerungsprogramme in Krankenhäusern, Gesundheitsclubs, Praxen und Bädern im Wert von mehr als 30 Milliarden Dollar pro Jahr verkauft. Nach neuesten Zahlen halten mindestens 20 % der amerikanischen Bevölkerung Diät, um abzunehmen.

Das Ergebnis des nationalen Einsatzes für ein gesundes Körpergewicht ist jedoch, dass die US-Amerikaner dicker und ungesünder sind als jemals zuvor.

1997 meldeten die Gesundheitsämter zum ersten Mal in der Geschichte mehr übergewichtige und fettleibige als durchschnittlich schwere erwachsene Amerikaner. Bedauerlicherweise ist zur Zeit auch jedes vierte Kind übergewichtig oder fettleibig. Gleichzeitig ist die körperliche Fitness stark gesunken. Gegenwärtig sind mehr als 30 % der erwachsenen Amerikanerinnen fettleibig (ihr Gewicht liegt mehr als 20 % über dem Idealgewicht) und 25 % der erwachsenen Männer. Die Ergebnisse einer Studie der American Cancer Society von 1999 zeigt einen Zusammenhang zwischen dem BMI von mehr als 26 und Krankheit und Tod auf.

Die Ergebnisse der Studie hoben außerdem die mehrfachen Mütter als den ungesündesten und übergewichtigsten Teil der Bevölkerung hervor. Frauen, die heute zwischen 40 und 50 Jahren alt sind, repräsentieren eine deutliche Mehrheit dieses Anteils der Bevölkerung. Die kurzfristig wirkenden Diäten zeigen bei ihnen keine dauerhafte Wirkung.

Diäten scheitern, weil niemand lange mit ihnen leben kann. Mit Diäten tun sich Frauen den größtmöglichen psychologischen und physischen Stress an. Diäten bringen toxischen Stress mit sich. Denn psychologisch gesehen lenken Diäten Frauen von ihrer Suche nach Selbstachtung und von ihren privaten und beruflichen Ambitionen ab. Im Vordergrund steht stattdessen die körperliche Erscheinung. Diäten bestärken eine Trennung von Körper und Geist. Der Schritt auf die Waage lenkt die Aufmerksamkeit weg vom Körper hin zu einem Stück aus Metall mit Zahlen drauf. Eine Frau, die eine Diät macht, ist gefangen in strengen Regeln oder Ernährungsplänen, mit denen sie sich nicht wohl fühlt, die sie aber für kurze Zeit annehmen kann. Ihre Stimmung und ihre Sicht der Welt kreisen um den Erfolg der Diät. Menschen, die abnehmen, sind vor allem mit ihrem Gewicht und mit ihrem Aussehen beschäftigt (und vergessen häufig andere Interessen), was Gefühle von Isolation und Depression auslösen kann. Wenn Diäten misslingen, hat dies häufig einen Mangel an Selbstwertgefühl und Selbstachtung zur Folge. Eine erfolgreiche Diät hat genau den gegenteiligen Effekt. Der Erfolg fesselt die Frau und bestärkt sie darin, weiterzumachen. Die gebündelte Energie ist auf Nahrung und Essen gerichtet. Damit machen sich die Menschen und an erster Stelle Frauen zu Gefangenen ihres Körpergewichts. Sie fürchten sich vor der nächsten Mahlzeit, dem nächsten Familienfest und der nächsten Feier im Büro. Sie vermeiden bestimmte Gerichte, lassen Mahlzeiten aus und probieren jede neue Diät aus, die sich gerade anbietet. Die Gefangenen ihres Gewichts halten lebenslang Diät.

Statistiken zeigen, dass nur wenige Menschen zehn bis 15 % ihres Gewichts verlieren und dies auf Dauer halten können. Der ewige Kreis von Gewichtsverlust und -zunahme führt zu kontinuierlichem Selbsthass, zu Frustration, Verzweiflung und dem Gefühl, versagt zu haben.

Diese Gefühle wirken Tag für Tag. Sie werden zur psychischen Belastung und zum toxischen Stress. Mit dauerndem toxischem Stress erhöht sich auch der Anteil der Stresshormone. Die chronische Ausdehnung von Körperorganen und -geweben, bedingt durch ein hohes Niveau von Stresshormonen, führen zu:

- **außergewöhnlichem Verlangen und Essgewohnheiten**
- **Schwächung des Immunsystems, des Fortpflanzungssystems und des Körperwachstums**
- **Erinnerungs- und Konzentrationsverlust**
- **deutlichem Mangel an Energie**
- **schlechtem Gesundheitszustand, Herzinfarkt und Diabetes eingeschlossen**
- **Muskel- und Knochenschwund**
- **Stoffwechselstörungen**
- **Schlafstörungen**

Toxischer Stress ist jedoch nicht der einzige Grund dafür, nicht abnehmen zu können. Chronisches Abnehmen macht dicker und unfähiger, überflüssiges Fett loszuwerden. Schauen wir uns an, wie sich dieser Prozess entwickelt.

Eine 20-jährige, 1,65 m große Frau nimmt rund 27 kg zu, weil sie zu viel isst und sich zu wenig bewegt. Nachdem sie vorher 63 kg gewogen hatte, wiegt sie nun also 90 kg. Niemals zuvor hat sie eine Diät gemacht. Sie gerät in Panik und beginnt eine Hungerdiät mit 1000 Kalorien pro Tag. Sportliche Übungen macht sie keine. Die anfängliche Körperzusammensetzung sieht wie folgt aus:

Körperfett: 38 % oder 35 kg
Muskelmasse*: 55 % oder 50 kg
Körpergewicht: 90 kg

Brutto-Muskelmasse ohne Knochengewicht, Wasser und Haare

Sie verliert 23 kg innerhalb von drei Monaten, kann aber das Hungern nicht länger durchhalten. Sie beginnt, viel zu essen, und erreicht bald wieder das Gewicht von 90 kg. (Im wirklichen Leben nehmen Menschen nach einer Diät in der Regel mehr zu, als sie vorher abgenommen haben, aber gehen wir der Einfachheit halber von der Ausgangsposition aus.) Die Körperzusammensetzung nach der ersten Diät sieht wie folgt aus:

Körperfett: 42 % oder 38 kg
Muskelmasse*: 51 % oder 46 kg
Körpergewicht: 90 kg

Sie wiegt wieder 90 kg, ist mit ihrem Gewicht unzufrieden und beginnt den Kreislauf von vorn. Sie verliert wieder 23 kg und erreicht wieder ihr Gewicht von 90 kg. Doch ihr fällt nach der zweiten Diät auf, dass es ihr schwerer gefallen ist, abzunehmen. Die Körperzusammensetzung nach der zweiten Diät:

Körperfett: 46 % oder 42 kg
Muskelmasse: 47 % oder 42 kg
Körpergewicht: 90 kg

Erkennen Sie das Muster? Mit jeder Diätphase verliert sie wertvolle Muskelmasse ihres Körpers und ersetzt diese durch mehr Fettanteile. Für jedes Pfund Muskelmasse, das sie verliert (acht Pfund nach der ersten Diät und insgesamt 16 Pfund nach der zweiten), hat sie ihren Stoffwechselumsatz von 38 auf 55 Kalorien erhöht. Sehen wir uns an, was sich daraus ergibt:

nach Diät 1:	8 Pfund × 38 = 304 Kalorien pro Tag
	8 Pfund × 55 = 440 Kalorien pro Tag
nach Diät 2:	16 Pfund × 38 = 608 Kalorien pro Tag
	16 Pfund × 55 = 880 Kalorien pro Tag

Sie verliert die Kraft, überflüssiges Fett wieder loszuwerden. Ihre Muskeln, die ja ihr Motor sind, schrumpfen und können nicht mehr so viele Kalorien verbrennen. Wenn sie jetzt also anstatt 608 Kalorien 880 Kalorien konsumiert, also etwa eine volle Mahlzeit, muss sie zunehmen. Hatte sie vorher 2000 Kalorien zu sich genommen, um das Gewicht von 90 kg zu halten, muss sie die Menge jetzt auf 1200 bis 1500 Kalorien reduzieren, um bei diesem Gewicht zu bleiben. Wenn sie nach der zweiten Diät also wieder 2000 Kalorien konsumiert, wird sie unweigerlich zunehmen:

1 Pfund Fett = 4500 Kalorien

Wenn sie 600 Kalorien zu viel pro Tag zu sich nimmt, wird sie innerhalb von sieben bis acht Tagen ein Pfund Fett zunehmen. Bei 880 Kalorien nimmt sie diese Menge innerhalb von fünf Tagen zu. Mit anderen Worten: Diäten sind eine rutschige Angelegenheit, je restriktiver Sie sind, desto weniger Gewicht verlieren Sie.

Unterm Strich hinterlässt das jahrelange, chronische Abnehmen bei der Mehrzahl der Frauen über 40 einen phlegmatischeren Stoffwechsel, Kalorien verbrennen langsamer, sie nehmen schneller wieder an Gewicht zu und leben mit dem ständigen Kampf, die Pfunde überflüssigen Fettes wieder zu verlieren. Dies verursacht starke chronische psychische Qualen, toxischen Stress, während die Frauen beobachten, dass ihr Gewicht ansteigt und der Zustand ihres Körpers sich verschlechtert und damit auch die notwendige Energie, ein reiches und ausgefülltes Leben zu leben. Jenseits der 40 häuft sich weiteres Gewicht vom ständigen Abnehmen nicht nur an, es sammelt sich in den Bäuchen. Die Diät-Begeisterten der 60er-Jahre sind jetzt in den Wechseljahren, belastet mit dem Stress jahrelanger Hungerkuren und geplagt von dem toxischen Gewicht auf ihrer Taille, das bedrohlicher ist als der Verlust ihrer Selbstachtung. Es macht anfälliger für Krankheiten und frühen Tod.

■ Gegen den Strich gehen

Ernährungswissenschaftler machen jedes Jahr Entdeckungen, die uns helfen können, gesünder zu essen. Eine wichtige Entdeckung war beispielsweise der Zusammenhang zwischen dem täglichen Verzehr des Spurenelements Selen und einem geringeren Risiko von Darmkrebs. Außerdem wurde erkannt, dass bei Frauen über 40 der Konsum von Vitamin B und Folsäure das Risiko von Herzkrankheiten verringert. Gleichzeitig wurden die Verbraucher über gesündere Formen der Ernährung aufgeklärt. Die vergangenen zehn Jahre haben gezeigt, dass eine Kost, die bestimmte Nährstoffe beeinflusst, besser ist. Große Bedeutung hat beispielsweise die kohlenhydratarme Ernährung zugunsten einer fett- und eiweißreichen bekommen. Dieses Konzept ist im Übrigen alt, und ist, wie ich meine, als Folge eines Überkonsums von Kohlenhydraten, besonders in Form von raffiniertem Zucker, wieder ins Blickfeld geraten. Das Hauptproblem liegt, meiner Meinung nach, in der »Fettfrei-Revolution« der 70er-und 80er-Jahre, als man den Zusammenhang zwischen Fettkonsum und Herzinfarkt erkannt hatte und Fettleibigkeit eine Art »Fettphobie« begünstigte. Die Menschen nahmen tatsächlich weniger Kalorien in Form von Fett zu sich und ersetzten diese durch Unmengen von Kohlenhydraten, was insgesamt zu einer größeren Kalorienzufuhr und damit zu einer noch zunehmenden Fettleibigkeit führte. Außerdem ist der Zugang zu Kohlenhydraten einfach in einer Welt, in der niemand Zeit hat, in Ruhe zu essen, und die schnellen Snacks gefragt sind. Die meisten dieser herzhaften Happen sind voll von minderwertigen Kohlenhydraten.

Aber schütten wir das »Kind nicht mit dem Bade« aus. Es ist bekannt, dass die Menschen den Konsum von raffiniertem Zucker minimieren oder ganz vermeiden sollten. Viele Menschen bezeichnen diesen Zucker auch als schlechte Kohlenhydrate. Zu den schlechten Kohlenhydraten gehören Lebensmittel, die Saccharose und raffinierten Zucker enthalten. Man denkt dabei an Bonbons, Kekse oder Desserts. Aber auch Brot, Reis und Pasta enthalten schlechte Kohlenhydrate, wenn die Stärke raffiniert ist, chemisch behandelt wurde und diese Lebensmittel ihre gesunden Ballast- und Nährstoffe verloren haben. Aus dem natürlichen braunen Getreide ist damit weniger wertvolles weißes geworden. Das weiße Getreide hat durch die Behandlung wertvolle Vitamine und Mineralien verloren und ist nicht nahrhafter als ein Stück Zucker oder ein Bonbon. Das heißt, raffinierter Zucker treibt den Insulinspiegel hoch. Als Folge davon verspüren Sie einen gierigen Appetit und essen zu viel.

Das »Badewasser« ist deshalb der raffinierte und chemisch behandelte Zucker. Das »Baby« dagegen besteht aus Früchten, Gemüse und der gesunden, unbehandelten Stärke. Diese hochwertigen Kohlenhydrate versorgen Sie mit wichtigen, die Abwehrkräfte stärkenden Nährstoffen. Deshalb spricht man auch von den guten Kohlenhydraten.

Früchte und Gemüse enthalten wertvolle pflanzliche chemische Stoffe, die Phytochemikalien, die Nährstoffe, Vitamine und Antioxidanzien liefern. Manche Diätbücher raten, einige Früchte und Gemüsesorten vom Speiseplan zu streichen, weil sie den Blutzuckerspiegel in die Höhe treiben könnten. Aber die Wissenschaftler haben herausgefunden, dass viele phytochemische Stoffe starke Wirkstoffe sind, die Herzkrankheiten, Krebs und anderen Krankheiten vorbeugen und diese auch bekämpfen. Man sollte diese Lebensmittel also nur mit größter Vorsicht streichen.

Das Gleiche gilt für dunkle, unbehandelte Stärke. Die weiße Stärke hat man von den wertvollen Ballaststoffen und Nährstoffen »befreit«. Dabei sind die Ballaststoffe wesentlich für die Verarbeitung und den Transport der Nahrung im Darm. In Gesellschaften mit einem hohen Verzehr von Ballaststoffen und Getreidekörnern kommt Darmkrebs selten vor.

Vielleicht geraten einige von Ihnen schon in Panik. Möglicherweise meiden Sie Stärke, weil Sie befürchten, dass selbst hochwertige und unbehandelte Stärke den Appetit anregen könnte. Diese Befürchtung ist nicht unbegründet. Sie müssen sich deshalb daran gewöhnen, mit Lebensmitteln umzugehen, die keine Appetitsteigerung zur Folge haben.

Lebensmittel haben unterschiedliche Wirkungen auf Menschen. Die eine Person isst vielleicht einen Bonbon, ohne weiteren Appetit zu verspüren. Eine andere dagegen verspürt sofort einen unmäßigen Appetit auf mehr und isst zu viel. Dies gilt im Übrigen für jedes Nahrungsmittel. Eine meiner Patientinnen fand, vollwertige Pasta mache einen unkontrollierbaren Appetit, auch nach einer angemessenen Portion. Sie hat in den vergangenen zwei Jahre gut ohne Pasta gelebt und die Stärke durch Vollkornreis ersetzt, mit dem sie dieses Problem nie hatte. Selbst Früchte können Ärger machen. In Weintrauben ist eine Menge an natürlichem, einfachem Zucker enthalten, der bei einigen Menschen den Appetit anregen kann.

Gestatten Sie mir ein paar Sätze dazu, wie man dieses Kohlenhydrat-Problem in den Griff bekommt. Zunächst einmal verursacht nicht jede Frucht oder jede Gemüsesorte, die wissenschaftlich nachgewiesen den Blutzuckerspiegel erhöht, ausgerechnet bei Ihnen einen unbändigen Appetit. Mein Ratschlag ist, streichen Sie auf keinen Fall alle Früchte, Gemüse und Vollkornstärke von Ihrem Speiseplan, sondern probieren Sie aus, welche Lebensmittel Appetitprobleme verursachen und welche nicht. Denn wenn Sie wissen, welche Ihnen gut tun, können Sie diese in Ihren täglichen Ernährungsplan aufnehmen, ohne sich um eine Appetitsteigerung zu sorgen.

Zusammenfassend sind die wesentlichen Punkte für eine gesunde Ernährung und den Umgang mit Kohlenhydraten:

■ **Minimieren oder vermeiden Sie Nahrungsmittel, die chemisch behandelten und raffinierten Zucker enthalten (dazu gehören raffinierter Zucker, Bonbons und Gebäck) genauso wie die behandelte (weiße) Stärke in Pasta, Reis und Brot.**

■ **Erweitern Sie Ihren Ernährungsplan um Vollwertprodukte, Früchte und Gemüse.**

■ **Auch gesunde und vollwertige Lebensmittel sollten Sie nur in Maßen essen, wenn Sie nicht zunehmen wollen. Ich werde noch darauf zu sprechen kommen, wie man lernt, eine angemessene Portion zu wählen, und das Vielessen bei Mahlzeiten vermeidet.**

■ **Finden Sie nach dem Versuch-und-Irrtum-Prinzip heraus, welche Lebensmittel zur Unmäßigkeit verführen, und vermeiden Sie diese, weil sie nichts als Ärger machen.**

Die Quintessenz: Es ist klüger, Getreidekörner und Müsli in angemessener Menge zu sich zu nehmen (wie wir in den folgenden Kapiteln sehen werden), als sie ganz zu vermeiden.

■ Die Corti-Phase

Rufen Sie sich in Erinnerung, dass Ihre Stresshormone – das Alarmhormon, Cortisol und Adrenalin – am frühen Morgen, zwischen sechs und acht Uhr, ihren Höhepunkt erreichen. Während dieser Zeit fühlen Sie sich am kraftvollsten, aufmerksamsten und am ehesten fähig, sich zu konzentrieren. Im Lauf des Vormittags beginnt der Anteil der Stresshormone, langsam zu sinken, und am Nachmittag, etwa zwischen drei und vier Uhr, fühlen Sie die Energie und die geistige Konzentration deutlich fallen. Ihr Körper bereitet Sie biologisch darauf vor, sich auszuruhen und nach einem langen Tag voller Aktivitäten endlich zu schlafen. Während des Schlafs sind die Stresshormone auf ihrem niedrigsten Stand, damit Sie sich vollkommen entspannen. Gegen zwei Uhr morgens aktivieren sich die Stresshormone langsam wieder, um Sie später aufzuwecken.

Der Biorhythmus der Stresshormone hatte eine sehr klare Bedeutung in der Evolution. Er wurde darauf eingestellt, uns am Morgen zu wecken und uns wachsam und energievoll zu machen, um den Herausforderungen des Tages standzuhalten. Er ließ optimale physische Präsenz und die maximale Konzentration und Aufmerksamkeit zu, um überleben zu können. Es ist natürlich und normal, dass die Energie im Lauf des Tages abnimmt. Deshalb entspricht es dem Biorhythmus der Stresshormone, am frühen Abend die letzte Mahlzeit zu sich zu nehmen und zwischen 20 und 21 Uhr schlafen zu gehen.

Am späten Nachmittag oder frühen Abend zu viel zu essen, gehört zu den übelsten Missetaten im Zusammenhang mit stressbedingter Gewichtszunahme bei Frauen über 40. Wenn ich von der Corti-Phase spreche, meine ich die Zeit zwischen 15 Uhr und Mitternacht, in der die Stresshormon-Anteile sinken und gedankenloses, unkonzentriertes, stressbedingtes Essen überwiegt und eine Gewichtszunahme garantiert – speziell für Frauen über 40. Als wären die Geschmacksnerven an den Biorhythmus der Stresshormone gebunden. In der Corti-Phase ist jeder Mensch gefährdet, bei Stress zu essen. Wenn Zielgerichtetheit, Konzentration und das Denkvermögen nachlassen, setzt Gleichgültigkeit ein. Anstatt dieses täglich wiederkehrende Phänomen als ein natürliches anzunehmen, versuchen die meisten Menschen, es zu bekämpfen. Um neue Energien zu schöpfen, trinken sie Kaffee und essen Lebensmittel mit hohem Zuckergehalt oder andere Stimulanzien, in der Hoffnung, dass die Energie zurückkehrt.

In der Geschäftigkeit des 21. Jahrhunderts leben wir nicht mehr nach dem natürlichen Biorhythmus der Stresshormone. Stattdessen besorgen wir Dinge, beschäftigen uns mit Projekten, unternehmen etwas, stellen uns Herausforderungen.

Ist es nicht interessant, dass die meisten Menschen nicht schon am frühen Morgen mit dem Stress-Essen beginnen? Unabhängig von Ihrem Stressprofil sind die Stresshormone zu dieser Zeit am aktivsten und sorgen für Ihre Wachsamkeit und Zielgerichtetheit am Morgen. Sie sind voller Mut und fühlen sich den Herausforderungen des Tages gewachsen. Sie schreiben geschäftig eine Liste von Dingen auf, die zu erledigen sind, und zeigen sich für den Tagesablauf verantwortlich.

Im Lauf des Nachmittags beginnt für die Frau über 40 eine besonders anstrengende Phase des Tages. Wenn die Corti-Phase beginnt, ist sie mit Fahrgemeinschaften beschäftigt, mit Projektterminen, mit Geschäftsreisen und Hauptverkehrszeiten, mit Terminen in der Schule und Geschäftsessen, mit den Hausaufgaben der Kinder und unzähligen Erledigungen im Haushalt. Jede dieser Aufgaben erfordert Aufmerksamkeit, Klarheit und Konzentration, und dies zu einer Zeit, in der die Stresshormone sich zur Ruhe begeben. Oft unbewusst frustriert und aufgeregt widmen sich die Frauen dem Essen, als Antriebssteigerung oder Betäubung ihrer Belastung dadurch, dass sie später am Tag noch Dinge zu erledigen und Verantwortung zu übernehmen haben. Kein Wunder, dass sich Frauen dann beim Abendessen fühlen, als müssten sie sich dafür belohnen, dass sie den Tag überstanden haben. Viele Frauen erzählen mir, die Zeit nach dem Abendessen sei die einzige am Tag, die sie wirklich für sich hätten. Kinder und Partner schlafen oder sind mit ihren eigenen Dingen beschäftigt. Das Essen am späten Abend, lange nach dem Abendessen, ist eine typische Gewohnheit von erschöpften und überforderten Frauen, die Ruhe und Trost suchen. Sie wollen den Moment genießen und entspannen sich mit ihrem liebsten Betäubungsmittel, der Nahrung.

Jedes Stressprofil reagiert unterschiedlich auf die Corti-Phase. Wie Sie in der folgenden Abbildung sehen können, folgt eine stressstabile Frau der natürlichen Kurve des Cortisol-Biorhythmus. Sie berücksichtigt die rückläufige Tendenz im Lauf des Tages und bedenkt das Potenzial für gleichgültiges und gedankenloses Essen später am Tag.

Das Problem nimmt zwischen 15 und 16 Uhr seinen Lauf. Zu dieser Zeit sind die Stresshormone etwa halb so aktiv wie am Morgen, und die meisten Menschen beginnen, sich müde zu fühlen. Hier fängt die Corti-Phase an zu wirken, die Zeit, in der Frauen versucht sind, aus Stress zu essen. Die Phase dehnt sich aus bis Mitternacht. Wie eine Frau mit dem Beginn der Corti-Phase umgeht, bestimmt, wie sie später damit fertig wird.

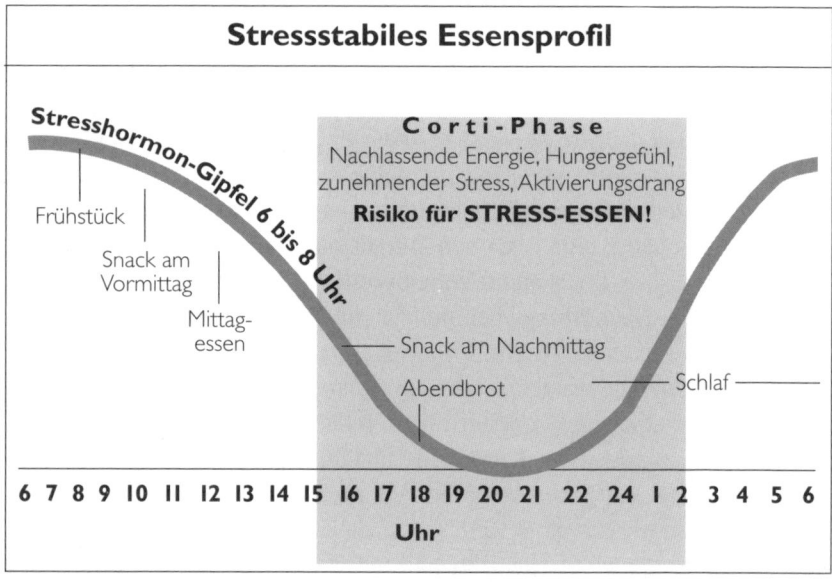

■ Stress-Vielesser und die Corti-Phase

Stressbedingte Vielesser frühstücken wenig oder gar nicht. Auch das Mittagessen lassen sie meist aus oder halten es dürftig. Wenn die Corti-Phase beginnt, sind die meisten von ihnen schon kurz vor dem Verhungern.

Stress-Vielesser erzählen mir, sie seien stolz auf sich – bis der Nachmittag beginnt, sie an Willenskraft verlieren und alle guten Vorsätze wie weggeblasen sind. Was ist passiert? Wenn der Cortisolwert sinkt, fühlen wir uns müde und wollen uns ausruhen. Stattdessen sind wir aber am Arbeitsplatz, mit Hausarbeit beschäftigt oder unterwegs. Wir haben gar nicht die Möglichkeit, uns auszuruhen. Das spärliche Mittagessen liegt Stunden zurück, und der Hunger wird zur Qual. Zu dieser Tageszeit ist das Stressniveau hoch. Die Arbeit fordert uns, und die familiären Verpflichtungen erscheinen uns überwältigend. Verzweifelt versuchen die Frauen, mit Kaffee und Nahrung wach und aktiv zu bleiben. So wie Konzentration und Ziel mit sinkendem Cortisolwert schwinden, nimmt das gedankenlose Essen zu.

Marj, eine Stress-Vielesserin, beschreibt diese Phase als benebelten Zustand oder Trance. Sie erinnert sich nicht daran, Lebensmittel aus Automaten in sich hineinzuschaufeln, während sie sich am Schreibtisch fieberhaft bemüht, einen Termin einzuhalten. Das Essen gibt ihr ein Gefühl von Belohnung und Zufriedenheit. Im Lauf des Nachmittags versuchen Stress-Vielesser, die geistigen Anstrengungen des Tages mit Nahrung zu neutralisieren. Je schrecklicher Marj den Stress findet, desto mehr muss sie ihn mit Essen kompensieren. Stress-Vielesser träumen häufig beim Essen, weil sie während der Corti-Phase gedankenlos sind.

Kerry, eine andere Stress-Vielesserin, kam gewöhnlich am späten Nachmittag nach einem langen Arbeitstag, Mitfahrorganisation und Einkauf nach Hause. Sie ertappte sich vor dem Kühlschrank stehend. Die Tür war offen, und die wundervollsten Dinge lagen vor ihr. Ihr Ehemann beobachtete sie dabei und erzählte ihr, dass ihr Blick ihn an ein geblendetes Reh erinnerte. Sie erinnerte sich nicht daran, durch die Haustür gekommen zu sein, den Mantel abgelegt zu haben und direkt auf den Kühlschrank zugesteuert zu sein. Sie war in einer Stress-Trance, ausgelaugt und erschöpft und suchte nach einem Halt, einer Belohnung. Ihr Ehemann holte sie in die Wirklichkeit zurück, indem er eine Sonnenbrille an die Kühlschranktür hängte. Dieses Beispiel ist typisch für jemanden, der wie im Schlaf zum Essen greift.

Erinnern Sie sich daran, dass Stress-Vielesser außergewöhnlich auf Stress reagieren. Sie leiden unter der Unausgewogenheit von Stresshormonen während des Tages – mehr Cortisol als Alarmhormone. Damit sind sie anfälliger für stressbedingte Gier, wenn die Belastung nicht kontrollierbar erscheint. »Frust-Essen« scheint das zentrale Problem während der Corti-Phase zu sein.

Wenn das Stress-Essen einmal begonnen hat, nimmt es einen hoffnungslosen und kontinuierlichen Verlauf. Sobald die Vielesserin nach Hause kommt, isst und trinkt sie durchgehend, vom Abendessen bis zum Schlafengehen. Da die Stresshormone nachlassen und sich auf den Schlaf einstellen, bringt die Vielesserin nicht die Energie und die Konzentration auf, mit dem Stress umzugehen. Stattdessen greift sie einmal mehr auf Nahrung zurück, um die Härten des chronischen Stresses zu betäuben.

Die Essmuster von Stress-Vielessern orientieren sich damit nicht an Empfehlungen zu gesunder Ernährung, sondern an einer eigenen, der »Stress-Vielesser-Pyramide«.

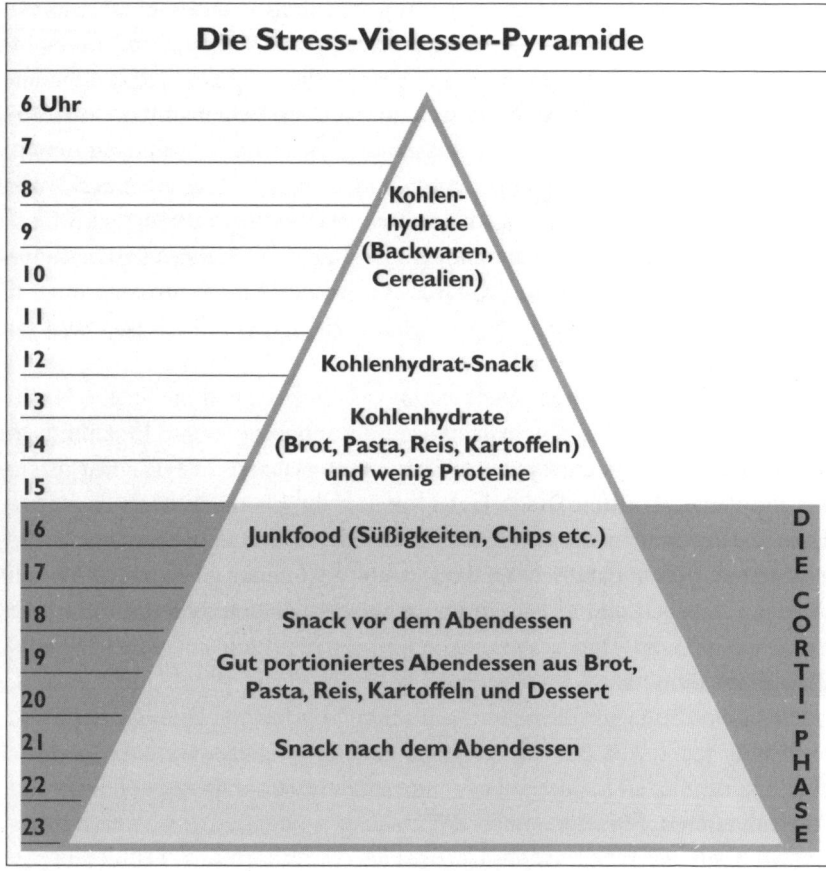

Die Stress-Vielesser-Pyramide

6 Uhr
7
8
9
10
11
12
13
14
15
16
17
18
19
20
21
22
23

Kohlenhydrate (Backwaren, Cerealien)

Kohlenhydrat-Snack

Kohlenhydrate (Brot, Pasta, Reis, Kartoffeln) und wenig Proteine

Junkfood (Süßigkeiten, Chips etc.)

Snack vor dem Abendessen

Gut portioniertes Abendessen aus Brot, Pasta, Reis, Kartoffeln und Dessert

Snack nach dem Abendessen

DIE CORTI-PHASE

■ Stress-Wenigesser und die Corti-Phase

Wir erinnern uns, dass die Stress-Wenigesser am meisten unter täglichem Stress leiden, was sich in Krisen zeigt, die chronische Angespanntheit nach sich ziehen. Da die Stresshormone schon am frühen Morgen aktiver sind, wachen die Betroffenen häufig früh auf und fühlen sich angegriffen. Sport ist ein Mittel, dieses Gefühl zu beruhigen. Betaendorphine können den Stress neutralisieren. Ohne verfügbare Mittel, die morgendliche Anspannung zu kontrollieren, haben es chronische Stress-Wenigesser, die aufgrund des toxischen Stresses ein toxisches Gewicht riskieren, schwer, den Ansprüchen des täglichen Lebens zu genügen.

Für Wenigesser ist ein kontrolliertes und einfaches, wenn auch nicht gesundes Frühstück typisch. Dies gilt auch für das Mittagessen. Das Vielessen ist hier nicht das Problem, und im Gegensatz zum Stress-Vielesser überwiegt das Alarmhormon gegenüber dem Cortisol. Das Alarmhormon ist ein potenzieller Appetithemmer. Eine Überdosis mindert den Appetit und den Bedarf an Kalorien.

Da der Stress-Wenigesser von den täglichen Krisen »ausgelaugt« wird, isst dieser Typ selten am Nachmittag, und der Stress unterdrückt den Appetit. Interessanterweise fühlen sich die Stress-Wenigesser im Lauf des Tages weniger angegriffen, weil die Stresshormone sich beruhigen und die Tendenz zum geistigen Aufgedrehtsein sich auf ein angenehmes Niveau einpendelt.

Das Abendessen ist in der Regel spärlich oder fällt ganz aus. Durch das kontrollierte und restriktive Essverhalten bekommt der Körper auch zu wenig wertvolle Nährstoffe. Es führt beim Stress-Wenigesser zu physischem und psychischem Stress und zu Unausgeglichenheit. Ungesundes Verhalten verursacht toxischen Stress, der unweigerlich zu toxischem Gewicht führt.

■ Stressstabilität und die Corti-Phase

Auch wenn die Stress-Vielesser am meisten gefährdet sind, während der Corti-Phase zuzunehmen, sollten alle Stress-Typen lernen, gesünder zu essen. Dazu ist es unabdingbar, zu verstehen, wie man mit dem natürlichen Biorhythmus des Cortisols umgeht.

Das Ziel ist, stressstabil zu werden, indem man die täglichen Gewohnheiten so weit wie möglich auf den natürlichen Biorhythmus der Stresshormone einstellt, um toxisches Gewicht zu vermeiden. Hier sind ein paar hilfreiche Tipps, mit denen sich die Corti-Phase steuern lässt:

- ■ **Planen Sie realistisch. Wappnen Sie sich mit einem Essensplan, wenn Sie wissen, dass der Tag hart wird, und planen Sie Zeiten ein, in denen Sie den Druck ablassen können, etwa bei einem Spaziergang.**
- ■ **Legen Sie fest, was Sie am Nachmittag und Abend essen wollen, und versorgen Sie sich mit gesunden Lebensmitteln für die Corti-Phase (mehr darüber in einem späteren Kapitel). Wenn Sie das nicht planen, machen Sie sich während der heiklen Zeit zwischen 16 und 24 Uhr angreifbar.**
- ■ **Stress-Vielesser brauchen einen einfachen und klaren Plan, ohne Optionen.**
- ■ **Für Stress-Wenigesser ist wichtig, dass sie neben der täglichen Routine mit Regelmäßigkeit kleine Mahlzeiten zu sich nehmen, auch wenn ihnen nicht danach ist. Gewohnheitsmäßiger Kalorienentzug und wahlloses Futtern stressen den Körper.**
- ■ **Nehmen Sie die Tatsache an, dass Sie nach 15 Uhr geistig und körperlich ermüden und dass dieses Absinken der Energie normal ist. Organisieren Sie Ihren Tag danach, und stellen Sie sich anstrengenden Projekten und intellektuellen Herausforderungen möglichst am Vormittag. Sollten Sie allerdings nicht vermeiden können, sich während der Corti-Phase mit einem anstrengenden Projekt beschäftigen zu müssen, machen Sie Miniprojekte, die machbar erscheinen und weniger anstrengend sind.**
- ■ **Seien Sie vorsichtig mit Aufputsch- oder Beruhigungsmitteln. Diese »Belohnungen« fordern einen hohen Tribut. Stress-Vielesser ebenso wie Wenigesser versuchen häufig, den Stress mit Koffein, Nikotin, rezeptfreien Medikamenten, Alkohol oder Lebensmitteln zu regulieren. Jedes dieser Mittel kann Sie in Schwierigkeiten bringen, weil sie in der Regel ohne Maß konsumiert werden.**

▮ **Am einfachsten beruhigen oder beleben Sie Ihren Körper durch körperliche Aktivität.** Stress-Viel- wie auch Stress-Wenigesser profitieren gleichermaßen von regelmäßiger körperlicher Aktivität. Abgesehen davon, dass Training Fett verbrennt und Muskeln aufbaut, kontrolliert es gleichzeitig die Stresshormone, wie Sie im Kapitel über körperliche Aktivität sehen werden.

▮ **Lernen Sie, nach einem Stressangriff umzudenken,** und setzen Sie dazu Kopf und Körper ein. Hierzu eignet sich Meditation. Ihr Körper kann Sie durch die Ausschüttung von Beta-Endorphinen retten, wenn Sie ihn intensiv bewegen (etwa indem Sie 30 bis 45 Minuten anregend gehen). Die Endorphine unterbinden die Stressreaktion und halten die Stresshormone auf einem gesunden Niveau.

Die Corti-Phase erwischt jede Frau. Das Ziel ist, diese Zeit gut und ohne selbstzerstörendes Essverhalten zu bewältigen. Stressstabilität kann man erreichen, wenn man den Stressfett-Kreislauf mit geplantem und den Stress neutralisierendem Essverhalten unterbricht.

▮ Hochwertiges und stressarmes Essen

Wenn Sie die 40 überschritten haben, beginnt Ihr Körper, sich zu verändern. Dies macht sich im Stoffwechsel, bei den Hormonen, in der Knochenstruktur, bei Haut und Haaren, an Taille und Hüfte und am Appetit bemerkbar. Frauen über 40 haben mir von einem Verlangen nach Süßigkeiten erzählt, das sie zehn Jahre zuvor nicht gekannt haben. Was passiert?

Viele Frauen sind einfach überrascht, wenn sie hören, dass ihnen Gerichte, die sie aus ihrer Kindheit kennen, mit über 40 Jahren einfach nicht mehr gut tun. Besonders dann nicht, wenn sie um 22 Uhr nach einem anstrengenden Tag mit einem Riesenappetit nach Hause kommen.

Appetit ist auch an die Kultur gebunden. Lebensmittel verwöhnen und ernähren und sind deswegen angenehm. Der bloße Geruch eines warmen und bekannten Eintopfs kann alle möglichen angenehmen Erinnerungen auslösen: der Gänsebraten zu Weihnachten oder der Duft von Berlinern an Silvester. Jeder dieser Gerüche kann bei uns angenehme Erinnerungen wecken.

Natürlich darf jede Frau auch diese reichhaltigen Nahrungsmittel genießen, die sie aus ihrer Kindheit kennt. Allerdings muss jetzt die Quantität der Nahrungsmittel verringert werden, während die Qualität gesteigert wird. Anstatt eine ganze Schachtel von Diätgebäck zu verschlingen, sollten Sie einen oder zwei Ihrer Lieblingskekse essen und sie wie ein Geschenk betrachten und genießen. Der Genuss dieses Geschenks macht Sie zufriedener und satter. Sie haben damit auf nichts verzichtet, sondern sich nur ausgewogen ernährt.

Frauen sollten ihre persönlichen Ernährungsmuster und -bedürfnisse anerkennen. Wir sind auf die Portionen anderer konditioniert, wie die unserer Kinder oder Ehemänner. Die Portionen in Restaurants sind häufig dem Appetit von Männern angepasst. Was wir brauchen, ist ein frauengerechtes Ernährungsangebot.

Damit meine ich weder zusätzliche Diäten oder mehr Verzicht, sondern vollwertige und ausgewogene Nahrung, die dem Bedarf einer Frau an Eiweiß, Kohlenhydraten, Getreide, Früchten und Gemüse entspricht. Wenn Sie im Alter von über 40 Jahren Fettgewicht verlieren wollen, müssen Sie daran glauben, dass Ihr Körper neue Bedürfnisse hat. Denn auch Sie haben sich verändert. Sie haben Diäten gemacht und toxisches Gewicht angenommen. Indem Sie Ihr Stress-Essen durch frauenspezifische Kost ersetzen, werden Sie die Schwierigkeiten überwinden.

In diesem Buch geht es nicht um eisernen Willen oder darum, jedem Genuss abzuschwören. In dem Moment, in dem Sie Kartoffelchips für den Rest Ihres Lebens abschwören, sehnen Sie sich schon nach ihnen. Johari hat erkannt, dass es unrealistisch ist, für den Rest des Lebens auf ihre Lieblingsspeisen zu verzichten, und besser, den Bedürfnissen nachzugehen. Sie müssen dabei die Kunst des Schmeckens und Genießens erlernen und das Wissen, wie der Körper funktioniert und was er braucht, um auf höchstem Energieniveau zu arbeiten. Qualität ist dabei entscheidend und nicht Quantität. Eine meiner Patientinnen hat dies mit der klaren Aussage »Investiere in dich und die Nahrungsmittel, die du willst!« auf den Punkt gebracht.

Ihr Stoffwechsel hat schon drei entscheidende Dekaden erlebt und weiß, dass ihr Bedarf an Kalorien mit über 40 Jahren gegenüber ihrem Lebensalter zehn oder 20 Jahre zuvor abgenommen hat. Der Stoffwechsel eines Mannes über 40 setzt in der Regel 400 Kalorien mehr um als der einer Frau. Wenn Männer also 2000 Kalorien benötigen, brauchen Frauen etwa 1600. Die Muskelmasse der Frauen ist in der Regel geringer. Und die Muskelmasse schwindet, wenn sie nicht beansprucht wird. Wenn Sie älter als 40 sind, werden Sie mit größter Wahrscheinlichkeit keinen Mannschaftssport mehr betreiben oder Babys mit sich herumtragen, also schwinden die Muskeln, wenn Sie sie nicht benutzen.

Sie sollten deshalb keine einzige Kalorie auf schlechte oder stressreiche Lebensmittel verschwenden. Ich meine damit Lebensmittel, die viele Kalorien, aber wenig Nährstoffe enthalten. Dazu gehören auch die fettfreien Desserts, die eine Menge raffinierten Zucker und einen geringen Anteil an Nährstoffen enthalten. Diese minderwertigen und stressreichen Lebensmittel sind für den Körper anstrengend, weil sie das Zucker verarbeitende Hormon Insulin übermäßig aktivieren, um den Überschuss an Zucker zu bewältigen. Ein hoher Insulinwert hat einen unersättlichen Appetit zur Folge und eventuell überstürzte Vielesserei und -trinkerei. Wenn das Insulin einen bestimmten Wert im Blut erreicht hat, ist der Appetit mit aller Willenskraft der Welt nicht mehr zu bändigen.

Wenn Sie beispielsweise die Wahl hätten zwischen einem Apfel und einem fettarmen Keks, wofür würden Sie sich entscheiden? Einen Keks stopfen Sie einfach in den Mund, und wenn er in den Magen gelangt, wird sofort raffinierter Zucker freigesetzt, der ins Blut schießt und gierigen Appetit auslöst. Plötzlich ertappen Sie sich dabei, wie Sie weiter gierig Kekse verschlingen, und Sie fühlen sich schuldig und besorgt. Wenn die Dose leer ist, hassen Sie sich womöglich für Ihre Gier und sind von sich enttäuscht. Das Ergebnis ist, Sie haben sich physischen und psychischen Stress gemacht, der, ständig neu herbeigeführt, zu toxischem Stress wird. Wie Sie wissen, führt dann der angesammelte toxische Stress zu einem übermäßigen toxischen Gewicht.

Und wenn Sie den Apfel gewählt hätten? Sie hätten Zeit zum Kauen gehabt. Einen Apfel kann man schmecken und genießen. Da er Ballaststoffe enthält, beansprucht er mehr Platz im Magen und dehnt die Magenwände, die dann die Botschaft ans Gehirn senden, dass Sie satt sind. Wenn der Apfel im Magen zersetzt ist, gelangt natürlicher Zucker, Fructose, in den Blutstrom, für dessen Verarbeitung der Stoffwechsel kein Insulin braucht. Der Insulinwert steigt also nicht wesentlich an, und der Appetit wird nicht angeregt. Deshalb wollen Sie nicht sofort einen ganzen Beutel Äpfel verzehren, nachdem Sie einen gegessen haben.

Der fettarme Keks gehört also zu den minderwertigen stressreichen Lebensmitteln und der Apfel zu den hochwertigen stressarmen Nahrungsmitteln. Bei Stress tendieren wir zu minderwertigen stressreichen Lebensmitteln, weil sie überall verkauft werden, weil sie billig sind und keine Vorbereitung brauchen. Der Preis, den Sie für das Verschlingen von minderwertigen Lebensmitteln bezahlen, ist, dass Ihre Insulin-, Cholesterin- und Blutfettwerte möglicherweise steigen. Die Schuldgefühle, die das Essen dieser Lebensmittel begleiten, lösen noch zusätzlich psychischen Stress aus. Viele Frauen sagen sich dann:»Ich habe schlecht gegessen und bin nichts wert.« Meinen Patienten geht es zu Beginn der Behandlung so, nach einigen Monaten nicht mehr.

Um das Essen psychologisch zu entstressen, sollte man es möglichst einfach gestalten. Ich halte es mit dem Motto »Fein aber einfach«. Mit anderen Worten: Wie und wann Sie essen, sollte Ihren Stress nicht steigern. Viele der Frauen, mit denen ich arbeite, haben ein leidvolles Verhältnis zum Essen. Die meisten würden am liebsten gar nicht ans Essen denken, weil sie einer chaotischen »Hier-und-da-Ernährung« erlegen sind. Ein einfacher Essensvorgang löst bei den Frauen weniger Stress aus. Sich an klare Regeln zu halten, macht entspannter. Man kann sich auf sein Leben konzentrieren und muss sich nicht mit Entscheidungen quälen. Wenn Sie Ihren Essensplan diesem Prinzip angepasst haben, sind Sie weniger verführbar für minderwertige stressreiche Lebensmittel. Eine meiner Patientinnen fand:»Fit zu werden, ist weniger anstrengend, als fett zu leben.«

Eine Tasse Kamillentee entspannt garantiert, ebenso wie Obst, Gemüse oder eine Vollwertbrezel. Auch Cerealien ohne oder mit nur wenig unbehandeltem Zucker sind eine ausgezeichnete hochwertige Kost. Diese Lebensmittel versorgen Sie mit den beruhigenden Kohlenhydraten, ohne das Insulin zu aktivieren.

Als Regel gilt: Alle Lebensmittel, die ihren Insulinwert nicht in die Höhe treiben und deshalb auch nicht Ihren Appetit anregen, sind hochwertig und lösen keinen Stress aus. Um allerdings gut zu essen und den täglichen Versuchungen in der Corti-Phase zu widerstehen, muss man vorbereitet sein. Sonst funktioniert es nicht

Vince Lombardi, der erfolgreichste US-Football-Coach in der Geschichte, hat gesagt, das Geheimnis zu gewinnen liege nicht darin, gewinnen zu wollen, sondern darin, zu tun, was nötig ist, um zu gewinnen. Die Arbeit und nicht der Wunsch führt zum Sieg. Das Planen, wie und was man isst, verhindert das Ansetzen von Fett.

Wenn Sie also nicht Ihren Sieg planen, planen Sie Ihr Scheitern. Aus diesem Grund lassen sich viele Frauen über 40 dazu verführen, während der Corti-Phase unangemessen zu essen. Nach einer Umfrage im Food Technology Magazine von 1999 wussten 60 % der befragten Männer und Frauen um 16 Uhr nicht, was sie am Abend essen würden.

Spontan zu sein, ist schön, aber wenn wir ehrlich sind, essen wir am Abend in der Regel zu viel, wenn wir unsere Mahlzeit nicht zuvor geplant haben. Die richtigen Zutaten und Lebensmittel griffbereit zu haben, ob zu Hause oder im Büro, ist kein Zufall. Es ist wichtig, beim Einkauf auf hochwertige stressarme Lebensmittel und auch an gesunde Snacks zu denken, die Sie für den Hunger zwischendurch im Auto deponieren können, und natürlich an die richtigen Dinge, mit denen Sie Ihren Kühlschrank im Büro bestücken. Denn: Was Sie nicht kaufen, können Sie auch nicht essen. Ihr Einkauf sollte zu 80% aus hochwertigen Lebensmitteln bestehen und zu 20% aus Snacks für den Hunger zwischendurch. Dazu gehören auch Portionen hochwertiger Eiscreme, Vollwertkekse und ein geteiltes Dessert im Restaurant (ein- bis zweimal in der Woche). Wenn Sie Ihre süßen Snacks einplanen, umgehen Sie die alte Verlustmentalität von Diäten. Die neue Regel lautet: Sie können alles essen, wenn Sie wissen, wann und wie und wie viel.

Wenn Sie gerne Eiscreme essen, sind Sie nicht die Einzige. Ich rate Ihnen, zu planen, wann Sie Eiscreme essen, und zwar nur von bester Qualität. Lassen Sie das Eis auf der Zunge zergehen, und genießen Sie diesen Moment. Dann müssen Sie nicht vor der Eistruhe stehen und sich dem Stress aussetzen, etwa den ganzen Topf fettarmer minderwertiger Creme vernichten zu müssen. Für meine Patientin Helen zum Beispiel ist eine Portion feinste Eiscreme so etwas wie ein »Lebensretter«. Sie hat einen festen Platz in ihrem Speiseplan.

Aber selbst gut organisierte Frauen können in extremen Stress-Situationen von Hilflosigkeit überrollt werden. Besonders innerhalb der Corti-Phase. Wir wissen, dass Stress unsere Bereitschaft erhöht, innerhalb dieser Zeit schlechte Lebensmittel in Form von kleinen Snacks in uns hineinzustopfen, während unsere Bereitschaft für vollwertige Mahlzeiten – Obst, Gemüse, Fleisch und Fisch – nachlässt. Stress verändert unsere gesunde Ernährung.

Alle Frauen, egal wie ihr Essensprofil ist, konsumieren unter Anspannung eher minderwertige stressreiche Lebensmittel, und zwar aus folgenden Gründen:

■ **Minderwertige stressreiche Lebensmittel schmecken gut. Sie erinnern sich, dass Zucker und Fett die besten Kampf-oder-Flucht-Antreiber sind. Wenn Ihr Cortisolwert unter Stress steigt, werden Sie bevorzugt nach Nahrung mit einem hohen Anteil dieser Nährstoffe greifen. Wären Sie in einer Kampf-oder-Flucht-Haltung als Reaktion auf Stress, würden Sie kalorienreiche**

Lebensmittel benötigen, die Sie schnell mit Energie versorgen. Da der Stress in der heutigen Zeit aber im Kopf beginnt, brauchen wir die Extrakalorien nicht, und sie werden zu Fett. Außerdem beinhalten Desserts und Bonbons häufig künstliche Aromastoffe – ein besonderer Kick für die Geschmacksnerven. Unglücklicherweise haben diese Nahrungsmittel einen hohen Kaloriengehalt, so dass Sie sich eine Überdosis an Kalorien mit einer kleinen Menge Nahrung zuführen.

■ Minderwertige stressreiche Lebensmittel brauchen wenig oder überhaupt keine Vorbereitungszeit. Eine Pizza zu bestellen oder einen Käsekuchen aufzutauen, ist einfacher, als ein Essen zu kochen. Auch die klassischen Fastfood-Restaurants bieten diese Kategorie von Essen an. Viele ermüdete Frauen fallen in eine Stress-Trance und greifen, ohne nachzudenken, zu diesen Lebensmitteln.

■ Minderwertige stressreiche Lebensmittel können chemische Prozesse im Gehirn beeinflussen. Man hat beispielsweise einen unregelmäßigen Serotonin-Stoffwechsel mit unregelmäßigem Essen in Zusammenhang gebracht. Serotonin verhindert stressindiziertes Essen, indem es das Alarmhormon steuert. In den Wechseljahren, wenn die Östrogene abnehmen, nimmt auch das Serotonin ab und der Appetit auf kohlenhydrathaltige Lebensmittel zu.

■ Minderwertige stressreiche Lebensmittel kann man gut verschlingen und in großen Mengen zu sich nehmen. Deshalb bekommt man diese Art von Lebensmitteln, dazu zählen Kräcker, Chips und Kekse auch nie portioniert, sondern in Riesenpackungen. Man kann von dieser Sorte nicht nur eines essen, sondern muss gleich große Mengen vertilgen.

Eine Patientin kam zu mir, weil sie jeden Tag um 16 Uhr einen unbändigen Appetit auf Geleebonbons hatte und Hände voll davon verschlang. Eine Kollegin hatte sie mit einem Riesenglas davon überrascht, das nun auf ihrem Schreibtisch stand. Dieses minderwertige stressreiche Nahrungsmittel war ihr Beruhigungsmittel während des Tages. Nur machte sie der Insulinstoß noch hungriger und angreifbarer in der Corti-Phase. Ich nannte ihr einen Trick. Zunächst fragte ich sie, welcher Geschmack ihr liebster war. Sie wusste es nicht, weil sie alle einfach nur geschluckt und nicht geschmeckt hatte. Ich brachte ihr also bei, herauszufinden, welche Geschmacksrichtungen ihr am besten schmeckten. In der darauf folgenden Woche kam sie zu mir und berichtete, dass sie tatsächlich nur zwei Geschmacksrichtungen mochte, nachdem sie experimentiert hatte. Sie kaufte also nur noch diese beiden Sorten und genoss täglich um 16 Uhr eine kleine Portion davon, die sie in eine Plastiktüte abgefüllt hatte. So hatte sie ihre tägliche Belohnung und dennoch die Kontrolle über das gedankenlose Verschlingen gewonnen.

■ Barbaras Geschichte

Aber wie kann man kontrollieren, was toxischer Stress auslöst? Daran kann auch die intelligenteste Frau scheitern. Barbaras Beispiel zeigt, wie sich Frauen typischerweise verhalten, wenn sie über 40 sind und wenn sie nicht wissen, was das Stresshormon Cortisol mit ihrem Körper macht und warum es so wichtig ist, täglich auf die Corti-Phase vorbereitet zu sein. An ihrer Geschichte wird deutlich, was passiert, wenn Stress und schlechte Planung zusammenkommen.

Sie erinnern sich vielleicht aus unserer Gruppendiskussion an Barbara. Sie beschrieb Stress-Essen als »das Jucken, das durch Kratzen nicht verschwindet«. Ihr Stressauslöser ist der Perfektionismus. Sie erinnern sich vielleicht auch daran, dass Barbara 39 Jahre alt ist und etwa 82 kg wiegt. Sie ist 1,63 m groß. Sie wuchs als schöner blonder Teenager auf, für den Gewichtszunahme einen absoluten Verlust von Attraktivität bedeutete. Barbara ist Managerin und hat einen hohen Cholesterinspiegel und hohen Blutdruck, sie ist energielos, müde und leicht depressiv. Fettleibigkeit liegt seit drei Generationen in der Familie. Die Großeltern ihrer Mutter waren ihr Leben lang übergewichtig oder fettleibig. Ihre Mutter hatte ständig Gewichtsprobleme. Ihr Bruder ist übergewichtig und ihre Schwester Marcia, die fettleibig war, hat inzwischen ein gesundes Gewicht.

Barbara ist unglücklich verheiratet. Sie hat eine neunjährige Tochter und einen dreizehnjährigen Sohn. Sie macht etwas Sport und gelegentliche Spaziergänge. Sie war schon immer birnenförmig, aber jetzt stellt sie fest, dass sie an den Hüften noch weiter zunimmt. Sie fühlt sich am ganzen Körper und besonders am Oberkörper weicher und schlaffer an. »Was mache ich falsch?«, fragte sie verzweifelt.

Als wir uns das erste Mal trafen, bat ich sie, mir ihren typischen Tagesablauf aufzuschreiben:

7 Uhr: Barbara ist aufgewacht, trinkt eine Tasse Kaffee und blättert in der Zeitung. Sie duscht, versorgt die Kinder und isst Brötchen und Orangensaft, während sie mit dem Auto zur Arbeit fährt.

8 bis 12.30 Uhr: Barbara eilt von einem Termin zum anderen, innerhalb und außerhalb des Büros. Manchmal fühlt sie sich sehr schwach. Um die Mittagszeit ist sie sehr hungrig, und sie sagt, dass sie oft zittrig ist.

12.30 bis 13.30 Uhr: Barbara geht mit einer Klientin essen und versucht, darauf zu achten, was sie isst, trotz ihres unbändigen Appetits. Normalerweise hält sie sich zurück und bestellt einen kleinen Salat mit Hühnchenfleisch mit dem Argument, sie mache gerade eine Diät. Mit leichten Mahlzeiten fühle sie sich wohl, sagt sie, wenn auch manchmal nicht ganz gesättigt. Mittags ist sie ein Kalorienzähler.

15 bis 16 Uhr: Eine Sitzung nach der anderen, unterbrochen von Telefongesprächen. Barbara sagt, sie fühle sich müde und energieloser nach dem Mittagessen und sehne sich nach einer Süßigkeit, um wieder wacher zu werden, versucht aber, sich mit dem Essen um diese Zeit zurückzuhalten.

16 bis 17 Uhr: Barbara ist von der Arbeit gestresst und ziemlich hungrig, zieht sich eine Süßigkeit aus dem Automaten und fühlt sich schuldig, weil sie sich selbst betrogen hat. Sie ist mutlos. In ihrem Büro greift sie zu Keksen und sucht weiter nach Essbarem, aber nichts kann ihren Hunger stillen.

17 bis 19 Uhr: Barbara erledigt noch einige Dinge im Büro, bevor sie nach Hause fährt oder zu einem Geschäftsessen geht.

19.30 Uhr: Barbara geht mit einigen Klienten essen. Sie trinken einen Aperitif, essen dazu Kräcker und Käse. Die Vorspeise kommt schließlich um 21 Uhr. Barbara bestellt als Hauptspeise, was die Männer bestellen, Restaurantportionen von Steak, Kartoffeln oder Pasta. Manchmal trinkt sie auch ein Glas Wein, und sie hat ein ausgeprägtes Verlangen nach Desserts. Nach dem leichten Mittagessen hat sie wegen des reichhaltigen Abendessens kein schlechtes Gewissen. (Denn sie hat schon immer spät am Abend gegessen, und sie verdient diese Belohnung nach einem anstrengenden Tag.)

Wenn sie abends nicht außerhalb isst, liebt Barbara die Snacks nach dem Abendessen, denen sie sich bis zum Schlafengehen hingibt, bis etwa 23 Uhr. Barbara isst fettarme Kekse, die sie wach halten sollen, um bis spät in die Nacht arbeiten zu können.

Die Diagnose ist: Vielessen mit dem Risiko toxischen Gewichts.

Wie die Mehrzahl der Vielesser hat Barbara vor allem während der Corti-Phase gegessen, wie die Abbildung zeigt.

Die Empfehlungen für Barbara sind allgemein für Stress-Vielesser über 40 anwendbar. Während der ersten Sitzungen musste ich Barbara davon überzeugen, dass sie ihre Essgewohnheiten auf den Kopf stellen und 65% ihres Kalorienbedarfs vor 17 Uhr zu sich nehmen müsse. Barbara sollte

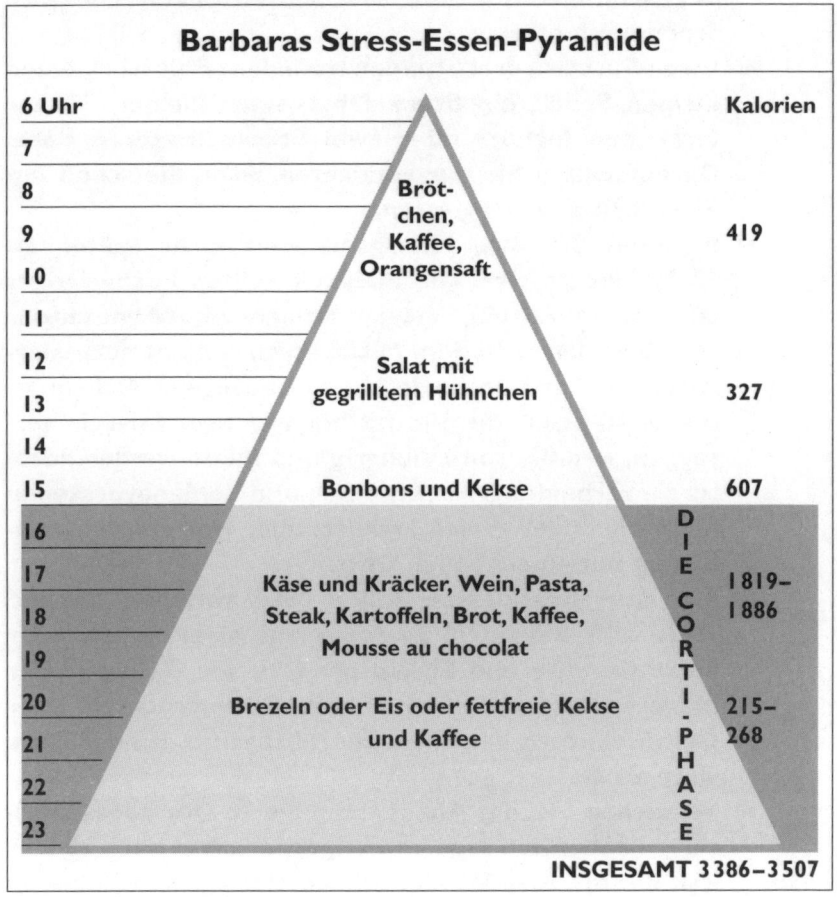

sich auf hochwertige stressarme Lebensmittel konzentrieren, die für Frauen geeignet sind.

Ich habe Barbara erklärt, dass sie wechseln muss zwischen Plan A, der ihrer täglichen Routine entspricht, und Plan B, der Veränderungen im Tagesablauf berücksichtigt. Im Wesentlichen war von Barbara gefordert, sich immer dann umzuorientieren, wenn ihr friedvolleres und weniger stressvolles Lebenskonzept von ihren täglichen Aktivitäten angegriffen war.

Im Folgenden gebe ich Ihnen eine Übersicht über die wesentlichen Prinzipien, die jede Frau befolgen sollte. Einzelheiten werden in den nachfolgenden Kapiteln dargestellt.

■ **Nehmen Sie ein gesundes Frühstück zu sich, und zwar bis 9 Uhr, auch wenn Sie Ihre Schale mit Müsli während des Schminkens neben sich stehen haben und zwischendurch essen.**

■ **Essen Sie etwa drei Stunden nach dem Frühstück einen kleinen Snack, ein Stück Obst, einen kleinen Becher fettarmen Joghurt oder zwei Stücke mageren Käse. Darauf sollten Sie nur verzichten, wenn Sie schon um diese Zeit zu Mittag essen.**

■ **Nehmen Sie Ihre Mittagsmahlzeit nicht später als 13.30 Uhr zu sich. Die Mahlzeit sollten hochwertiges stressarmes Eiweiß, Fett und Kohlenhydrate enthalten.**

■ **Drei Stunden nach dem Mittagessen beginnt normalerweise die Corti-Phase. Jetzt ist es zwingend, Nahrungsmittel zu essen, die Sie mit hochwertiger Energie versorgen, weil Sie sonst hungrig und müde werden. Ideal ist die Verbindung von Eiweißen und Kohlenhydraten in fettarmen oder -freien Joghurts oder Hüttenkäse, kombiniert mit einem Stück Obst.**

■ **Mit dem Abendessen sollten Sie zwischen 18 und 19.30 Uhr beginnen. Es sollte aus einer Suppe oder Salat, Gemüse und Eiweißspendern wie Geflügel oder magerem roten Fleisch, Fisch, Hülsenfrüchten oder Gemüsekuchen bestehen. Ein Früchtemix aus der Dose wäre als Dessert geeignet.**

■ **Versuchen Sie, das Abendessen bis 20 Uhr abgeschlossen zu haben. Ich sage immer gerne: »Wer nach 20 Uhr isst, nimmt zu.« Wenigstens an vier bis fünf Tagen in** der Woche sollten Sie um 20 Uhr gegessen haben. Wenn das für Sie nicht möglich ist, dann essen Sie ein leichtes Gericht, und nehmen Sie schon vorher etwas zu sich. Je später Sie am Abend essen, desto leichter sollte die Kost sein. Wenn Sie zum Beispiel Ihren Nachmittags-Snack um 16 Uhr gegessen haben, nehmen Sie das Gleiche noch einmal um 19 Uhr, also drei Stunden später, zu sich, sodass Ihre Mahlzeit zwischen 20.30 und 21 Uhr vor allem aus Gemüse, einer kleinen Menge Eiweiß und vielleicht ein paar Früchten besteht.

■ Frauen über 40 brauchen nach 17 Uhr keine konzentrierten Kohlenhydrate wie in Pasta, Brot oder Kartoffeln mehr. Diese reichhaltigen Energiequellen sollten Frauen in Maßen tagsüber verzehren. Als Abendessen sollten Sie sich diese Nahrungsmittel nur gelegentlich gönnen (ein- bis zweimal pro Woche in kleinen Portionen). Das Ziel ist, Lebensmittel, die konzentriert Kohlenhydrate enthalten, für das Abendessen zu streichen. Diese Lebensmittel, die früher Hauptbestandteil von Mahlzeiten waren, sollten nur noch selten für das Abendessen auf dem Speiseplan stehen.

■ Sie sollten viel Wasser trinken. Wir meinen oft, wir seien hungrig, wenn wir eigentlich durstig sind. Sie sollten etwa achtmal 0,25 l Wasser pro Tag trinken.

■ Planen Sie Ihre Extras ein, essen Sie sie langsam, und genießen Sie sie.

■ Denken Sie daran, hochwertige stressarme Lebensmittel für die Corti-Phase einzuplanen, weil Sie sonst zu minderwertigen stressreichen Produkten greifen.

■ Verbannen Sie fettarme Desserts und Snacks aus Ihrer Küche. Sie enthalten eine Menge raffinierten und behandelten Zucker und sind deshalb minderwertig.

■ Planen Sie jede Woche ein oder auch zwei Produkte ein, die Sie normalerweise nicht essen sollten, und nehmen Sie sich die Zeit, diese zu schmecken und zu genießen.

■ Seien Sie vorsichtig mit Alkohol. Jedes Glas Wein ergibt 100 Kalorien extra zu Ihrer Mahlzeit, jeder Cocktail die zwei- bis dreifache Menge. Außerdem nimmt nach einem Glas Alkohol der Wille ab, bei hochwertigen Lebensmitteln zu bleiben. Ich schlage vor, nicht mehr als zwei- bis dreimal in der Woche und nicht mehr als ein Glas Wein zu trinken.

■ Gerichte im Restaurant sind für Männer portioniert. Essen Sie mittags nur die Hälfte des Stärkeanteils von Restaurantportionen, und streichen Sie Stärke am Abend. Mittags ist ein Stück Brot angemessen. Am Abend lassen Sie den Brotkorb am besten zurückgehen, denn je später Sie reine Kohlenhydrate zu sich nehmen, desto eher nehmen Sie zu.

■ Fordern Sie »Frauenportionen«, und seien Sie bestimmt, wenn Sie Ihre Bestellung aufgeben.

Barbara hat diese Checkliste in ihr Alltagsleben integriert. Ihre Klienten hatten nichts dagegen, früher zu Abend zu essen, denn es war ihnen auch recht, früher zu Hause zu sein. Ich gab Barbara neben dieser Liste noch eine Reihe von Übungen an die Hand. Das tägliche Training glich ihren Stoffwechsel aus, lenkte sie vom Essen ab und machte sie energievoller. Mit dem Snack um 16 Uhr war sie auf die Corti-Phase vorbereitet, und sie brauchte die Süßigkeiten aus dem Automaten nicht mehr. Das ausgewogene Essen schützt sie vor den Gefahren der Corti-Phase, weil ihre Hormonwerte ausgeglichen sind.

Barbara ersetzte ihre vermeintliche Diät durch gesundes und ausgewogenes Essen. Wenn sie gelegentlich von ihrem Plan abweicht, geht davon die Welt nicht unter. Sie weiß, sie hat die richtige Wahl getroffen.

Frauen sind von Ernährung gestresst, weil sie sich dabei benachteiligt fühlen: Barbara war wütend über die Ungerechtigkeit, dass andere Lebensmittel genießen konnten, die sie sich verbot. Die Wahrheit ist, wir können alles essen, solange wir dies angemessen tun.

Barbara bewertet sich und den Tag nicht mehr danach, dass alles gut ist, wenn sie nahezu gar nichts isst. Dieses Denkmuster hat sie abgelegt. Am wichtigsten ist allerdings, dass sie das Essen nicht mehr braucht, um die Schmerzen des Alltagsstresses zu betäuben.

Stress kann alle Pläne und Vorsätze zerstören, wenn es um angemessene Ernährung geht, besonders während der Corti-Phase. Barbara, die chronisch Diät lebte, war nie auf die Corti-Phase vorbereitet. Sie hatte nicht verstanden, dass toxischer Stress in dieser Zeit zu gedankenlosem Stress-Essen führt.

Wir haben ihre Stress-Essen-Pyramide auf den Kopf gestellt. Barbaras neuer Essensplan sah nun folgendermaßen aus.

6.30 Uhr: Nach 45 Minuten Training auf dem Heimtrainer duscht Barbara, zieht sich an und frühstückt mit ihren Kindern, wenn es die Zeit erlaubt. Sie isst Haferflocken mit frischen Früchten oder Zimt oder Cerealien mit Bananenscheiben, dazu Orangensaft oder Milch.

10 bis 11 Uhr: Manchmal macht Barbara eine kurze Pause und isst einen Becher fettarmen Joghurt an ihrem Arbeitsplatz, dazu ein paar Kräcker. So übersteht sie die Zeit bis zum Mittagessen, ohne sich schwach zu fühlen oder zittrig zu werden.

12.30 Uhr: Zum Mittagessen bestellt Barbara Salat, mageres Fleisch oder Fisch und eine kleine Menge konzentrierter Kohlenhydrate in Form von Pasta, Reis, Backkartoffeln oder Brot, manchmal auch noch zusätzlich Obst. Sie trinkt eine Menge Wasser dazu.

16 Uhr: Wenn die Corti-Phase beginnt, ist Barbara nicht mehr heißhungrig, weiß aber, dass sie etwas essen muss, um nicht müde oder essgierig zu werden. Ihre Mahlzeit besteht aus Hüttenkäse und Früchten oder aus Suppe und Kräckern, dazu Wasser. Sie ist zufrieden und fühlt sich gut gestärkt für die Arbeit.

19 Uhr: Barbara isst wieder mit Klienten und bestellt Salat, mageres Fleisch und eine doppelte Portion Gemüse. Anstelle von Cocktails trinkt sie Eistee und als Nachspeise bestellt sie Obst. Das Essen nach 20 Uhr hat sie zum größten Teil eingestellt.

Barbaras Beispiel ist nur eine von vielen Möglichkeiten, die täglichen Essgewohnheiten zu planen. Jede Frau muss für sich selbst herausfinden, was gut für sie ist, ich kann Ihnen nur einige Ratschläge mit auf den Weg geben. Barbara hat entdeckt, dass sie zufrieden ist, wenn sie ein- bis zweimal täglich mageres Fleisch im Wechsel mit Fisch isst. Viele Frauen machen den Fehler, zu wenig Eiweiß und stattdessen zu viele minderwertige stressreiche Nahrungsmittel zu sich zu nehmen.

Mein Tipp: Erstellen Sie sich eine persönliche Essenspyramide, einen Ernährungsplan A.

Die Frage ist nur, was passiert, wenn uns der Stress erwischt? Offensichtlich lebt niemand von uns ohne Störungen und nur nach Plan. Was ist, wenn

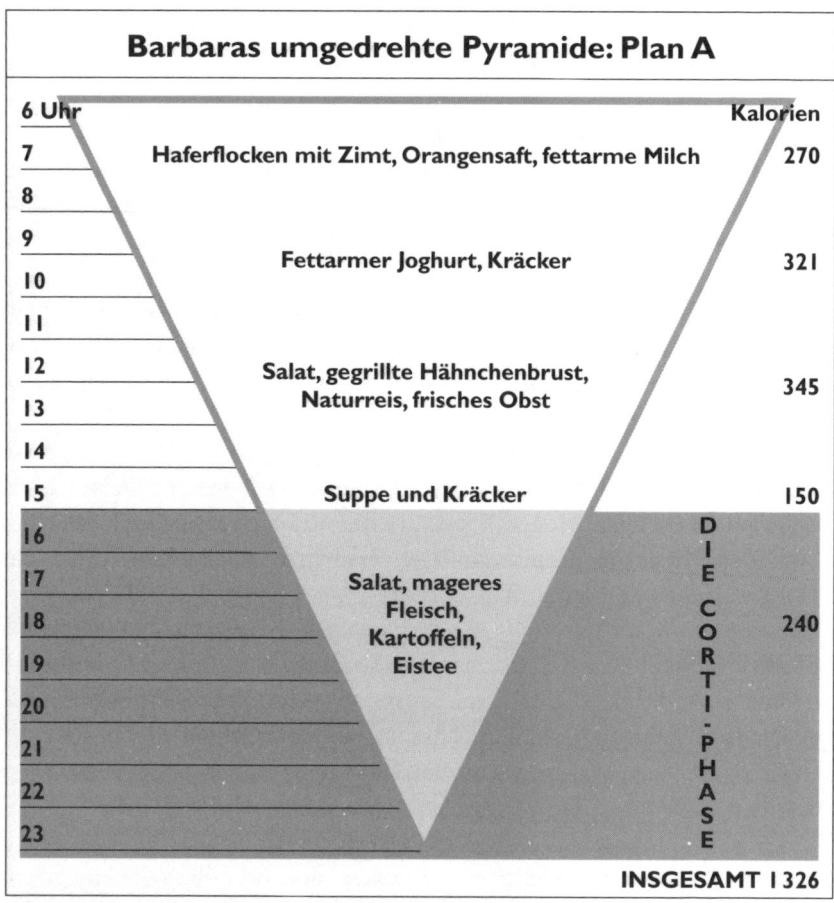

Barbaras umgedrehte Pyramide: Plan A

6 Uhr		Kalorien
7	Haferflocken mit Zimt, Orangensaft, fettarme Milch	270
8		
9		
10	Fettarmer Joghurt, Kräcker	321
11		
12	Salat, gegrillte Hähnchenbrust,	345
13	Naturreis, frisches Obst	
14		
15	Suppe und Kräcker	150
16		
17	Salat, mageres	
18	Fleisch,	240
19	Kartoffeln, Eistee	
20		
21		
22		
23		

DIE CORTI-PHASE

INSGESAMT 1 326

der Babysitter nicht kommt, der Bus ausfällt oder der Heimtrainer nicht funktioniert, wir unerwartet lange Wege machen müssen oder einfach nicht die Zeit und Energie haben, unseren hochwertigen Ernährungsplan einhalten zu können?

Wir orientieren uns um! Unsere übliche Routine (Plan A) wird an Stress-Situationen angepasst (Plan B). Ich entwickelte mit Barbara einen Plan B für Situationen, in denen Stress die Routine durcheinander bringt. Barbara lernte, nicht verzweifelt an Plan A festzuhalten – das tun übrigens die meisten Frauen und geraten dann in Panik, wenn es nicht funktioniert. Sie versuchte stattdessen, Plan A an die neue Situation anzupassen, woraus Plan B entstand. So hat sie immer noch bis zu einer bestimmten Zeit gefrühstückt, aber eben nicht zu Hause in gemütlicher Umgebung. Diese Flexibilität ist das A und O bei der Umstellung.

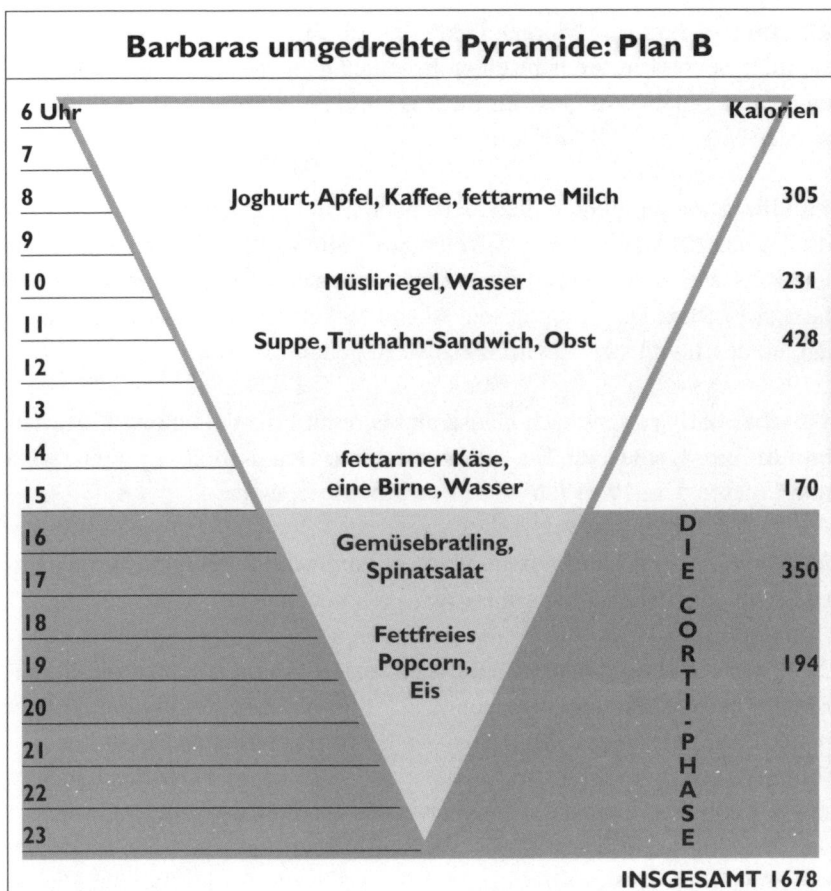

Barbaras umgedrehte Pyramide: Plan B

Uhrzeit	Mahlzeit	Kalorien
6 Uhr		
7		
8	Joghurt, Apfel, Kaffee, fettarme Milch	305
9		
10	Müsliriegel, Wasser	231
11		
12	Suppe, Truthahn-Sandwich, Obst	428
13		
14	fettarmer Käse,	
15	eine Birne, Wasser	170
16	Gemüsebratling,	
17	Spinatsalat	350
18		
19	Fettfreies Popcorn, Eis	194
20		
21		
22		
23		

DIE CORTI-PHASE

INSGESAMT 1678

Sie formulierte Plan B nach dem folgenden Szenario:

7.30 Uhr: Barbara hat vergessen, den Wecker zu stellen, und alle haben verschlafen. Sie hat keine Zeit mehr, zu Hause zu frühstücken, und nimmt sich einen Apfel und einen Joghurt auf den Weg mit.

10 Uhr: Barbara hat Hunger, aber sie ist in einer Sitzung, die sie nicht verlassen kann. Während der Kaffeepause isst sie also einen Energieriegel, trinkt Wasser dazu und fühlt sich gut.

12 Uhr: Barbara muss eilig ein Projekt abschließen und kann ihren Arbeitsplatz nicht verlassen. Doch anstatt das Mittagessen ausfallen zu lassen, bestellt sie sich eine Suppe, ein Truthahn-Sandwich und Obst.

15 Uhr: Sie hatte am Morgen keine Zeit für Fitnesstraining. Deshalb sagt sie ihrer Sekretärin, sie habe einen Botengang zu erledigen, und macht für eine halbe Stunde Walking. Ihr Stoffwechsel ist angeregt und sie fühlt sich wieder frischer.

16 Uhr: Barbara sucht in der Küche nach dem fettarmen Käse, den sie für die Woche besorgt hat, und verzehrt zwei Stücke davon, dazu eine Birne und Wasser. Die verführerischen Kekse, die eine Kollegin gebacken hat, lässt sie stehen. Da sie an diesem Abend zu keinem Arbeitssessen verabredet ist, beschließt sie, früh nach Hause zu gehen.

18 Uhr: Barbara geht nach Hause und bereitet Frikadellen und Kartoffelbrei für ihre Kinder vor. Sie selber isst einen Gemüsebratling, Spinatsalat und Früchte. Um 19.45 Uhr hat sie zu Abend gegessen.

20 Uhr: Barbaras Chef ruft an, weil am kommenden Morgen eine wichtige Sitzung ist, und Barbara muss sich vorbereiten.

21 Uhr: Die Kinder machen Hausaufgaben. Barbara ist durch die Vorbereitung auf die Sitzung angespannt. Lust zu naschen kommt auf. Früher hätte sie zu Keksen gegriffen. Doch sie hat dazugelernt und macht Popcorn (ohne Butter) in der Mikrowelle, isst eine Hand voll und gibt den Kindern, was übrig bleibt. Später isst sie noch etwas Vanille-Eiscreme, und weil sie das Training am Morgen durch Walking ersetzt hat, fühlt sie sich nicht schuldig, weil sie sich Popcorn und Eis gestattet. Sie isst, weil sie es so will, nicht weil sie es verdient hat. Sie genießt das Essen.

Barbara lässt sich – und das ist das Wesentliche – durch kein noch so unerwartetes Ereignis davon abbringen, sich hochwertig zu ernähren. Sie erlaubt sich, leicht davon abzuweichen, ohne sich schuldig zu fühlen. Stattdessen freut sie sich auf ihren Sport am kommenden Tag mit ihrem Trainer und plant einen zusätzlichen 45-Minuten-Marsch ein. Das ist die richtige Einstellung. Stellen Sie Ihren eigenen Plan B für den nächsten Stress auf. Denn die besten Vorsätze können in den Anforderungen des täglichen Lebens verloren gehen, und die beste »Diät« kann nur unter optimalen Bedingungen Erfolg zeigen. Wenn Sie wie Barbara planen, wie Sie die heiklen Momente des Tages umschiffen können, müssen Sie sich nicht mehr mit Stress-Essen betäuben. Lassen Sie stattdessen die Nahrungsmittel Gutes für Sie tun.

6 Ernährung mit 40

Essen an sich ist kein Feind und ist es auch nie gewesen. Es ist deshalb an der Zeit, mit dem Essen Frieden zu schließen und Ihr Urteil über Diäten und Verzicht zu revidieren.

In diesem Kapitel geht es darum, wie Sie Ihre Essgewohnheiten auf Ihren Stoffwechsel einstellen und sich auf die Corti-Phase vorbereiten können. Mit über 40 ist es nicht nur von Bedeutung, was Sie essen, sondern auch, wann Sie essen. Wie wir am Beispiel von Barbara gesehen haben, waren ihre Essgewohnheiten, als sie das erste Mal zu mir kam, das Gegenteil von dem, was sie sein sollten. Ehrlich gesagt, sie waren ein einziges Desaster.

- ■ Bestimmen Sie Ihren individuellen Energiebedarf
- ■ Essen über 40: Sinnvolle Diätkost
- ■ Ausgewogenheit zwischen Eiweiß, Kohlenhydraten und Fett

Alles ändert sich, wenn wir erst einmal 40 Jahre alt geworden sind. Mit dem unregelmäßigen Menstruationszyklus beginnen auch die weiblichen Hormone verrückt zu spielen. Viele Frauen berichten, ihr Appetit habe sich in den Wechseljahren gewandelt: Essensgelüste, die sie zuvor ein bis drei Tage vor Beginn der Menstruation verspürten, kommen jetzt auch während des gesamten Zyklus vor. Die Lust auf Kohlenhydrate und Fette (besonders auf Schokolade) kann mit den sinkenden

Östrogenwerten zusammenhängen. Auch die Serotoninwerte nehmen ab. Frauen haben das Bedürfnis, niedrige Serotoninwerte mit Kohlenhydraten wieder auf einen normalen Level zu bringen.

Ein weiterer Essensregulator ist Leptin, ein Eiweiß, das von den Fettzellen produziert wird und dem Gehirn meldet, dass der Magen gefüllt ist. Auch die Leptinwerte steigen in der Perimenopause an und verleiten so zum Vielessen.

An einem kritischen Punkt während der Perimenopause stürzen die Stresshormone schließlich für acht bis zwölf Monate ab; auch die Östrogenwerte fallen. In dieser Zeit fühlen sich die meisten Frauen energielos und ersetzen Aktivität gewöhnlich durch Essen. Da sie nicht wissen, was in ihrem Körper passiert, ärgern sich viele Frauen über den Verlust von Selbstkontrolle und kompensieren den toxischen Stress mit zusätzlichem toxischen Gewicht.

Ich habe schon dargestellt, dass sich unser Stoffwechsel ab 40 verlangsamt. Wir brauchen weniger Kalorien, um den Tag zu überstehen, und damit auch weniger Nahrung. Die Qualität der Nahrung gewinnt aus diesem Grund an Bedeutung. Wir müssen wählerisch damit sein, was wir unserem Körper zuführen, insbesondere auf die Zufuhr von Kohlenhydraten und Fetten während der Corti-Phase müssen wir ein wachsames Auge haben.

Das Essen ist allerdings nur ein Teil des Puzzles. Niemand kann nur mit einer der drei Empfehlungen dieses Buches gesund leben. Denn es gibt einen Zusammenhang zwischen einer stressstabilen Einstellung, stressabbauendem körperlichen Training und der Kenntnis von stressreduzierender Ernährung.

In diesem Kapitel geht es um mein Konzept für eine »frauenspezifische« Ernährung: Nahrung, die hochwertige stressarme Lebensmittel enthält, die nahrhaft ist, zufrieden stellt und gleichzeitig widerstandsfähig gegen Stress macht. Ich möchte Sie mit Besonderheiten vertraut machen, einen Plan B für Zeiten zu entwerfen, in denen nichts nach Wunsch läuft. Ich möchte Ihnen vermitteln, wie Sie mit dem Essen im Restaurant umgehen können und welche Bedeutung die morgendlichen und nachmittäglichen Snacks haben.

Aber wir müssen am Anfang beginnen: Wenn ich eine neue Patientin habe, ermittle ich zunächst die Menge an Kalorien, die sie pro Tag braucht. Ich mache dies mit einem speziellen Gerät in meinem Büro, aber ich kann Ihnen hier anhand von einigen Berechnungen zeigen, wie Sie selbst Ihren Bedarf ermitteln können.

Sie benötigen täglich Energie, um den Tag zu bewältigen. Die Frage ist nur, wie viel davon? Sehen Sie die Kalorien als Energieeinheiten an, die Sie Ihrem Körper zuführen. Die Menge der Kalorien, die Sie täglich verwerten, ermitteln Sie nach folgender Rechnung:

Erster Schritt: Geben Sie Ihr Gewicht in kg an. Barbara wiegt 82 kg.

Zweiter Schritt: Geben Sie Ihre Größe in Zentimetern an. Barbara ist 1,63 m groß, also 163 cm.

Dritter Schritt: Errechnen Sie mit diesen Ergebnissen Ihren täglichen Bedarf an Kalorien, um existieren zu können:

$$(10 \times \text{Gewicht in kg}) + (6.25 \times \text{Größe in cm})$$
$$- (5 \times \text{Alter in Jahren}) - 161$$

(Diese Gleichung gilt nur für Frauen – bei Männern funktioniert sie nicht.)
Barbaras Ergebnis:

$$(10 \times 82) + (6.25 \times 163) - (5 \times 41) - 161$$
$$= 820 + 1.018,75 - 205 - 161$$
$$= 1473 \text{ Kalorien}$$

Sie braucht also 1473 Kalorien, damit ihr Körper im Ruhezustand atmen und funktionieren kann. Der wissenschaftliche Begriff für diesen Wert ist »Stoffwechselumsatz im Ruhezustand«.

Als Nächstes sehen wir uns an, wie aktiv Sie körperlich sind.

Vierter Schritt: Schätzen Sie, wie aktiv Sie sind. Wenn Sie am Schreibtisch arbeiten und Ihre Abende vor dem Computer oder dem Fernseher verbringen, betrachten Sie sich als körperlich leicht aktiv. Wenn Sie am Tag leicht heben oder überwiegend gehen, trifft auf Sie die Kategorie gemäßigt aktiv zu. (Etwa 65 % der Amerikaner fallen in die Kategorie leicht oder gemäßigt aktiv.) Wenn Sie schwere Gegenstände heben oder mit schweren Maschinen arbeiten (also den größten Teil des Tages schwitzen), trifft auf Sie die Kategorie anstrengend zu. Um zu errechnen, wie viele Kalorien am Tag Sie brauchen, multiplizieren Sie Ihren Stoffwechselumsatz im Ruhezustand mit 1,4, wenn Sie leicht aktiv, mit 1,6, wenn Sie gemäßigt aktiv sind und mit 1,9, wenn auf Sie die Kategorie anstrengend zutrifft.

Auf Barbara trifft die Kategorie leicht aktiv zu. Wir multiplizieren ihren Wert also mit 1,4:

1473 Kalorien × 1,4 = 2062,2 Kalorien

Barbara braucht also 2062 Kalorien täglich, um ihr Gewicht von 164 Pfund bei gleich bleibender körperlicher Aktivität zu halten. Wichtig ist, dass dieser Wert ein Schätzwert ist.

Wie viele Kalorien Sie täglich brauchen, hängt zudem davon ab, wie hoch Ihr toxischer Stresswert ist, wie Ihr Gesundheitszustand ist, ob Sie Medikamente nehmen, und natürlich auch von den Genen. Außerdem ist der Kalorienverbrauch nicht jeden Tag gleich, unterliegt also Schwankungen.

Barbara kam zu mir, weil sie unbedingt abnehmen wollte. Um dieses Ziel zu erreichen, musste sie weniger Kalorien zu sich nehmen, als sie benötigte. Experten sind sich darüber einig, dass eine drastische Kalorienreduktion fehlschlagen kann. Es ist einfacher, eine Reduzierung von etwa 250 bis 500 Kalorien täglich länger durchzuhalten.

Nehmen wir also an, Barbara würde die tägliche Kalorienzufuhr um 250 auf 1812 Kalorien reduzieren. (Um die Rechnung einfacher zu machen, runden wir die Summe auf 1800 ab.).

2062 Kalorien − 250 = ca. 1800 Kalorien

Zusätzlich steigert sie ihr körperliches Training, mit dem sie täglich zusätzlich 250 Kalorien verbrennt. Sie spart also insgesamt 500 Kalorien ein.

500 g Fett entsprechen etwa 3850 Kalorien. Also verliert sie etwa 500 g Fettgewicht pro Woche, wenn sie das tägliche Training und die 1800 Kalorien pro Tag durchhält – ein gesundes Maß für ihre Größe und ihren Körper.

Barbara richtete ihr Essverhalten zudem an der umgekehrten Ernährungspyramide aus. Indem sie die größte Menge an Kalorien schon vor der Corti-Phase konsumierte, verbrannte sie den Brennstoff in der biologisch wirksamsten Zeit des Tages, wenn ihr Stoffwechsel am aktivsten war.

Ich weiß, Sie denken: »Wenn ich noch mehr Kalorien weglasse und trainiere wie ein Teufel, dann nehme ich noch schneller ab.«

Lassen Sie die Finger von solchen Torturen! Es sei denn, Sie stünden unter ärztlicher Aufsicht. Gesundheitsexperten raten, mindestens 1200 Kalorien täglich zu verzehren. Außerdem sprechen wir nicht von Diäten und von Verzicht, mit denen Sie sich durch wenig Essen und viel Schweiß beweisen müssen, dass Sie ein guter Mensch sind. Wenn Sie wenig Kalorien zu sich nehmen und körperlich aktiv sind, ist die Wahrscheinlichkeit gering, dass Sie Ihr Programm langfristig durchhalten. Also, denken Sie daran:

■ **Essen Sie nicht weniger als 1200 Kalorien pro Tag.**
■ **Trainieren Sie jeden Tag, um körperlich fit zu werden und mehr Kalorien zu verbrennen.**

Der optimale Weg, Ihr Gewicht loszuwerden, ist, die Menge an Nahrungsmitteln, die Sie täglich essen, zu kontrollieren sowie die körperliche Aktivität, die Sie täglich einsetzen, um den Brennstoff zu verwerten. Wenn Sie körperlich nicht aktiver werden, ob bei der Arbeit oder in der Freizeit, und sich zu viele Kalorien zuführen, stellen Sie Ihren Energiehaushalt auf Gewichtszunahme ein.

■ Gewichtsabnahme

Eines Tages kam meine Patientin Marilyn zu mir. Als sie vier Jahre zuvor zum ersten Mal Hilfe bei mir gesucht hatte, war sie 46 Jahre alt gewesen und hatte bei einer Größe von 1,63 m 91 kg gewogen. Durch gesundes Essen und regelmäßige körperliche Aktivität hatte sie 31 kg abgenommen. Das neue Gewicht konnte sie zwei Jahre lang halten. Ich sah sie an und gratulierte ihr zu dem Gewichtsverlust, den sie erreicht und gehalten hatte. Trotz der schlechten Diagnose über ihren Gesundheitszustand und die Familie, die sie zu versorgen hatte, hatte sie ihr selbstzerstörerisches Stress-Essen auf ein Minimum reduziert und ihren gesunden Lebensstil beibehalten. An diesem Nachmittag lernte ich noch etwas dazu, denn Marilyn saß aufrecht vor mir und erklärte: »Dr. Peeke, ich muss Sie korrigieren, ich habe das Gewicht nicht verloren. Was man verloren hat, möchte man zurück wie einen verlorenen Schlüssel oder einen entlaufenen Hund. Nein, ich habe das Gewicht nicht verloren, ich habe es beseitigt wie Müll. Ich will es nicht zurück.« Ich verstand, was sie meinte. Ich bestärkte sie darin, ihr stressstabiles Leben weiterzuführen.

Mit welchen Veränderungen im Körper können Sie rechnen, wenn Sie stressstabil werden?

Als Frau über 40 sollten Sie bei dem Gewicht, das Sie auf die Waage bringen, keine schnellen Erfolge mehr erwarten. Hüten Sie sich vor den Diätdämonen in Ihrem Kopf. Wenn Sie gesünder essen und recht viel trainieren, verbrennen Sie zusätzliches Fett, während Ihre Muskelmasse an Umfang zunimmt. Das Gewicht, das die Waage anzeigt, ist nur das Endergebnis dieses Prozesses. Ich rate Ihnen deshalb, nicht häufiger als jeden siebten bis zehnten Tag auf die Waage zu steigen oder dies ganz zu unterlassen, falls es Sie frustriert.

Stattdessen empfehle ich ein Kleidungsstück als Maß – ein »Kleidometer«, um zu kontrollieren, wie Sie sich mit Ihrem neuen aufbauenden und stressstabilen Lebensstil in Ihrem Kleidungsstück fühlen. Denn wenn ich Ihnen die Wahl ließe zwischen einem Gewicht ohne garantierte Kleidergröße oder einer gewünschten Kleidergröße ohne Gewichtsgarantie, wofür würden Sie sich entscheiden? Die meisten Menschen würden sich auf jeden Fall für die Kleidergröße entscheiden, weil diese für andere offensichtlicher ist. Frauen können eine Jeans, einen Rock oder einen Gürtel als Kleidometer verwenden. Probieren Sie den Artikel einmal die Woche an, und beobachten Sie Ihren Fortschritt. Für Frauen über 40 könnte es hilfreich sein, den größer werdenden Bauch mit einem Maßband, einem Gürtel oder einem Hüftband zu kontrollieren. Denn an dieser Stelle setzt sich toxisches Gewicht fest. In dem Maße, in dem der Bauchumfang größer wird, steigt auch das Risiko, krank zu werden. Wir haben hier also eine doppelte Gewinnsituation.

Erhoffen Sie sich nicht zu viel von Ihrem Körper, die Hoffnungen wären zum Scheitern verurteilt. Ihr toxisches Gewicht ist nicht über Nacht entstanden, und es braucht Zeit, um es wieder zu beseitigen. Aber das ist in Ordnung. Stressstabilität zu entwickeln, heißt auch, gesund zu sein, und abnehmen ist nur eine Komponente davon. Wenn Sie sich auf diese Reise begeben, werden Sie sich gesünder und besser fühlen.

■ Nahrungsmittel der Zukunft

Nahrungsmittel sind mehr als pure Kalorienlieferanten. Sie sind der Mittelpunkt jeder Feier und deshalb eine Art von Unterhaltung und natürlich auch ein Genuss. Die Unmenge an Kochbüchern, die Sie kaufen können, sprechen für sich. Und Kochsendungen im Fernsehen erfreuen sich großer Beliebtheit.

In der Regel laden wir Freunde nicht ein, damit sie uns beim Rasenmähen zuschauen. Wir laden sie zum Abendessen oder zum Mittagessen ein. Dank der Kombination von Küche und Esszimmer laden wir sie nun auch ein, um uns beim Kochen zuzuschauen.

Kochschulen werden von Bewerbern überlaufen. Angehende Köche und Gourmands lesen Besprechungen und Artikel wie ein Buchmacher die Rennzeitungen liest. Was ist in und was ist out? Neue Gemüsekreuzungen sind auf dem Markt, begleitet von aktuellen Trends. Man isst nicht mehr Reis, sondern Risotto, wilde Salatpflanzen und irgendwelche merkwürdigen Kreuzungen.

Wir wissen mittlerweile mehr über Lebensmittel und Nährwerte und essen bewusster als unsere Mütter. Wir wissen auch, dass Gemüse Vitamine, Mineralien und andere nahrhafte Schätze wie sekundäre Pflanzenstoffe und Antioxidanzien enthält. Wenn wir nach hochwertigen stressarmen Nahrungsmitteln Ausschau halten, sollten wir zwischen dem Gehalt an Vitaminen, Mineralien und anderen Nährstoffen und dem Gehalt an Kalorien abwägen.

Die folgende Abbildung zeigt eine Empfehlung für eine gesunde, ausgewogene Ernährung für Frauen über 40.

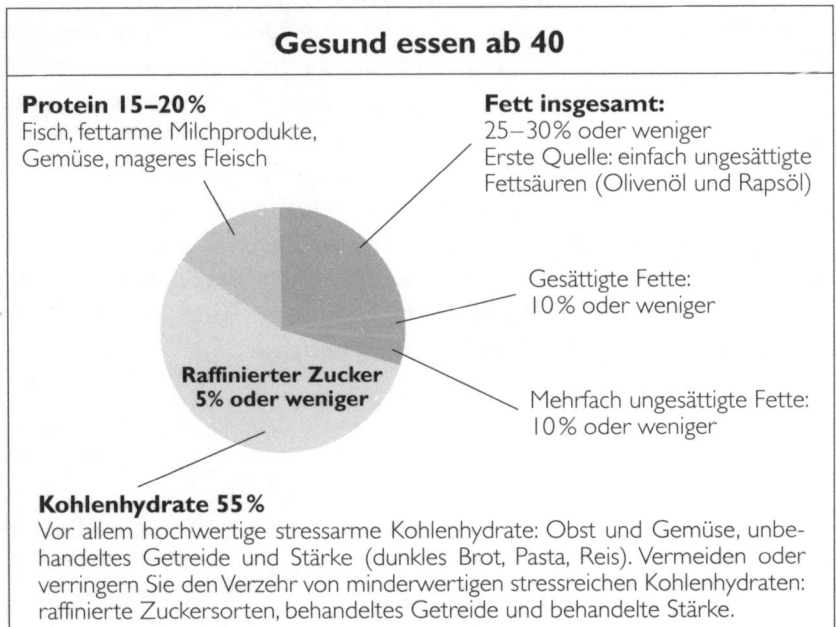

Gesund essen ab 40

Protein 15–20%
Fisch, fettarme Milchprodukte, Gemüse, mageres Fleisch

Fett insgesamt:
25–30% oder weniger
Erste Quelle: einfach ungesättigte Fettsäuren (Olivenöl und Rapsöl)

Gesättigte Fette:
10% oder weniger

**Raffinierter Zucker
5% oder weniger**

Mehrfach ungesättigte Fette:
10% oder weniger

Kohlenhydrate 55%
Vor allem hochwertige stressarme Kohlenhydrate: Obst und Gemüse, unbehandeltes Getreide und Stärke (dunkles Brot, Pasta, Reis). Vermeiden oder verringern Sie den Verzehr von minderwertigen stressreichen Kohlenhydraten: raffinierte Zuckersorten, behandeltes Getreide und behandelte Stärke.

Bedenken Sie, dass wir in jeder Kategorie die Betonung auf vollwertige Lebensmittel legen. Ihre regelmäßige Ernährung sollte in einem ausgewogenen Verhältnis Eiweiß, Kohlenhydrate und Fett enthalten. Die biochemischen Prozesse in Ihrem Körpersystem benötigen Vollwertkost, die Ihnen die wichtigen Nährstoffe liefert.

Entwickeln Sie keine Phobie, indem Sie jegliche Kohlenhydrate weglassen. Wie ich bereits erklärt habe, besteht Ihre Aufgabe darin herauszufinden, welche der hochwertigen Kohlenhydrate Sie am besten verwerten können. Diese sollten Sie in Ihre gesunde und ausgewogene Ernährung integrieren. Mehr darüber später.

■ Ein Leitfaden für Proteine

Die Eiweiße, Fette und Kohlenhydrate in unseren Nahrungsmitteln versorgen uns mit Kalorien. Jedes Gramm Eiweiß oder Kohlenhydrate, das wir zu uns nehmen, enthält vier Kalorien. Jedes Gramm Fett dagegen liefert neun Kalorien, also mehr als die doppelte Menge an Kalorien wie Eiweiß oder Kohlenhydrate. Für Frauen über 40 ist Eiweiß ein entscheidender Energiespender und gleichzeitig relativ kalorienarm.

Wir benötigen Eiweiß für das Wachstum und den Aufbau von Muskeln, Blut, Knochen, Haut und Nägeln. Auch Hormone und infektionsabwehrende Antikörper bestehen aus Eiweißen. Forschungsergebnisse zeigen, dass der Bedarf an Eiweißen mit dem Alter auf etwa vier bis fünf Gramm pro 500 g Körpergewicht ansteigt. Man weiß nicht genau, aus welchem Grund, aber dies könnte auf den Stoffwechsel zurückzuführen sein. Der Körper einer Frau mittleren Alters verarbeitet die Eiweiße nicht mehr so wirksam wie in den Jahrzehnten zuvor. Die gute Nachricht ist: Sie können Ihren Bedarf an Eiweiß einfach decken. Achten Sie darauf, dass 20 % der Kalorien, die Sie zu sich nehmen, aus Eiweißen bestehen.

Für Barbara heißt die Rechnung:

$$0,20 \times 1800 = 360$$

Die 20 % beziehen sie aus unterschiedlichen Eiweißspendern. Da ein Gramm Protein vier Kalorien liefert, berechnen wir ihren Eiweißbedarf in Gramm, indem wir die Eiweiß-Kalorien durch vier teilen, an Barbaras Beispiel also: 360 : 4 = 90 g Eiweiß. Was bedeutet dies für die Ernährung?

■ Proteinlieferanten

Fisch, Meeresfrüchte, Geflügel, getrocknete Bohnen, Erbsen und Linsen sind genauso hervorragende Eiweißspender wie das Eiweiß von Eiern selbst. Zusätzlich sind Huhn, Fisch, Eier, Sojabohnen und Erdnüsse reich an Vitamin B_6, einem wichtigen Nährstoff – besonders für Frauen in diesem Lebensalter. Denn mit dem veränderten Stoffwechsel wächst auch der Bedarf an Vitamin B_6, das zudem für die Produktion von Serotonin wichtig ist. Wenn die Serotoninwerte stimmen, haben wir weniger Verlangen nach Kohlenhydraten und Süßigkeiten. Eine angemessene Menge Vitamin B_6 kann auch hilfreich sein, um Stress abzuwehren. Darüber hinaus ist es notwendig für den Aufbau und die Erhaltung des Nervensystems, inklusive der Adrenalin-Produktion. Schon ein geringer Mangel an Vitamin B_6 kann Depressionen, Ängste und Energiemangel auslösen. Deshalb sollten Sie bei der Ernährung auf einen angemessenen Anteil an Vitamin B_6 achten.

Bohnen und Nüsse

Gekochte getrocknete Bohnen und Erbsen liefern reichlich pflanzliches Eiweiß und darüber hinaus jede Menge Ballaststoffe. Sojabohnen und andere Sojaprodukte wie Sojamilch oder Tofu enthalten Phytoöstrogene, schwache in Pflanzen enthaltene Östrogene. Diese reagieren im Körper von Frauen vermutlich auf zweierlei Weise: Sie binden sich an Östrogen-rezeptoren und besetzen diese, so dass die natürlichen Östrogene, die der Körper produziert, an diesen Stellen nicht festmachen können. Zusätzlich scheinen sie die Menge biologisch aktiven Östrogens zu reduzieren, das die Ursache von Fettansammlungen während der Wechseljahre sein kann.

Zu den Sojaprodukten gehören: frische, eingefrorene oder getrocknete rohe Sojabohnen, Sojabohnen in Dosen, Sojanüsse, Sojamilch, Tofu, Tempeh, Miso, Sojamehl, -Eiweißpulver, -butter, -Frühstücks-Cerealien, -burger und -Hot-Dogs und -Energieriegel. Weitere Phytoöstrogen-Spender sind: Kichererbsen, Linsen, Klee, Zwiebeln, Äpfel und Rotwein.

Phytoöstrogene schützen Frauen in der Prämenopause vor Brustkrebs. In der Perimenopause schützen sie Frauen, die dann niedrigere Östrogen-spiegel haben, nicht nur vor Brustkrebs, sondern auch vor Herz- und Knochenkrankheiten. Außerdem haben Studien über Frauen in den Wechseljahren in Asien ergeben, dass Hitzeschübe wegen der phytoöstrogenrei-chen Nahrung seltener vorkommen als auf anderen Kontinenten.

Ein weiterer guter Eiweißlieferant ist Erdnussbutter. Sie ist fettreicher als Fisch, Geflügel und Bohnen. Die Hauptmenge an Fettanteilen besteht allerdings aus einfach ungesättigten Fettsäuren, also »gutem« Fett.

Mageres rotes Fleisch

Mageres rotes Fleisch hat einen höheren Anteil an gesättigten Fettsäuren als andere Eiweißspender. Sie sollten sich also, was die Versorgung mit Eiweiß angeht, nicht allein darauf verlassen. Ich plädiere nicht dafür, völlig auf rotes Fleisch zu verzichten. Dennoch haben sich einige meiner Patientinnen dafür entschieden, tierisches Eiweiß gänzlich vom Speiseplan zu streichen, und sie fühlen sich wohl damit.

Es empfehlen sich magere Stücke von qualitativ hochwertigem Rindfleisch vom Ökobauern, etwa Lende, Filet oder Keule. Eine andere gute Wahl wären Geschnetzeltes, Rippen oder Steak, gegrillte Lende und Rinderhack, das zu 90 % als mager deklariert ist.

Auch Schweinefleisch ist ein guter Eiweißspender. Empfehlenswert sind auch frischer, gepökelter oder gekochter Schinken in Dosen, gegrillte Lenden und Rippen-Stücke. Mageres Fleisch vom Lamm oder Kalb ist ebenfalls empfehlenswert. Wählen Sie Fleisch aus artgerechter Tierhaltung, um möglichst wenig hormonelle oder medikamentöse Zusatzstoffe aufzunehmen, wie sie in der Massentierhaltung eingesetzt werden.

Milchprodukte

Unter den Milchprodukten sind fettarme Milch, fettfreier Joghurt und fettarmer Käse geeignete Eiweißspender. Hochwertige stressarme Eiweißquellen enthalten im Vergleich zu qualitativ minderwertigeren Produkten weniger Fett, Cholesterin und Zucker. Milchprodukte können u. a. als Würze, Beilage, Vor- oder Nachspeise serviert werden.

Außer mit Eiweiß versorgen uns Milchprodukte mit Kalzium. Kalzium ist wichtig für die Knochenbildung und den Knochenerhalt. Wir alle verlieren im Lauf unseres Lebens Knochenmasse. Die Knochendichte bei Männern verringert sich um rund 20 bis 30 Prozent, während Frauen 50 % der Knochendichte »opfern« müssen. Ob aber dieser Verlust auch zu Osteoporose führt (die Knochen werden dünner und schwächer und damit anfälliger für Brüche), hängt von unserer ursprünglichen Knochenstruktur ab und davon, wie schnell wir diese verlieren. Knochen sind in einem ständigen Prozess von Zerfall, Wiederaufbau und Regeneration. Während der Wechseljahre führt der Abbau von Östrogenen eher zu Knochenzerfall als zu -aufbau.

Auch wenn Sie keine Milchprodukte vertragen, müssen Sie noch lange nicht auf Kalzium verzichten. Es gibt Sojaprodukte auf dem Markt, die mit Kalzium angereichert sind, oder Äpfel-, Orangen- und Grapefruitsäfte sowie Cerealien. Die Angaben auf der Packung verraten Ihnen, ob der Mineralstoff den Nahrungsmitteln zugesetzt wurde.

Viele meiner Patientinnen schlucken Kalziumtabletten. Dieser Ersatz sollte allerdings in Dosen bis zu 500 mg oder weniger konsumiert werden und am besten zwischen den Mahlzeiten. Frauen über 40 brauchen mehr als die täglich empfohlene Menge von 1200 mg.

∎ Wie hoch ist Ihr täglicher Eiweiß-Bedarf?

Sie brauchen etwa 140 bis 190 g Fleisch, Fisch oder Geflügel pro Tag. Ein Ei, eine halbe Tasse gekochte, getrocknete Bohnen oder Erbsen oder zwei Teelöffel Erdnussbutter zählen so viel wie etwa 28 g Fleisch. Sie sollten deshalb zweimal täglich Milch oder Milchprodukte verzehren. Eine Portion entspricht etwa einer Tasse mit fettarmer Milch oder fettfreiem Joghurt oder ungefähr 28 g fettarmem Käse.

Proteinlieferanten

Hochwertige und stressarme Proteinquellen:
Hähnchenbrust
Getrocknete Bohnen oder Erbsen, Sojabohnen, schwarze Bohnen, Kidney-Bohnen, weiße Bohnen, farbige Bohnen, Linsen und Kichererbsen
Eiweiß
Fisch: Seezunge, Scholle, Schellfisch, frischer Thunfisch, Forelle, Lachs
Meeresfrüchte: Shrimps, Austern, Muscheln, Hummer
Tofu
Thunfisch in Dosen (im eigenen Saft)
Putenbrust
Fettarmer Käse
Fettfreier Joghurt
Fettarme Milch

Minderwertige und stressreiche Proteinquellen:
Gebratenes Hähnchen oder anderes gebratenes Fleisch,
Chicken Nuggets
Stark marmoriertes rotes Fleisch mit Fett (hoher Anteil an gesättigten Fettsäuren)
Mehr als vier Eigelb pro Woche (hoher Cholesteringehalt)
Panierter gefrorener Fisch, Fischstäbchen
Kalte Fleischportionen, Spareribs, Wurst, Schinken, Hot-Dogs
Leber
Geflügel mit Haut
Dunkles Geflügelfleisch (Bein, Flügel, Keule)
Vollfetter Käse
Fettarmer Joghurt mit Geschmackszusätzen (hoher Zuckeranteil)
Vollmilch

◼ Wichtiges zum Eiweiß

◼ **Fisch und Meeresfrüchte enthalten weniger Fett als andere tierische Eiweißspender. Man hat vor dem Cholesteringehalt von Meeresfrüchten gewarnt, aber die Wahrheit ist, dass z. B. Krabben und Muscheln nur** geringfügig mehr **Cholesterin enthalten als Huhn oder Rindfleisch. Shrimps dagegen enthalten doppelt so viel. Trotz des hohen Choleringehalts macht der geringe Gehalt an gesättigten Fettsäuren Meeresfrüchte zu einem Gewinn für die Ernährung.**

■ **Surimi wird aus einem weißen Tiefseefisch, dem Alaska-Pollock, hergestellt. Der Fisch wird gründlich behandelt, bevor er zu Krabben, Shrimps oder Muscheln geformt wird. Man entfernt Haut und Knochen, zerkleinert den Fisch, wäscht, zerreibt und kocht ihn. Außerdem wird diese Masse dann mit Zucker, Salz und anderen Zutaten gewürzt. Es gibt empfehlenswertere Eiweißspender.**

■ **Weißes Geflügelfleisch hat weniger Fett als dunkles Fleisch. Ein großer Anteil des Fettes im Geflügel sitzt in der Haut. Man muss die Haut nicht vor dem Kochen oder Braten entfernen, aber Sie sollten sie nicht essen.**

■ **Entfernen Sie sichtbares Fett.**

■ **Beschränken Sie die Cholesterinzufuhr auf vier Eigelb pro Woche.**

■ **Probieren Sie ein Gericht aus gekochten, getrockneten Bohnen oder Erbsen. Bohnen und Erbsen versorgen uns nicht nur mit Eiweiß. Greifen Sie auch zu einer Dose, wenn Sie wenig Zeit haben. Dann sollten Sie die Bohnen oder Erbsen allerdings wegen des hinzugefügten Salzes gut waschen und abtropfen lassen.**

■ Die Sache mit dem Fett

Fett ist ein wesentlicher Teil Ihrer Ernährung. Wer Fett von seinem Speiseplan streicht, ist auf dem falschen Weg. Fett versorgt uns mit wichtiger Energie, und die fettlöslichen Vitamine benötigen es, um im Körper verwertet werden zu können. Außerdem ist Fett für das Wachstum und den Erhalt des Gewebes, inklusive Haut und Nerven, wichtig.

Man unterscheidet gesättigte und ungesättigte Fettsäuren. Tierische Nahrungsmittel wie Fleisch- und Milchprodukte enthalten gesättigte Fettsäuren und unter den pflanzlichen Produkten Kokosnuss- und Palmöl. Gesättigte Fettsäuren erhöhen den LDL-Cholesterinwert, den so genannten schlechten Cholesterinwert im Blut, der das Risiko für Herzkrankheiten erhöht.

Ungesättigte Fettsäuren sind bei Raumtemperatur flüssig und vor allem in Pflanzen enthalten. Man unterscheidet zwischen einfach und mehrfach ungesättigten Fettsäuren. Wenn man gesättigte durch ungesättigte Fettsäuren ersetzt, sinkt der Cholesterinspiegel.

Untersuchungen in Mittelmeerländern lassen vermuten, dass einfach ungesättigte Fettsäuren vor Herzkrankheiten schützen. In diesen Ländern nehmen die Menschen eine Menge einfach ungesättigter Fettsäuren zu sich und Herzkrankheiten sind seltener. Einfach ungesättigte Fettsäuren sind in Oliven und Olivenöl, in Erdnüssen, Erdnussbutter und -öl enthalten, um nur einige Beispiele zu nennen.

Mehrfach ungesättigte Fettsäuren senken den Cholesterinspiegel. Pflanzliche Öle wie Sojabohnen- und Sonnenblumenöl enthalten diese Fettsäuren. Sie enthalten außerdem Omega-3-Fettsäuren, die man auch in Fisch wie Lachs, Makrele und Thunfisch findet.

Allerdings handeln Sie nicht klug, wenn Sie es mit mehrfach ungesättigten Fettsäuren übertreiben. Aus Tierversuchen hat man geschlossen, dass sie möglicherweise Tumoren fördern und das Immunsystem schwächen.

Gesundheitsexperten stimmen darin überein, dass man 20–25 % der Kalorien aus Fett beziehen sollte. Barbara sollte also 0,20 bis 0,25 x 1800 = 360 bis 450 Kalorien aus Fett beziehen. Fett hat neun Kalorien pro Gramm. Um nun die Menge in Gramm zu bestimmen, die Barbara täglich essen sollte, teilen wir die Anzahl der Kalorien durch 9, also 360 : 9 = 40 g, 450 : 9 = 50 g. Ihr täglicher Bedarf an Kalorien aus Fett macht also 40 bis 50 g aus.

Fett hat Vor- und Nachteile. Die Vorteile sind, dass es den Nahrungsmitteln Geschmack verleiht, die Struktur verbessert und sättigt. Der Nachteil dagegen ist der hohe Kaloriengehalt, so dass fettreiche Nahrungsmittel immer kalorienreich sind. Denken Sie also beim Planen des Fettanteils in Ihrer Nahrung daran, gesättigte Fettsäuren auf ein Minimum zu reduzieren, verwenden Sie pflanzliches Öl mit mehrfach ungesättigten Fettsäuren in Maßen, und nehmen Sie überwiegend einfach gesättigte und Omega-3-Fettsäuren zu sich.

In Prozenten ausgedrückt sollten Sie etwa 7 % gesättigte Fettsäuren, nicht mehr als 10 % mehrfach gesättigte und im Übrigen einfach gesättigte verzehren.

Was heißt dies nun für Ihre Ernährung? Fett wird auf dreierlei Weise Bestandteil Ihrer Nahrung:

1. **Einige Nahrungsmittel wie Öl, Salatsoßen, Sahne, Butter und Margarine bestehen fast ausschließlich aus Fett. Verwenden Sie diese sparsam, und ersetzen Sie sie durch einfach gesättigte Fettsäuren.**
2. **Fisch, Fleisch und Milchprodukte enthalten natürlicherweise mehr Fett als pflanzliche Nahrungsmittel. Aber es gibt auch fettarme oder fettfreie Produkte, nutzen Sie sie und wählen Sie vor allem hochwertige stressarme Lebensmittel, wann immer es möglich ist.**
3. **Fett kann sich während der Vorbereitung Ihres Essens einschleichen. Braten macht völlig harmlose Lebensmittel durch zusätzliches Fett gefährlich. Grillen, kochen oder backen Sie das Fleisch oder den Fisch, und lassen Sie Sahnesoßen weg.**

Gebratene Lebensmittel			
Lebensmittel	**Menge**	**Kalorien (ungebraten)**	**Kalorien (in ca. 6 TL Öl gebraten)**
Blumenkohl	130 g	25	250
Hähnchen	1 Brust	142	218
Ei	1	77	91
Zwiebeln	105 g	46	262
Kartoffeln	78 g	68	246
Shrimp	30 g	88	137

■ Die Befreiung von fettfreien Lebensmitteln

Wenn weniger Fett gut ist, ist dann nicht gar kein Fett noch besser? Leider haben viele Frauen auf harte Weise gelernt, dass die Antwort ein klares Nein ist. Ernährungswissenschaftler rieten, weniger Fett zu essen, wenn man abnehmen wolle, und die Nahrungsmittelindustrie produzierte fettfreie Lebensmittel, von Salatsoßen über Eiscreme bis zu Keksen und Sauerrahm. Doch wurde das Fett durch Zucker ersetzt und Kalorien wurden auf diese Weise nicht eingespart.

Hinzu kommt, dass man diese harmlosen Naschereien eher einfach herunterschluckt und zu viel davon isst, als dass man sie schmeckt und genießt. Ich habe aufgehört, die Patientinnen zu zählen, die die fettfreien Kekse so sehr mögen, dass sie eine ganze Packung davon in einer Sitzung leeren.

Fettfreie Nahrungsmittel haben Frauen verleitet, Nahrungsmittel zu essen, an die sie zuvor niemals gedacht haben. Anstatt Kalorien zu sparen, nahmen sie also zusätzliche zu sich. Barbara hatte niemals Streichkäse gegessen, bis die fettfreie Variante auf den Markt kam. Von da an aß sie ihn jeden Morgen. Sie hatte auch nur selten Kekse gegessen, doch als es fettarme gab, aß sie jeden Abend davon. Da sie fettarme Produkte ohne Maß aß, nahm sie zu.

Überprüfen Sie die Zusammensetzung und die Nährstoffangaben von fettfreien Lebensmitteln, und achten Sie auf die Kalorienangaben. Lesen Sie gründlich die Herstellerangaben, bevor Sie etwas in Ihren Einkaufswagen legen. Gehen Sie überlegt mit diesen Produkten um. Betrachten Sie fettarme Produkte, die ohnehin zu Ihrem Speiseplan gehören, als einen guten Kauf, aber lassen Sie fettarme Lebensmittel, die Sie auch mit einem höheren Kaloriengehalt niemals gekauft haben, einfach links liegen. Betrachten Sie fettarme Produkte als Verkaufsgüter, die im Angebot sind, die Sie aber deshalb längst nicht kaufen müssen.

■ Kohlenhydrate: Die ständige Gier

Kohlenhydratreiche Lebensmittel sind Energiespender, und der Körper favorisiert sie als Brennstoff. Ausgewählte Lebensmittel mit hohem Kohlenhydratanteil sind überdies hervorragende Lieferanten für Ballaststoffe.

Die tägliche empfohlene Menge an Kohlenhydraten reicht von 55 bis 60 % der gesamten Kalorienzufuhr. Für Barbara ergibt sich also eine Menge von

$$1800 \times 0{,}55 = 990 \text{ Kalorien, bzw. } 1800 \times 0{,}60 = 1080 \text{ Kalorien}$$

Kohlenhydrate haben vier Kalorien pro Gramm, woraus sich für Barbara die Summe von 248 bis 270 g an Kohlenhydraten ergibt.

Kohlenhydrate kommen in Getreide, Obst und Gemüse vor. Auch die Eiweißspender Milch und Joghurt, getrocknete Bohnen, Erbsen und Linsen enthalten Kohlenhydrate. In den vergangenen Jahren hatten Kohlenhydrate keinen besonders guten Ruf, was meiner Meinung nach auf Missverständnissen beruht.

Die Kohlenhydrat-Uhr

Kohlenhydrate sind nicht alle gleich aufgebaut. Die verschiedenen Kohlenhydratlieferanten haben deshalb auch eine unterschiedliche Wirkung auf den Insulin- und Blutzuckerspiegel. Einige (zum Beispiel gezuckerte Cornflakes) haben einen direkten und drastischen Anstieg des Blutzuckerwertes zur Folge, durch den sich auch der Insulinspiegel erhöht. Sicherlich erinnern Sie sich noch daran, dass mit dem Insulinwert auch der Appetit steigt. Deshalb ist es wichtig, den Insulinwert möglichst niedrig zu halten.

Testen Sie Ihre Sensibilität auf Insulin, indem Sie verschiedene kohlenhydrathaltige Lebensmittel ausprobieren. Lebensmittel, die Ihren Appetit anregen, sollten Sie vermeiden. Es ist gar nicht so schwer, ohne gezuckerte Cornflakes oder Schokomüsli zu leben.

Damit Kohlenhydrate Ihren Appetit möglichst wenig anregen, ist es wichtig, nicht nur auf die Quantität und die Qualität der Kohlenhydrate zu achten. Auch die Tageszeit, zu der Sie sie zu sich nehmen, ist entscheidend.

Ich habe eine Kohlenhydrat-Uhr erstellt. Danach sollten Sie beachten:

- ■ **Um 17 Uhr ist die Uhr abgelaufen.**
- ■ **Obst und Gemüse dürfen Sie allerdings vor und nach 17 Uhr essen.**
- ■ **Körner, die hochwertige stressarme Kohlenhydrate enthalten, sollten Sie vor 17 Uhr essen und – einmal in der Woche ausgenommen – nicht für das Abendessen einplanen.**
- ■ **Minderwertige stressreiche Kohlenhydrate sollten Sie auf ein Minimum reduzieren oder ganz weglassen.**

Die Kohlenhydrat-Uhr für Frauen über 40

Stressfrei Kohlenhydrate essen

Vor 17 Uhr
Hochwertige
stressarme
Kohlenhydrate
zum Frühstück,
am Vormittag,
zum Mittagessen,
am Nachmittag

Nach 17 Uhr
Nur einmal in
der Woche
unbehandelte
Körner oder
Stärke zum
Abendessen
oder ganz
weglassen

Im Alter von über 40 sollten Frauen Kohlenhydrate mit Bedacht zu sich nehmen. Wir verbrennen nicht mehr die Menge wie in der Zeit, als wir noch Seil hüpften oder Schulsport machten. Unser Stoffwechsel hat sich verändert, und wir müssen unsere Essgewohnheiten unserem Alter und unserem Geschlecht anpassen.

Der glykämische Index

Ernährungswissenschaftler haben eine Rangordnung für Lebensmittel auf der Grundlage ihrer Wirkung auf den Blutzucker und das Insulin entwickelt und diese glykämischen Index genannt. Nach dem glykämischen Index können Sie entscheiden, auf welche Lebensmittel Sie besser verzichten und welche Sie essen können, ohne dass der Blutzuckerspiegel in die Höhe schießt. Der glykämische Index der Lebensmittel wird an einem Standard mit dem Wert 100 (Traubenzucker und Weißbrot) gemessen.

Lebensmittel mit einem Wert von mehr als 70 haben einen hohen glykämischen Index. Einen niedrigen Index haben Lebensmittel mit einem Wert unter 55. Alle anderen erhöhen den Blutzuckerwert nur mäßig.

Der glykämische Index von üblichen Kohlenhydratspendern

Lebensmittel	Glykämischer Index (basierend auf Weißbrot)
Backwaren	
Weizenbagel	103
Weißbrot	100
Haferbrot	68
Pumpernickel	58
Mischbrot	64
Croissant	96
Hamburgerbrötchen	87
Muffins (industriell)	84–98
Waffel	109
Cerealien	
Kleie	43
Cornflakes	110
Haferbrei	93
Weizenflocken	96
Reisflocken	117
Geschroteter Weizen	96
Mischung	109
Kekse/Kräcker	
Haferkekse	77
Vanillewaffeln	110
Reiswaffeln	117
Früchte/Fruchtsaft (ungezuckert)	
Apfel	52
Apfelsaft	58
Aprikosen, getrocknet	44
Banane	76
Grapefruit	36
Grapefruitsaft	69
Trauben	62

Orange	62
Orangensaft	74
Birne	51
Rosinen	91
Reis	
Naturreis	79
Reis, parboiled	81
Milch/Milchprodukte	
Eiscreme, fettarm	71
Milch, fettarm	46
Joghurt, fettarm	47
Hülsenfrüchte	
Bohnen, getrocknet und gekocht	40
Kichererbsen	47
Linsen	41
Erdnüsse	21
Sojabohnen	25
Pasta	
Spaghetti, weiß	59
Zucker	
Fruktose	32
Saccharose	92
Gemüse	
Möhren	101
Mais	78
Erbsen, grün	68
Kartoffeln	80
Süßkartoffeln	77

Quellen: K. Foster Powell und J. B. Miller (1995): International tables of glycemic index, in: American Journal of Clinical Nutrition 62 (4), Seite 817–890; J. Brand-Miller und K. Foster-Powell (1999): Diets with a low glycemic index: from theory to practice, in: Nutrition Today 34 (2), Seite 64–72.

Lebensmittel sollten nie nach ihrem glykämischen Index als gut oder schlecht bewertet werden.

Stattdessen sollten Sie diese ausgewogen in Ihre Ernährung integrieren. Verzichten Sie nicht ganz auf Lebensmittel mit hohem glykämischen Index. Essen Sie aber zu jeder Mahlzeit ein Nahrungsmittel mit niedrigem glykämischen Index. Ihr Frühstück könnte beispielsweise aus einer Schale Cerealien (hoher glykämischer Index) mit fettarmer Milch (niedriger glykämischer Index) und einer halben Grapefruit (niedriger glykämischer Index) bestehen – an Stelle von Brötchen und Kaffee.

Es ist ein Mythos, dass alle Kohlenhydrate gleichwertig sind. Tatsache ist, es gibt hochwertige stressarme Kohlenhydrate und minderwertige stressreiche Kohlenhydrate (siehe Tabelle Seite 156). Die hochwertigen stressarmen geben Ihnen mehr als nur Kalorien. Sie liefern Ballaststoffe, wertvolle Vitamine und Mineralien. Vollkornbrot und Cerealien, Naturreis, Vollkornnudeln, getrocknete Erbsen, Bohnen und Linsen, fettarmes und fettfreies Milchpulver, fettfreier Joghurt, Früchte und Gemüse fallen in diese Kategorie.

Obst und Gemüse sind zudem wahre Goldgruben, was Vitamine (insbesondere Vitamin C), Mineralien und sekundäre Pflanzenstoffe betrifft.

Vitamin C kann die Reaktion auf Stress wesentlich beeinflussen. Versuche an Tieren und Menschen haben gezeigt, dass es chemische Stoffe entgiften kann, die bei Stress frei werden, und dass es wichtig sein könnte, um auf eine stressreiche Situation angemessen zu reagieren. Zitrusfrüchte, Erdbeeren, Kiwis, Paprika, Kohl und Brokkoli haben einen hohen Vitamin-C-Gehalt. In Obst und Gemüse ist aber auch die ganze Palette der anderen, nicht minder wichtigen Vitamine enthalten. Es würde aber an dieser Stelle zu weit führen, die Auswirkung der einzelnen Vitamine auf den Stoffwechsel zu erklären.

Sekundäre Pflanzenstoffe sind in Obst und Gemüse ebenfalls reichhaltig enthalten und haben wohltuende Wirkungen. Sie scheinen Krebs in jedem Stadium aufhalten zu können. Tomaten verhindern beispielsweise, dass Krebs auslösende Substanzen entstehen. Verbindungen in Brokkoli verbannen Krebs fördernde Wirkstoffe aus der Zelle, und die Verbindungen in Kohl wirken auf die Enzyme und verhindern Zellmutationen.

Obst und Gemüse geben Ihren Mahlzeiten Struktur und machen sie geschmackvoller und farbiger. Damit Sie mehr davon essen, sollten Sie beides schon mundgerecht bereit halten. So müssen Sie es nicht mehr schälen und schneiden, wenn es schnell gehen soll. Essen Sie auch zwischen den Mahlzeiten davon.

Ballaststoffe

Ganze Früchte und Gemüse haben mehr Ballaststoffe als Säfte. Experimentieren Sie mit den verschiedenen Früchten, und finden Sie heraus, welche Ihnen am besten bekommen. Lassen Sie Soßen links liegen, die nur zusätzliches Fett und zusätzliche Kalorien enthalten. Ballaststoffe sind der Teil pflanzlicher Lebensmittel, der nicht von den Enzymen in unserem Darm zersetzt werden kann. Sie regen die Verdauung an und verhindern so Verstopfungen, über die sich Frauen in den Wechseljahren häufig beklagen. Außerdem wird vermutet, sie könnten Krebs vorbeugen, insbesondere (Dick-)Darmkrebs.

Die Ballaststoffe helfen auch, den Blutzuckerwert zu stabilisieren, indem sie die Verwertung von Zucker (Glucose) verlangsamen. Untersuchungen haben außerdem erwiesen, dass sie den Cholesterinwert im Blut senken. Die meisten Frauen konsumieren täglich nicht mehr als 20 bis 35 g an Ballaststoffen. Gute Lieferanten von Ballaststoffen sind Weizenkleie, Maiskleie, Haferkleie, die meisten der Cerealien, die aus Kleie bestehen, Haferbrei, vollwertige, ballaststoffreiche Produkte, gekochte, getrocknete Hülsenfrüchte und die Mehrzahl der Früchte und Gemüsesorten.

Minderwertige und stressreiche Kohlenhydrate finden Sie in Lebensmitteln, denen es an Ballaststoffen fehlt oder die überflüssigen oder zugesetzten Zucker enthalten. Zu den Zuckern zählen raffinierter weißer Zucker und brauner Rohzucker, Maissirup, Honig und Melasse. Diese Lebensmittel versorgen uns mit Energie, aber nicht mit Nährstoffen. Süßwaren wie Bonbons und Marmeladen, aber auch Getränke enthalten zusätzlich beigefügten Zucker.

Meine Empfehlung ist, dass Sie nicht mehr als 10% der Kohlenhydrat-Kalorien aus einfachem Zucker beziehen sollten. Für Barbara heißt die Rechnung: 0,10 x (990 bis 1080) = 99 bis 108 Kalorien. Da ein Teelöffel Zucker 16 Kalorien hat, sollte sie nicht mehr als sechs bis sieben Teelöffel Zucker pro Tag zu sich nehmen.

Es ist ein weit verbreiteter Irrtum, dass man unbegrenzt kohlenhydratreiche Lebensmittel essen kann, wenn diese wenig Fett enthalten. Richtig ist, dass sie oft wenig Fett enthalten, jedoch dennoch kalorienreich sind. Wenn Sie mehr Kalorien zu sich nehmen, als Sie brauchen, nehmen Sie zu. Bei Kohlenhydraten kommt es also auf die Menge an. Ein Bagel, der etwa 28 g wiegt, wäre eine angemessene Portion. Die Bagels, die man kaufen kann, wiegen allerdings in der Regel das Drei- bis Vierfache. Die Mengen an Reis oder Pasta, die in Restaurants auf den Tisch kommen, sind ein weiteres Beispiel. Eine angemessene Menge ist eine halbe Tasse voll, vor dem Kochen abgemessen. In Restaurants bekommen wir Berge davon serviert, häufig Mengen von zwei bis drei Tassen. Wir mühen uns redlich damit ab und schließlich essen wir alles auf, was vor uns aufgebaut wurde.

Portionen dieser Größe schwemmen uns auf, weil der Körper gleichzeitig Kohlenhydrate lagert und Wasser speichert. Vielleicht haben Sie schon festgestellt, dass Sie sich am Morgen aufgeschwemmt oder aufgebläht fühlen, wenn Sie am Abend zuvor zu viele Kohlenhydrate (Brot, Pasta, Nudeln oder Reis) gegessen haben. Für den Körper ist das kein Problem, denn die Flüssigkeit hat sich nicht in Fett umgesetzt. Aber die Situation kann psychisch belasten. Wir haben festgestellt, dass Frauen an Selbstkontrolle verlieren, wenn der Tag schon mit einer Niederlage beginnt.

Wenn Ihnen eine kleine Portion dieser kohlenhydratreichen Lebensmittel am Abend nicht ausreicht und Sie das Problem mit dem Flüssigkeitsstau kennen, genießen Sie diese Lebensmittel mittags, und verzichten Sie am Abend auf sie.

Denken Sie nicht, dass Sie besonders schnell abnehmen, wenn Sie weniger Kohlenhydrate essen. Die Wahrheit ist, dass unser Körper die Kohlenhydrate als Brennstoff nutzt. Wir sollten mindestens sechs angemessene Portionen von Getreideprodukten essen, fünf bis sechs Portionen Obst und sechs bis acht Portionen Gemüse. (Über Portionen und ihre Größe lesen Sie später im Kapitel »Das A und O: Die richtige Portion« auf S. 171f.). Wenn wir die Kohlenhydratmenge streng begrenzen, verlieren wir Flüssigkeit, aber kein echtes Gewicht. Fettgewicht ist das toxische Gewicht. Diäten, die Kohlenhydrate streichen, sind nicht ausgewogen. Auf der umseitigen Tabelle sehen Sie auf einen Blick die wichtigsten Kohlenhydratlieferanten.

Jetzt wissen Sie, was Sie essen sollten. Nun müssen Sie nur noch verstehen, wann Sie Ihre Mahlzeiten einnehmen sollten. Wenn Sie über 40 sind, sollten Sie unbedingt die Corti-Phase beachten. Das heißt, Sie sollten im Abstand von drei Stunden essen, der umgekehrten Pyramide entsprechend. Stärken Sie sich morgens mit dem Frühstück, sorgen Sie für ein zufriedenstellendes Mittagessen, und schließen Sie langsam mit dem Essen ab, wenn sich der Abend nähert. Als Faustregel gilt, Sie sollten 60 bis 65 % Ihres täglichen Kalorienbedarfs schon vor dem Abendessen zu sich genommen haben.

Barbaras täglicher Bedarf sind 1800 Kalorien. Sie sollte versuchen, 1080 bis 1170 davon bis 17 oder 18 Uhr aufzunehmen. Planen Sie Snacks ein, insbesondere für die Zeit, in der Ihre Cortisolwerte niedrig sind. Denken Sie bei Ihren Mahlzeiten und Snacks an die Ausgewogenheit zwischen Eiweiß, Kohlenhydraten und Fett.

Kohlenhydratlieferanten

Hochwertige und stressarme Kohlenhydrate
Vollkornbrot
Vollkorn-Cerealien
Naturreis
Vollkornnudeln
Getrocknete und gekochte Bohnen, Erbsen und Linsen
Gemüse und Obst

Minderwertige und stressreiche Kohlenhydrate
Weißbrot
Schokoriegel
Gezuckerte Cerealien
Weißer geschälter Reis
Weiße Nudeln
Croissants
Kuchen und Zucker
Fettfreier Joghurt
Donats, Krapfen etc.

■ Wasser ist wichtig

Für Frauen über 40 hat Wasser eine besondere Bedeutung. Wasser hat viele Funktionen im Körper: Es ist ein Lösungsmittel für Nährstoffe und Abfallprodukte, es transportiert die Nährstoffe zu den Zellen und reguliert die Körpertemperatur. Es entfettet die Gelenke und versorgt die Haut mit Feuchtigkeit. Die niedrigeren Östrogenwerte während der Wechseljahre machen das Wasser noch wichtiger für den Körper. Frauen werden feststellen, dass ihre Haut während dieser Zeit trockener ist als zuvor. Außerdem kommen Infektionen der Harnröhre aufgrund der hormonellen Veränderungen häufiger vor.

Bemühen Sie sich, täglich acht Gläser Wasser zu trinken. Reines Leitungswasser oder Mineralwasser, mit oder ohne Kohlensäure, die Auswahl spielt dabei keine Rolle. Seien Sie vorsichtig mit Getränken, die dem Körper Flüssigkeit entziehen. Alkohol und koffeinhaltige Getränke (Kaffee, schwarzer Tee, Cola) sind besonders gefährlich.

■ Alkohol

Auch wenn Wein in Maßen (!) das Risiko für Herzinfarkt verringern soll, sollten Sie die Nachteile des Alkoholkonsums nachdenklich machen:

- **Alkohol wirkt wie sieben Kalorien pro Gramm (so genannte Leerkalorien), fast genauso viel wie Fett. Barmixer fügen noch weitere hinzu.**
- **Forschungsergebnisse zeigen, dass Alkohol Gift für die Knochen ist. Er reduziert den Wiederaufbau der Knochen erheblich. Alkoholiker sind wesentlich stärker gesundheitsgefährdet, bereits mäßiger Alkoholkonsum soll das Risiko von Knochenbrüchen erhöhen, von den anderen, teilweise verheerenden Wirkungen auf den gesamten Stoffwechsel ganz zu schweigen.**
- **Durch das Trinken von Alkohol verliert man Kontrollmöglichkeiten, was zur Folge haben kann, dass man zu fett- und kalorienreichen Nahrungsmitteln greift.**

■ Die Wahrheit über Koffein

Frauen lieben Kaffee. Wir trinken ihn schwarz, mit Milch und Zucker, mit Zimt und Milchschaum oder koffeinfrei. An jeder Ecke finden wir eine Kaffeebar mit umfangreichem Angebot. Koffein ist unser Muntermacher, wenn wir energielos oder müde sind. Es ist in Kaffee, Tee, Cola, Schokolade und in einigen rezeptfreien Medikamenten enthalten.

Auch Koffein schadet den Knochen. Forschungsergebnisse zeigen, dass die Knochendichte bei Frauen, die mehr als zwei Tassen koffeinhaltigen Kaffees pro Tag trinken, geringer ist als bei anderen. Diese Wirkung des Koffeins kann durch Milch aufgehoben werden. Trinken Sie also nur wenig koffeinhaltige Getränke, und schließen Sie Milch in Ihre Ernährung ein.

Koffein sensibilisiert zudem für Veränderungen des Blutzuckerwertes. Wenn das Koffein am späten Nachmittag in der Corti-Phase wirkt, ist die Wahrscheinlichkeit groß, dass Sie Ihre Schwindelgefühle und Ihr Zittern mit Süßigkeiten beruhigen. Und entgegen den vollmundigen Versprechungen der Werbung macht Koffein den Stress nicht leichter.

■ Der Weg zum Erfolg

Sie haben verstanden, dass Sie Ihr Stressessen mit hochwertigen Lebensmitteln steuern können. Diese hochwertigen und stressarmen Lebensmittel sind Ihre Eintrittskarte zu größerer Gelassenheit in Alltagssituationen, die Sie normalerweise zu Süßigkeiten greifen lassen. Wenn Sie gelernt haben, die Corti-Phase mit hochwertigen Lebensmitteln zu überstehen, und Ihre Ernährung frühzeitig zu planen, ist der Kampf zu 80 % gewonnen. Schließlich sollten Sie nicht vergessen, dass Ihre Diät aus Fett, Kohlenhydraten und Eiweißen ausgewogen zusammengesetzt sein sollte. Versuchen Sie, bei der Planung Ihrer täglichen Ernährung daran zu denken. Richten Sie Ihre Essenszeiten und Ihren Speiseplan nach der Kohlenhydrat-Uhr.

Im nächsten Kapitel werden wir diese Richtlinien auf konkrete Stress-Situationen anwenden und zeigen, wie man Stress-Essen vermeiden kann, indem man sich neu orientiert und sich auf stressstabilisierende Essgewohnheiten umstellt.

7 Kampf dem Fett

■ Essen und Umorientierung

Stress-Essen im Alltag vermeiden Sie, indem Sie sich auf neue Situationen einstellen, wenn die Alltagsroutine durch irgendein Ereignis unterbrochen wurde. Debbie ist ein typischer Fall. Aus ihrer Geschichte können Sie Wesentliches lernen.

Als sie zu mir kam, klagte sie über Müdigkeitsanfälle. Debbie war ihr Leben lang an Stress-Essen gewöhnt, 1,75 m groß, grobknochig und mit ihren 43 Jahren eine erfolgreiche, aber gestresste Computerexpertin. Sie hatte mit zu hohem Blutdruck zu kämpfen und wog 113 kg. Fettleibigkeit, Diabetes und Herzkrankheiten waren in der Familie ihres Vaters vorgekommen. Mit Beginn der Wechseljahre machte sie sich zum ersten Mal Gedanken über ihre eigene Anfälligkeit für diese Krankheiten.

■ Plan A und Plan B:
Wie essen, wenn Sie nicht nach Plan essen können?

■ Mengenkontrolle

■ Mahlzeiten für Ihr Stressprofil

■ Ernährung gegen den Stress in den Wechseljahren

Nach einem Jahr hatte sie 23 kg abgenommen. Ihr Ehemann, der ihre Bemühungen vorbildlich unterstützte, hatte 11 kg abgenommen. Sie wollten gemeinsam gesünder leben. Wie schaffte sie das?

Wie Barbara wandte auch Debbie das Prinzip der umgekehrten Pyramide an und ließ sich darauf ein, den größten Teil ihres täglichen Kalorienbedarfs am Vormittag zu decken. Als klassische Stress-Vielesserin war sie es gewohnt gewesen, die meisten Kalorien in der Corti-Phase aufzunehmen. Wir arbeiteten also daran, ihren Essensplan umzustellen.

Die Tabellen zeigen, was Debbie falsch gemacht hatte und wie wir die Fehler korrigierten.

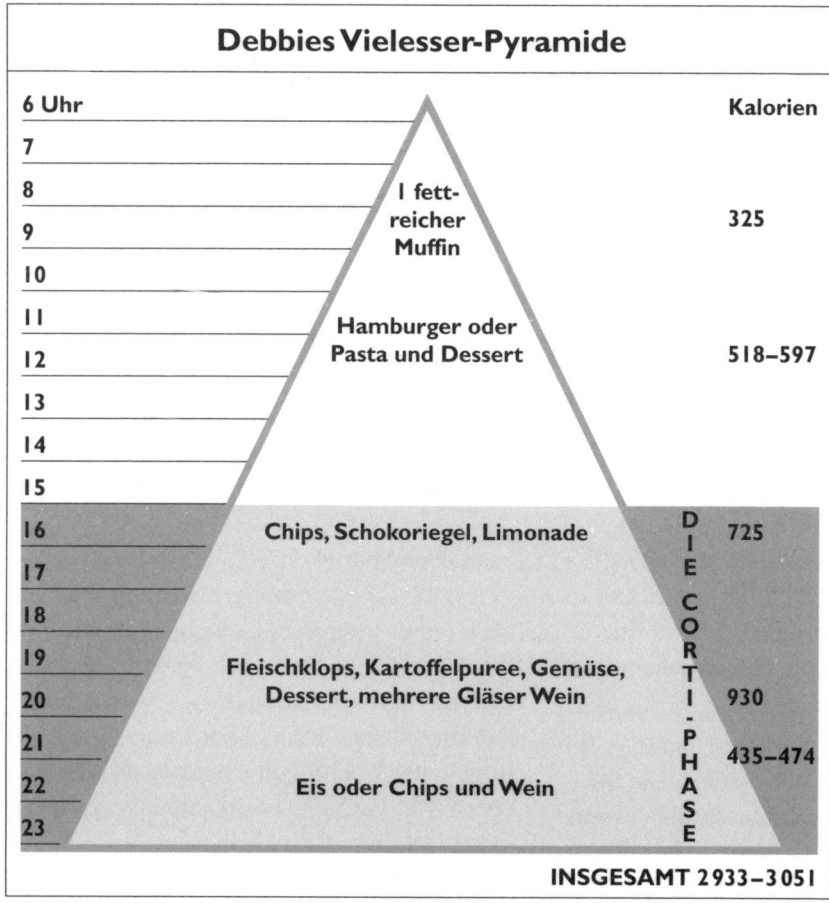

Debbies Vielesser-Pyramide

Uhrzeit	Mahlzeit	Kalorien
6 Uhr		
7		
8	1 fettreicher Muffin	325
9		
10		
11	Hamburger oder Pasta und Dessert	518–597
12		
13		
14		
15		
16	Chips, Schokoriegel, Limonade	725
17		
18		
19	Fleischklops, Kartoffelpuree, Gemüse, Dessert, mehrere Gläser Wein	930
20		
21	Eis oder Chips und Wein	435–474
22		
23		

DIE CORTI-PHASE

INSGESAMT 2933–3051

Debbies Essensplan: Vorher und nachher

Vorher: Alter Plan A	Nachher: Neuer Plan A
	Nahrungsmittel
Frühstück	
Fettreicher Muffin	Cerealien, fettarme Milch, Obst
Zwischenmahlzeit am Vormittag	
Keine	Obst, Joghurt, Wasser
Mittagessen	
Üppige Restaurantmahlzeit: Hamburger, Pasta oder Sandwich mit Fleisch und Käse und Dessert	Truthahnsandwich mit viel Salat und Tomaten (von zu Hause mitgebracht), Möhren, Obst und Wasser
Zwischenmahlzeit am Nachmittag	
Aus dem Automaten oder der Cafeteria: Chips, Brezel, Bonbons; Snacks aus der Kantine, Limonade	Fettarmer Käse, Joghurt, Hüttenkäse, Kräcker oder einen Becher Suppe und Obst
Abendbrot	
Üppige Restaurantmahlzeit: Pasta, Fleischklops oder gebratenes Hähnchen mit Kartoffelpuree oder Gemüse und Dessert, mehrere Gläser Wein; normalerweise nach 20 Uhr	Überwiegend zu Hause: Salat, Gemüse, Obst, Proteinquellen wie Fisch, Gemüsebratling, Hähnchen, ab und zu ein Glas Wein; bis 20 Uhr
Snack nach dem Abendbrot	
Kekse, Eis, Chips, Wein	Ab und zu Obst oder Popcorn
Training	
Keins	5 Kilometer täglich zusammen mit dem Ehemann laufen; zweimal die Woche mit einem Trainer Gewichte heben
Kleidergröße	
48	42

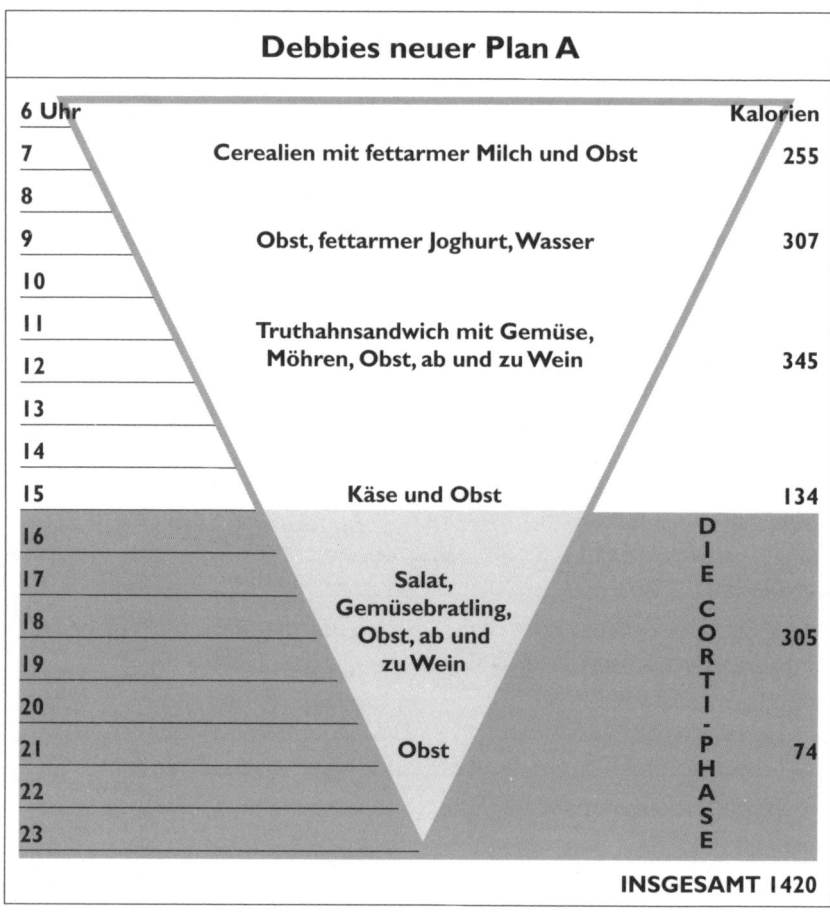

Debbies neuer Plan A

6 Uhr		Kalorien
7	Cerealien mit fettarmer Milch und Obst	255
8		
9	Obst, fettarmer Joghurt, Wasser	307
10		
11	Truthahnsandwich mit Gemüse,	
12	Möhren, Obst, ab und zu Wein	345
13		
14		
15	Käse und Obst	134
16		
17	Salat,	
18	Gemüsebratling,	
19	Obst, ab und zu Wein	305
20		
21	Obst	74
22		
23		

DIE CORTI-PHASE

INSGESAMT 1420

Um das Gewicht von 113 kg zu halten, durfte Debbie nicht mehr als 2000 bis 2500 Kalorien pro Tag zu sich nehmen. Ihr Ziel war aber, ihr toxisches Gewicht zu verlieren. Ihre neue überarbeitete Routine bzw. Plan A enthielt nun eine Kalorienzufuhr von 1500 bis 1800 Kalorien pro Tag. Darüber hinaus verlangte sie Debbie mehr körperliche Aktivität ab.

Debbie praktizierte eines meiner Hauptprinzipien, um das Essverhalten von Stress zu befreien:

Bringen Sie Ihr eigenes Essen mit.

Wenn Sie entsprechend planen und für den ganzen Tag mit Nahrung versorgt sind, können Sie jederzeit essen, unterwegs im Auto, im Büro oder auf Reisen, auch wenn der Alltagsstress Ihren Plan A durcheinander bringt.

Im Wesentlichen sind Sie somit immer auf Plan B vorbereitet, einen abge-wandelten Plan A, der dem Alltagsstress angepasst ist. Sehen wir uns ein Beispiel aus Debbies Leben an.

Nach einem Jahr hatte sie 23 kg überflüssiges Fett verbrannt und war körperlich viel agiler geworden. Sie kam zu einem Termin in meine Praxis, reichte mir ein Foto und lächelte dabei. Mir blieb fast die Luft weg. Das Bild zeigte eine riesige Eiche, die zwei Wochen zuvor während eines Gewitters vom Blitz getroffen worden war. Der Baum war auf ihr schönes zweigeschossiges Kolonialhaus gestürzt, hatte das Schlafzimmer zerstört und die Hälfte des oberen Stockwerks. Glücklicherweise war die Familie zu dieser Zeit nicht zu Hause und niemand war verletzt worden.»Bevor ich Sie kannte, hätte ich in dieser Krise Berge an Lebensmitteln gegessen«, sagte Debbie.»Ich hätte mich in meinen Kühlschrank gesetzt und wäre dort sitzen geblieben. Aber stattdessen stand ich mit meinem Ehemann auf der Straße und wir sagten uns: ›So ist das Leben‹, und dass schon alles wie-der gut werden würde.«

Debbie hatte gelernt, sich neu zu orientieren, indem sie Abstand gewann und feststellte, dass der Stress im Leben es nicht wert war, sich selbst zu zerstören. Ich gratulierte ihr und wollte wissen, wie sie die Krise realistisch gesehen bewältigen wollte. Debbie hielt es für vernünftig, sich ausreichend Zeit für die Geschichte mit dem Haus zu nehmen und ihr Gewicht von 90 kg – 23 kg hatte sie schon abgenommen – zunächst einmal zu halten. Damit hielt sie sich an ein anderes Hauptprinzip bei Stress:

Halten Sie Ihr Gewicht, wenn sich etwas Stressreiches in Ihrem Leben ereignet, und handeln Sie nicht selbstzerstörerisch, indem Sie versuchen, weiter abzunehmen.

In den folgenden zehn Monaten gelang es Debbie, das Gewicht zu hal-ten – trotz der ermüdenden Verhandlungen mit den Versicherungsagenten und der Arbeit mit dem Haus. Schließlich orientierte sie sich neu und fühl-te sich bereit, weitere Fettpfunde loszuwerden und mehr Zeit und Mühen in tägliches Training zu investieren. Eine von Debbies wesentlichen Leistun-gen war, dass sie ihre neue Figur und ihre neue körperliche Fitness ein Jahr lang halten konnte, während sie gleichzeitig den Ärger mit dem Haus und den Alltagsstress bewältigte. Debbie kann sehr stolz auf sich sein: Sie ist durch ihre Umorientierungsbemühungen stressstabil geworden.

Wir alle sollten einen Plan A für Zeiten entwerfen, in denen das Leben leicht ist und unseren Vorstellungen entspricht. Unerwartete Ereignisse fin-den nicht regelmäßig statt, deshalb können wir unseren Plan A die meiste Zeit über einhalten.

Als goldene Regeln für Plan A gelten:

■ **Jede Hauptmahlzeit sollte zu 55–60% aus Kohlenhydraten (in der Hauptsache aus wertvollen) bestehen, zu ca. 20% aus Eiweißen und zu etwa 20 bis 25% aus Fett.**

■ **Wenn Sie vor 7 Uhr frühstücken, sollte Ihre Zwischenmahlzeit drei Stunden später einen Eiweißspender (z.B. Joghurt) und Obst enthalten, ebenso wie das Mittagessen zwischen 12 und 13 Uhr. Wenn Sie erst nach 8 Uhr Ihr Frühstück zu sich nehmen, sollte Ihre Zwischenmahlzeit nur aus Obst bestehen.**

■ **Ihre Zwischenmahlzeit am Nachmittag sollten Sie drei Stunden nach dem Mittagessen einnehmen und dieser Snack sollte unbedingt Eiweiß und Kohlenhydrate, aber nur wenig Fett enthalten. Als Beispiel: Suppe mit Kräckern, fettarmer oder fettfreier Hüttenkäse mit Obst, Joghurt und Obst oder andere fettarme Käse plus Obst.**

■ **Den größten Teil Ihres täglichen Kalorienbedarfs sollten Sie noch vor dem Beginn der Corti-Phase und zu 65% vor dem Abendessen bis 17 Uhr zu sich nehmen.**

■ **Achten Sie auf die Uhrzeit. Wenn Sie nach 20 Uhr essen, nehmen Sie zu.**

■ **Entstressen Sie das Essen während der Corti-Phase durch einen Essensplan, auf den Sie sich verlassen können.**

■ **Seien Sie darauf vorbereitet, in außergewöhnlichen Stress-Situationen auf Plan B umstellen zu können.**

■ **Lassen Sie keine Mahlzeit aus.**

■ **Trinken Sie 2,5 bis 3 Liter Wasser pro Tag.**

Die Zeiten, in denen die Mahlzeiten regelmäßig zu Hause eingenommen wurden, gehören der Vergangenheit an. Wir müssen unseren Essensplan der Hektik der Zeit und unseren modernen Bedürfnissen anpassen. Gestalten Sie ihn so, dass Sie sich jederzeit problemlos an ihn halten können. Das können Sie nur, wenn Sie transportables und unkompliziertes Essen vorbereiten und wenn Sie flexibel sind, was Essen angeht, solange die Nahrungsmittel hochwertig, stressarm und »frauengerecht« sind.

Hier einige Vorschläge zur Vorbereitung auf Plan B:

1. Zu Hause

■ **Bereiten Sie ein Frühstück für den Notfall vor: Halten Sie Dosen mit Slim-Fast im Kühlschrank bereit oder Pakete mit fertigem Frühstück, und fügen Sie Dosen mit Sojapulver zu Ihren Vorräten hinzu.**

■ **Denken Sie beim Vorbereiten Ihres Abendessens an eine zusätzliche Ration Fleisch. Sie können damit ein Sandwich belegen oder einen Salat mit Gemüse oder Pasta zubereiten.**

■ **Verwenden Sie schon gewaschenes und zerkleinertes Obst und Gemüse aus dem Supermarkt. Diese Produkte sind zwar teurer, aber zeitsparend und jederzeit essbar.**

■ **Nehmen Sie sich die Zeit, Gemüse zu schneiden, und bereiten Sie verschließbare Plastikschüsseln mit kleinen Portionen vor. Sie können damit Ihre Brötchen belegen oder für Omeletts oder Salate verwenden.**

■ **Stellen Sie ein farbenfrohes Ensemble von zerkleinerten Früchten zusammen, und bereiten Sie einen kleinen Vorrat für den Tag in einem geeigneten Behälter vor.**

■ **Nutzen Sie das Angebot in der Tiefkühltruhe im Supermarkt. Selbstverständlich sind frische und noch ganze Lebensmittel besser, aber bei Stress und unter Zeitdruck müssen eben Tiefkühlprodukte genügen. Greifen Sie zu Gerichten, die nicht mehr als 3 g Fett pro 100 Kalorien haben. Um den Nährwert zu erhöhen, reichern Sie diese Gerichte mit einem Stück Obst, einem Glas Saft oder Milch, einem fertigen Salat oder Gemüsesticks aus der Salatbar des Supermarkts an.**

■ **Scheuen Sie sich nicht, zu Hause auch einmal nicht am Essplatz zu essen. Wenn die Zeit nicht mehr ausreicht, um am Tisch zu frühstücken, tun Sie es auch in Ihrem Schlafzimmer, während Sie sich anziehen. Schämen Sie sich nicht für den Ort, an dem Sie sich ernähren. Denn so ist es immer noch besser, als ganz auf eine Mahlzeit** zu verzichten und sich später bei »passenderer« Gelegenheit mit Heißhunger auf das Essen zu stürzen und damit alle Pläne zu zerstören.

2. Unterwegs im Auto

Wenn Sie mittags auf dem Weg zu einer Besprechung sind, Ihre Kinder gerade zum Musikunterricht, zum Sport oder zu anderen Terminen fahren oder im Stau stehen, nutzen Sie diese Situationen dazu, kreativ und flexibel zu essen:

- ■ **Im Auto zu essen, muss keine Katastrophe sein. Bereiten Sie einen »Essenskorb für den Notfall« vor. Wenn Sie viel Zeit im Auto verbringen, sollte er gut bestückt sein, so dass Sie für jeden Fall gerüstet sind. Füllen Sie nach Ihrem Geschmack eine Kühlbox mit Früchten, fettarmem Käse, Möhren, Energieriegeln, Vollkornbrötchen, einer Flasche Wasser, einer Packung Fruchtsaft, einem Beutel Cerealien, Brezeln, einer Packung Rosinen, fettfreiem Joghurt und getrockneten Früchten. Vergessen Sie auch Besteck, Strohhalme und Servietten nicht.**
- ■ **Wenn Ihr Tag wenig vorhersagbar verläuft, ist Ihr »Essenskorb für den Notfall« Ihre Version der Butterbrotdose für Schulkinder. Kaufen Sie eine Kühlbox, so dass Sie Ihr Essen bei sich haben und keine Mahlzeit auslassen müssen.**
- ■ **Bereiten Sie ein zusätzliches Brötchen vor, falls Sie zur Abendessenszeit unterwegs sind.**
- ■ **Überlegen Sie sich gut, ob Sie manchmal wirklich auf ein fettes, ungesundes Gericht ausweichen müssen. Ein Stück Pizza wird zu einer gesünderen Mahlzeit, wenn Sie den Käse weglassen. Wenn die Familie unbedingt in einem Fastfood-Restaurant essen will, reagieren Sie nicht gleich panisch. Bestellen Sie einen Salat, eine gebackene Kartoffel oder ein Sandwich mit gegrilltem Hähnchen – ohne Soße.**

3. Auf Reisen

■ **Verzichten Sie auch auf Vergnügungsreisen nicht auf körperliche Aktivität. Nehmen Sie einen Tennisschläger, ein Springseil, Trainingskleidung, Turnschuhe und Ihren Badeanzug mit, und machen Sie das Fitness-Center ausfindig. In einigen Anlagen können Sie auch Sportzubehör mieten, etwa auf Golfplätzen. Oder erkunden Sie Ihre Umgebung auf einem flotten Spaziergang.**

■ **Nehmen Sie Nahrungsmittel wie getrocknete Früchte, fettfreies Milchpulver für den Kaffee (passt alles in einen Frühstücksbeutel), Cerealien oder Brezel und Müsliriegel mit.**

■ **Bestellen Sie auf Geschäftsreisen Ihr Frühstück aufs Zimmer (Cerealien und zusätzliches Obst oder Eier bzw. Omelett mit Toast und Obst). Nehmen Sie das zusätzliche Obst, meist eine Banane oder einen Apfel, in Ihrer Aktentasche mit für den Fall, dass die Zwischenmahlzeit am Vormittag ausfällt. Auf diese Weise haben Sie eine Alternative zum Gebäck, das im Sitzungsraum serviert wird.**

■ **Ob auf Geschäfts- oder Vergnügungsreise, vergessen Sie Ihre Vor- und Nachmittagsmahlzeiten nicht, auch wenn Sie gerade in einer Sitzung oder auf einer Veranstaltung sind. Greifen Sie einfach nach einem Müsliriegel in Ihrer Hand- oder Aktentasche, und essen Sie diesen, ohne viel Aufhebens davon zu machen. Wenn Sie die Mahlzeit auslassen, werden Sie bei der nächsten umso hungriger sein und damit physischen und psychischen Stress auslösen. Stressärmer werden Sie, wenn Sie den Zwischenmahlzeiten genauso viel Wert beimessen wie den Hauptmahlzeiten.**

4. Im Restaurant

■ **Bereiten Sie sich auf Ihre Hauptmahlzeiten vor. Bestellen Sie zunächst eine Suppe oder einen Salat. Vielleicht wollen Sie auch gar keine Vorspeise. Essen**

Sie nur die Hälfte der Reis- oder Pastamenge auf Ihrem Teller. Streichen Sie alle stärkereichen Lebensmittel (Pasta, Reis, Kartoffeln, Brot), wenn es ums Abendessen geht.

■ Achten Sie darauf, für welche Art von Küche Sie sich entscheiden und welche Gerichte diese anbietet. In einem italienischen Restaurant sollten Sie eher Pasta mit einer Soße aus passierten Tomaten (ohne Fleisch) bestellen als eine Sahnesoße. Fragen Sie selbstbewusst nach Backkartoffeln, gekochtem oder gegrilltem Fleisch, Hähnchen oder Fisch.

■ Wenn Sie in einem mexikanischen Restaurant essen, lassen Sie die Tortilla-Chips und den Käse liegen, und halten Sie sich an Salsa, frisches oder gekochtes Gemüse, gebackenes, gekochtes und gegrilltes Fleisch, Hähnchen und Fisch. Fragen Sie nach Gerichten mit gebackenen an Stelle von gebratenen Teighüllen.

■ Probieren Sie in chinesischen Restaurants gekochte Gemüsebälle oder eine Suppe als Appetitanreger. Essen Sie gekochten statt gebratenen Reis, und lassen Sie gebratene und frittierte Vorspeisen wie Shrimps oder Hähnchen süß-sauer einfach aus.

■ Wenn Sie erst später als gewohnt zum Abendessen kommen, essen Sie zuvor schon eine ausgewogene kleine Mahlzeit (wie etwa den Nachmittagssnack) zu der Zeit, zu der Sie normalerweise Ihre Hauptmahlzeit eingenommen hätten. Dann sind Sie nicht mehr hungrig, wenn Sie ins Restaurant kommen.

■ Restaurants sind zugänglicher dafür geworden, auch halbe Portionen zu servieren. Fragen Sie danach.

■ Bitten Sie den Kellner darum, die halbe Menge Ihres Hauptgerichts einzupacken, und machen Sie Ihr Mittagsmahlzeit für den kommenden Tag daraus.

■ Bestellen Sie nur ein Dessert, wenn es Sie unbedingt danach verlangt. Essen Sie zwei Teelöffel davon, und bieten Sie den Rest Ihren Freunden an.

Debbie stellte fest, dass Desserts nicht mehr so wichtig für sie waren, nachdem sie sich von der Vorstellung verabschiedet hatte, ständig Diät machen zu müssen. »Ich hätte im Glauben, morgen sei alles vorbei, das kalorienreichste Gericht bestellt, selbst wenn ich nicht unbedingt Appetit darauf gehabt hätte. Jetzt greife ich zu Gemüse und Obst als Nachtisch und kann mir gar nicht vorstellen, dass ich einmal darauf verzichtet habe.«

Plan B gehört zum wirklichen Leben. Denn auch die besten Absichten kollidieren mit unerwarteten Ereignissen. So viele Frauen haben mir in meiner Praxis schon gegenübergesessen und erzählt: »Ich habe nicht an Snacks für das Büro gedacht.« »Ich bin kein Frühstücksmensch.« »Ich hatte keine Zeit für das Mittagessen.« »Ich habe versagt ... ich kann das nicht ... ich habe mich selbst betrogen.«

Was also ist zu tun, wenn Sie Ihren Plan einen Tag lang nicht einhalten können? Orientieren Sie sich um. Bestrafen Sie sich nicht mit Vorwürfen und alten Diätklischees, die nur zu toxischem Stress führen. Machen Sie sich stattdessen klar, dass das Leben viele Möglichkeiten bietet, sich neu zu orientieren.

Plan A ist großartig für Tage, die planmäßig und ohne die Fallen und Fänge verlaufen, denen wir im täglichen Leben begegnen. Ein krankes Kind am Morgen, eine Besprechung, die in die Mittagszeit hineinreicht, ein Verkehrsstau oder Aktivitäten der Kinder zur Abendessenszeit sind nur einige der Dinge, die einen festen Plan über den Haufen werfen können.

Was sollen wir machen? Unsere Bemühungen vergessen? Aufgeben und den Plan für sinnlos erklären? Dem Stress nachgeben und ihn toxisch auf Geist und Körper wirken lassen?

Frauen neigen zu Extremen. Wir sind Perfektionistinnen und messen uns selbst an Standards, die wir bei unseren Kindern und Ehemännern niemals anlegen würden. Diese Art des Denkens hat zur Folge, dass wir die Kontrolle über unser Essen, unsere Gesundheit und unser Leben verlieren. Wie wir schon gesehen haben, tendieren Frauen unter Stress dazu, nach fett-, zucker- und kalorienreichen Snacks zu greifen. Wir fühlen uns danach schuldig, wütend, getäuscht und genervt. Hören wir doch auf, uns gegenüber so hart zu sein und zu glauben, dass wir perfekt sein müssten. Werden wir doch stattdessen flexibler.

Wir sollten lernen, stabiler zu werden – und lernen, unsere eigene Grenzen zu akzeptieren; wir sollten lernen, Herausforderungen des Lebens anzunehmen und uns anzupassen, ohne mit selbstzerstörerischem Essverhalten darauf zu reagieren.

Wenden wir uns also Plan B zu. Plan A und Plan B sind austauschbar. Sie müssen nicht nur den einen oder den anderen befolgen. Plan B wenden

Sie an, wenn das Leben die gerade Bahn verlässt. Er ist die heimliche Waffe, um Sie stressstabil zu machen. Wenn Sie Plan B in Ihr Leben integrieren wollen, sollten Sie vorbereitet, flexibel und kreativ sein.

»Was ist aber, wenn ich zu spät aufgewacht bin und damit eine Besprechung im Büro fast verpassen würde?«

Dann gilt Plan B: Holen Sie sich eine Slim-Fast-Dose aus dem Kühlschrank, und essen Sie auf dem Weg zur Arbeit im Auto. Nutzen Sie Ihren Essenskorb für den Notfall, und versorgen Sie sich mit einem Joghurt oder Obst.

»Das klingt so einfach, aber was ist, wenn mein Kind plötzlich krank ist oder den Schulbus verpasst oder der Babysitter nicht auftaucht?«

Kein Problem, denn dann frühstücken Sie zu Hause, bereiten ein Mittagessen vor, weil Sie so spät zur Arbeit kommen werden, dass Sie auf die Mittagspause verzichten müssen, und essen Sie Möhren und Obst am späten Vormittag im Auto auf dem Weg zur Arbeit.

»Was ist, wenn ich spät von der Arbeit nach Hause komme und die Kinder direkt zum Fußballtraining fahren muss?«

Keine Panik. Für diesen Fall bereiten Sie ein Sandwich fürs Abendessen vor und runden es mit einem Joghurt, Möhren und Obst ab.

»Was ist, wenn ich vor Hunger sterbe, die Zwischenmahlzeit am Nachmittag ausgelassen und durch eine Hand voll Kekse ersetzt habe?«

Das kommt vor, aber essen Sie dennoch zu Abend, und machen Sie einen Spaziergang vor und nach dem Essen.

»Was ist, wenn ich nach dem Abendessen noch Appetit habe?«

Überprüfen Sie, ob Sie unter Stress stehen. Vergegenwärtigen Sie sich, dass Sie jetzt in der Corti-Phase und empfindlicher für Stress-Essen sind. Machen Sie sich auch klar, dass Sie nicht wirklich hungrig sind, sondern stattdessen lediglich Appetit verspüren. Nehmen Sie in diesem Fall einen Snack zu sich, der Eiweiß enthält: fettarmer Käse, Joghurt, Früchte oder einen Becher voll Cerealien und Milch.

»Was ist, wenn ich um 20 Uhr eine Verabredung für ein Essen habe, meine Zwischenmahlzeit um 15 Uhr verzehrt habe und um 18 Uhr Hunger verspüre?«

Dann essen Sie einen kleinen Snack. Denken Sie an die Regel, je später der Tag, desto leichter das Essen. Sie werden also die leichteren Mahlzeiten am Abend zu sich nehmen, die vor allem aus Salat und Gemüse bestehen sollten. Das heißt auch, auf Vorspeisen zu verzichten, den Brotkorb zurückzugeben, die Mahlzeit zu genießen und nicht hinunterzuschlingen. Was übrig bleibt, sollten Sie sich verpacken lassen und mit nach Hause nehmen. Das Mittagessen für den nächsten Tag wäre dadurch gesichert.

»Was ist, wenn ich zum Essen ausgegangen bin und Lust auf ein Dessert habe?«

Bestellen Sie eines, aber teilen Sie die Nachspeise mit so vielen Leuten wie möglich. Schmecken und genießen Sie den Nachtisch, und denken Sie daran, dass sich der Preis dafür noch erhöht über die Energie, die Sie »bezahlen« müssen, um diese zusätzlichen Kalorien zu verbrennen. Wenn Sie nicht schon am selben Tag die nötigen Übungen gemacht haben, werden Sie diese am kommenden Tag nachholen müssen.

»Was ist, wenn eine Besprechung den ganzen Nachmittag hindurch gedauert hat und ich nicht zu meiner Nachmittagsmahlzeit kam? Auf dem Weg nach Hause sterbe ich fast vor Hunger.«

Stoppen Sie nicht an einem Fastfood-Restaurant. Greifen Sie stattdessen auf Ihren Vorrat in der Kühlbox zurück, und essen Sie Brezeln, fettarmen Käse, fettfreien Joghurt und eine Portion Cerealien mit Obst oder einen Müsliriegel.

Der Erfolg eines gesunden Plan-B-Essens liegt darin, zu lernen, dass Sie nicht jederzeit genauso essen können wie ursprünglich geplant. Akzeptieren Sie, dass Plan B immer ein Kompromiss ist. Lösen Sie sich von dem Perfektionismus, immer Plan A durchzuführen, und der Angst, die Routine des sicheren Hafens zu verlassen. Je einfacher Ihnen das Umschalten von Plan A auf Plan B gelingt, desto leichter wird Ihnen das Umdenken in anderen Bereichen Ihres Lebens fallen.

■ Das A und O: Die richtige Portion

Machen Sie sich klar, dass es außerhalb eines ernährungswissenschaftlichen Labors nahezu unmöglich ist, den Kalorien vollständig auf die Spur zu kommen. Deshalb geht es mir auch mehr um die Portionen, die Sie essen. Für Frauen über 40 ist es Pflicht, auf die Menge zu achten. Denn auch die trainierteste Frau muss in diesem Alter weniger essen, weil sich der Stoffwechsel verlangsamt.

Deshalb ist es ganz entscheidend, sich visuell bewusst zu machen, was man eigentlich alles isst. Lesen Sie die Herstellerangaben auf den Lebensmitteletiketten, und richten Sie sich beim Portionieren nach der Menge für eine Mahlzeit.

Ich glaube, dass das halbe Problem des Vielessens gelöst wäre, wenn Frauen die Etiketten der Lebensmittel, die sie kaufen, so gründlich lesen würden wie die Schilder in den Kleidungsstücken. Lesen Sie die Herstellerangaben genauso gründlich, wie Sie die Kleideretiketten lesen, und es ist ein Leichtes, die Portionen Ihrer Mahlzeiten besser zu kontrollieren.

Denken Sie daran, dass Menge und Portion auf der Verpackung nicht ein und dasselbe bedeuten. Die Menge wurde vom Hersteller gewählt, um die Nährstoffzusammensetzung zu untersuchen. Die Angaben beziehen sich meist auf 100 g des betreffenden Produkts. Eine Portion dagegen ist der Teil, den Sie während einer Mahlzeit zu sich nehmen. Sie kann doppelt so viel oder mehr betragen.

Messen Sie am Morgen Ihre Cerealien nach den Angaben auf der Packung ab. Sie werden mit Erstaunen feststellen, dass die Menge weniger ist, als Sie erwartet haben. Schütten Sie die abgemessene Menge in Ihre Schüssel, und merken Sie sich, wie viel das ungefähr ist. Wie Sie sehen werden, müssen Sie nicht zum Kalorienrechner werden, sondern ein Augenmaß für die Portion entwickeln. Jetzt müssen Sie nur noch ein paar Mal mit dem Messbecher üben, bevor Sie den Bogen raus haben.

Füllen Sie Ihren Messbecher als Nächstes zur Hälfte mit gekochter Pasta oder gekochtem, Reis, und geben Sie den Inhalt in die Mitte eines Tellers. Dann füllen Sie den ganzen Messbecher mit gekochten Nudeln oder gekochtem Reis und geben diese Menge auf einen zweiten Teller. Schauen Sie sich die Teller genau an, und merken Sie sich die Mengen. Sie sollten wissen, dass die meisten Restaurantportionen drei bis fünf Messbecher Reis oder Pasta enthalten.

■ Die richtige Portion im Restaurant

Da sich die meisten Restaurantportionen an Männermägen orientieren, müssen Frauen ihre eigenen hochwertigen stressarmen Essensportionen zusammenstellen. Sie werden das richtige Maß finden, indem Sie zunächst zu Hause üben und lernen, die Menge eines halben Messbechers Pasta oder Reis zu erkennen. Wenn diese Menge auf dem Teller für Sie nach nichts aussieht, geben Sie zwei bis vier Becher gekochtes oder gegrilltes Gemüse dazu. Damit haben Sie einen großen Teller gesundes Gemüse mit einer angemessenen Frauenportion an Nudeln oder Reis.

Verwenden Sie für Cerealien oder Suppe eine kleinere Schale, als Sie gewohnt sind, wählen Sie einen kleinen Teller am Buffet, und es wird Ihnen schwerer fallen, zu viel zu essen.

Schauen wir uns nun an, wie Sie am besten mit Süßspeisen wie Eiscreme umgehen. Werfen Sie einen Blick auf die Herstellerangaben auf dem Eisbecher, und stellen Sie fest, wie groß die Menge einer einzelnen Portion ist. Geben Sie einen halben Becher Eiscreme in den Messbecher, und füllen Sie diese Menge in eine Schale. In einer großen Schale wird die Menge winzig wirken. Um sich an Frauenportionen ergötzen zu können, schlage ich Ihnen einen kleinen Trick vor. Verwenden Sie eine kleine Schale oder ein Sorbetglas für das Eis oder die Süßspeise. Geben Sie Früchte, zum Beispiel Beeren, dazu und Sie haben ein wunderbares frauenportioniertes Dessert, das Sie genießen können.

Eine für Frauen angemessene Menge Geflügel oder mageres Fleisch wären etwa 80 bis 115 g. In Restaurants wird Ihnen in der Regel die doppelte Menge serviert. Auch in diesem Fall hilft es, die Lebensmittel wenigstens einmal zu Hause abzuwiegen, um einen Eindruck davon zu gewinnen, wie 80 bis 115 g auf dem Teller aussehen. Fisch können Sie übrigens in doppelter Menge wie Geflügel oder mageres Fleisch essen, deshalb wirken die Portionen auch umso größer. Fisch ist der absolute Spitzenreiter, was den Eiweißgehalt angeht.

Ein Problem sind Lebensmittel, die nicht als einzelne Portion zu haben sind. In diesem Fall müssen Frauen ihre Portion selbst ermitteln. Bei einem Laib Brot zum Beispiel. Lesen Sie die Angaben und Sie werden feststellen, dass ein frauengerechtes Sandwich aus zwei Scheiben Brot besteht, eine Portion Brot zum Frühstück ebenfalls. In der Corti-Phase kann Stress zu ungezügeltem Brotkonsum verführen. Sie sollten also darauf vorbereitet sein, zwischen 16 und 24 Uhr frauengerechte Mengen zu essen. In der Corti-Phase machen Sie Stress und schwindende Konzentration anfälliger dafür, das Augenmaß zu verlieren, weil es Sie danach drängt, sich mit Essen zu betäuben. Um die Corti-Phase steuern zu können, sollten Sie mental vorbereitet sein und wissen, was frauengerechte Portionen sind. Wenn Sie in der Corti-Phase darüber hinwegsehen, nehmen Sie garantiert zu, und dies gilt altersunabhängig.

Die folgende Tabelle gibt Richtlinien für die tägliche Nahrungsaufnahme an.

Plan A: Richtlinien für die täglichen Nahrungsmittel-Portionen

In Verbindung mit täglichem Training

Art des Nahrungsmittels	Portionsgröße	Zahl der Portionen
Vollkornprodukte (Brot, Cerealien, Reis, Pasta)	1 Scheibe Brot, 1/2 Brötchen, 1/2 Becher* gekochte Pasta, gekochter Reis, 1/2 Becher Cerealien, 1 Tortilla	6 oder mehr täglich
Gemüse	1 Stück, 1/2 Becher (gekocht oder aus der Dose), 1 Becher rohes Gemüse, 150 ml Gemüsesaft	6–8 täglich
Obst	1 Stück, 1/2 Becher gekochtes Obst (oder aus der Dose), 1 Becher rohes Obst, 150 ml Fruchtsaft	5–6 täglich
Milch, Joghurt und Käse (fettarm)	1 Becher Milch, 30 g Käse, 1 Becher Joghurt	2–3 täglich
Fleisch, Huhn, Fisch, getrocknete Bohnen, Eier, Nüsse oder Samen	3/4 Becher gekochte Bohnen, ca. 80 g Fisch, 80 g Hähnchenbrust ohne Haut, 1 Ei, ca. 80 g rotes Fleisch, ca. 10 g Nüsse oder Samen, 10–15 Nüsse	2 täglich Fisch: 3–4-mal die Woche Rotes Fleisch: 3-mal im Monat Hähnchen: 3–5-mal die Woche Getrocknete Bohnen: 1–2-mal täglich Nüsse oder Samen: 1–2-mal täglich Eier: 4-mal die Woche
Fett und Öl: Oliven- oder Rapsöl, andere pflanzliche Öle	1 Esslöffel	Oliven- oder Rapsöl: bis zu 2-mal täglich Andere pflanzliche Öle: bis zu 1-mal täglich
Raffinierter Zucker		Vermeiden oder nur sehr wenig

* Ein Becher hat 0,22 Liter Inhalt

■ Richtiges Essen für jedes Stressprofil

Für jedes Stressprofil hat unser Essens-Plan A ein anderes Aussehen. Zunächst biete ich für den Verlauf einer Woche Beispiele für eine stressstabile Ernährung an. Grundsätzlich sollte die tägliche Zusammensetzung der Nahrung die klassischen Empfehlungen für Kohlenhydrate, Eiweiß und Fett befolgen. Der Energiegehalt jedes Beispieltages beträgt annähernd 1500 Kalorien pro Tag. Passen Sie die Empfehlungen Ihrem Gewicht und Ihrer körperlichen Aktivität an.

Ernährung für stressstabile Frauen

Tag 1:

Frühstück	Omelett aus Eiweiß, Vollkorntoast, eine frische Orange, ein Glas fettarme Milch
Zwischenmahlzeit	frisches Obst und fettarmer Hüttenkäse
Mittagessen	Vollkorn-Pita gefüllt mit Thunfisch in eigenem Saft, Tomatenscheiben und schwarzen Oliven, Möhren; frische Pflaumen
Zwischenmahlzeit	Apfelscheiben und fettreduzierte Erdnussbutter auf Weizenbrot
Abendessen	gegrillter Lachs, grüne Bohnen mit Pfeffer und Zitrone, Salat mit italienischem Dressing, fettfreier Joghurt mit Früchten

Tag 2:

Frühstück	Vollweizentoast, weich geröstet, belegt mit fettarmem Hüttenkäse, Zimt und Pfirsichscheiben
Zwischenmahlzeit	Cerealien und Früchte mit fettfreiem Joghurt
Mittagessen	Nudelsalat mit Gemüse und gekochtem Fisch oder Geflügel, gewürzt mit fettreduziertem italienischem Dressing, Vollkornbrot, Orangenscheiben (oder anderen frischen Früchten).
Zwischenmahlzeit	fettarmer Käse und Brezeln oder Salzgebäck

Abendessen	Shrimps, Spinat- und Pilzsalat, frische Ananas (marinieren Sie die Shrimps in einer Mischung aus Öl, Dill und Zitronensaft, und bedecken Sie diese mit Tomaten, Zwiebelscheiben und Paprika. Grillen Sie sie über heißer Kohle.)

Tag 3:

Frühstück	fettfreier Joghurt, getoasteter Früchtemuffin und Melone
Zwischenmahlzeit	Möhren mit fettarmem Dressing, fettarmer Käse
Mittagessen	Erbsensuppe, Naturreissalat (gekochter und gekühlter Reis, zerkleinertes Gemüse und ein Dressing Ihrer Wahl), Weizenkräcker, Pfirsich-scheiben und Erdbeeren (oder andere frische Früchte), fettarme Milch
Zwischenmahlzeit	Erdnussbutter auf Weizenkräcker, Banane
Abendessen	gegrilltes Hähnchen, gekochte Möhren, gewürzt mit gehacktem Dill, junge gekochte Kartoffeln (konzentrierte Stärke einmal in der Woche am Abend ist in Ordnung), frische Melonenwürfel (oder andere frische Früchte)

Tag 4:

Frühstück	Vollkorn-Cerealien mit Früchten, fettarme Milch
Zwischenmahlzeit	fettarmer Joghurt, getrocknete Apfelringe und Aprikosenhälften
Mittagessen	Gemüsesuppe, Hüttenkäse und Gurke auf Pumpernickel, frische Birnenscheiben
Zwischenmahlzeit	fettarmer Käse mit Brezeln, Weizenkräckern oder fettarmem Popcorn, in der Mikrowelle zubereitet
Abendessen	Salat aus rohem Gemüse, Hähnchen, frische Früchte und fettarme Milch

Tag 5:

Frühstück	Milchbrei aus fettarmem Joghurt, fettarmer Milch und Früchten, Vollkorntoast belegt mit Früchten

Zwischenmahlzeit	fettarmer Kleie-Muffin, fettarme Milch
Mittagessen	Hähnchenschnitzel auf Pumpernickel mit frischen Spinatblättern, Tomate und Dijon-Senf
Zwischenmahlzeit	zerkleinertes Gemüse, fettarmer Käse und fettarmer Dip, Kräcker
Abendessen	Scholle, gekocht in Orangen- oder Grapefruitsaft, gedämpfte Brokkolistängel, gewürzt mit Zitronensaft, gedünstete Tomatenhälften

Tag 6:

Frühstück	Rührei aus Eiweiß, Weizenvollkorntoast mit Fruchtaufstrich, frische Orangenscheiben, fettarme Milch
Zwischenmahlzeit	Früchte und fettarmer Hüttenkäse
Mittagessen	Bohnensuppe aus schwarzen Bohnen, ein Sandwich aus Haferbrot, belegt mit gedünsteten Tomaten und fettarmem Käse, Grapefruit
Zwischenmahlzeit	Apfelscheiben und Erdnussbutter
Abendessen	gebratener Tofu und Gemüse, gewürzt mit Sojasoße und Ingwer, Naturreis, frische Melonenstücke

Tag 7:

Frühstück	Haferbrei aus Rosinen und fettarmer Milch, Orangensaft
Zwischenmahlzeit	Müsliriegel, fettfreier Joghurt
Mittagessen	Taboulé (libanesisches Hirsegericht), fettfreier Joghurt, Kiwi und Erdbeeren
Zwischenmahlzeit	Tomaten- oder Gemüsesaft, fettarmer Käse, Weizenkräcker
Abendessen	gedünsteter Schellfisch, gekochter Spinat mit Zitronenscheiben, gebackene Süßkartoffeln

■ Die Reise beginnt unterschiedlich

Wichtig ist, dass die Reise zum gesünderen Essen für Stress-Vielesserinnen anders beginnt als für Stress-Wenigesserinnen. Die Stress-Wenigesserin neigt dazu, ihr Essen streng zu kontrollieren, und sie fühlt sich durch Essen terrorisiert. Stress-Wenigesser nehmen häufigere und kleinere Mahlzeiten gut an. Der Essensplan für eine Stress-Wenigesserin umfasst also Vorschläge für eine stressärmere und gesündere Routine. Ihr bisheriger Plan A, der die Kalorienmenge restriktiv einschränkte, muss durch einen neuen Plan A ersetzt werden. Die Stress-Wenigesserin muss lernen, die Mengen an gesunden Nahrungsmitteln, die sie täglich zu sich nimmt, kontinuierlich zu vergrößern. Darüber hinaus muss sie die Lebensmittel schätzen lernen.

Die Stress-Vielesserin dagegen muss eine Expertin in der Kontrolle von Portionen wie auch in der Planung ihrer Mahlzeiten werden. Stress-Vielesser leiden in der Regel auch unter dem Essen. Man kann ihnen Stress nehmen, indem man ihnen vermittelt, dass Nahrungsmittel sichere und gesunde »Brennstoffe« sind.

Beide Problemgruppen sollten ihren Plan A einfach halten und gut auf die Corti-Phase vorbereitet sein. Die Wenigesserin neigt dazu, in der Corti-Phase mit dem Essen aufzuhören oder sich strikt einzuschränken. Vielesser dagegen lassen sich ab 15 Uhr dazu verführen, sich mit Nahrung zu betäuben, um wachsende Müdigkeit, nachlassende Konzentration und die Frustration über den Stress des Tages zu bewältigen.

Wenn sich Vielesserin und Wenigesserin an den neuen Plan A gewöhnt haben, ist es an der Zeit, Plan B zu entwerfen, der Plan A ersetzen kann, wenn außergewöhnlicher Stress das Fortsetzen der Plan-A-Routine unmöglich macht. Mit einem Essenskorb für den Notfall und bedachtem Essen in der Corti-Phase wird jedes Stressprofil den Übergang in die Corti-Phase schaffen. Ein gut durchdachter Plan B kann dabei helfen.

Muster für Speisefolgen, die das Stressessen bei Viel- und Wenigessern neutralisieren können, finden Sie auf den nächsten Seiten.

Unabhängig vom Stressprofil sollten Sie daran denken, dass Sie sogar eine vollwertige Ernährung noch um zusätzliche Vitamine und Mineralien ergänzen sollten, wenn Sie über 40 sind. Es ist bekannt, was Körper und Geist in den Wechseljahren benötigen, um sich gut zu fühlen.

Stress-Vielesser

Tag 1:

Frühstück	½ Becher Cerealien, frisches Obst, fettarme Milch
Zwischenmahlzeit	fettarmer Käse, 6 Teilchen Salzgebäck
Mittagessen	Sandwich, Möhren- und Selleriestücke, frisches Obst, fettarme Milch
Zwischenmahlzeit	Joghurt, frisches Obst, Sesamkräcker
Abendessen	80 g Hähnchen oder Fisch, Gemüse (etwas gekocht und etwas roh), frisches Obst

Tag 2:

Frühstück	1 Ei (hart gekocht oder als Rührei), 1 Scheibe Vollkornweizentoast mit einem Esslöffel zuckerarmer Marmelade, gebackener Apfel, fettarme Milch
Zwischenmahlzeit	fettfreier Joghurt, frisches Obst
Mittagessen	Maistortilla gefüllt mit schwarzen Bohnen, Mais, Tomaten, klein geschnittene Salatblätter, gewürzt mit Vinaigrette, Gurkenscheiben, Gemüsesaft
Zwischenmahlzeit	fettarmer Hüttenkäse, frisches Obst, 6 Teilchen Salzgebäck
Abendessen	80 g Seezunge, Zucchini und Tomaten, geschnittener Kohl, Möhren und Zwiebeln, kalorienreduziertes French Dressing

Tag 3:

Frühstück	fettfreier Joghurt gemischt mit fettarmem Müsli, ein Becher Zitrusfrüchte
Zwischenmahlzeit	1 Fruchtriegel, fettarme Milch
Mittagessen	Thunfisch im eigenen Saft (80 g), 1 Weizenbrötchen, Möhren- oder Sellerie-Streifen oder Paprika-Ringe
Zwischenmahlzeit	6 Teilchen Salzgebäck, ¼ Becher Bohnen-Dip (aus fettfreien Bohnen, gewürzt mit Zwiebeln, Knoblauch und Chili-Pulver)
Abendessen	Gemüsesuppe (keine Creme-Suppe), Häppchen, 1 Brötchen, frisches Obst

Stress-Wenigesser

Tag 1:

Frühstück	Slim-Fast-Shake in der Thermoskanne für den Morgen
Zwischenmahlzeit	fettarmer Früchteriegel, Trockenfrüchte und Nüsse
Mittagessen	Sandwich mit Hähnchen, Truthahn oder Schinken, Möhren- und Selleriestreifen, 1 Stück Obst
Zwischenmahlzeit	Proteinriegel
Abendessen	tiefgekühlte Vorspeise, gemischter Salat mit Dressing, frisches Obst, fettarme Milch

Tag 2:

Frühstück	$^1/_2$ Sandwich mit Erdnussbutter und Apfelscheiben (am Abend zuvor vorbereiten und in mundgerechte Viertel teilen), Fruchtsaft
Zwischenmahlzeit	$^1/_2$ Sandwich mit Erdnussbutter und Apfelscheiben
Mittagessen	Joghurt, Sesamkräcker und frisches Obst
Zwischenmahlzeit	fettarmer Käse, Kräcker, Möhren, Tomaten- oder Gemüsesaft
Abendessen	Gemüsesuppe, $^1/_2$ Vollkorn-Pita gefüllt mit Ricotta (aus fettarmer Milch), abgepacktes, zerkleinertes Gemüse gewürzt mit fettreduzierter Vinaigrette, frisches Obst, fettarme Milch

Tag 3:

Frühstück	Früchteriegel, fettfreier Joghurt, frisches Obst
Zwischenmahlzeit	frisches Obst
Mittagessen	fettarmer Hüttenkäse, Häppchen (mit Gemüse und hart gekochtem Ei), frisches Obst, Salzgebäck
Zwischenmahlzeit	Müsliriegel
Abendessen	gerösteter Fisch, Erbsen oder anderes grünes Gemüse, gedämpfte Möhren, frisches Obst oder Kompott aus Trockenfrüchten

■ Die Sache mit den Zusätzen

Idealerweise sollten wir alle wichtigen Nährstoffe mit unserer täglichen Ernährung aufnehmen. Allerdings haben Ernährungswissenschaftler herausgefunden, dass dies leider nicht der Fall ist. Fastfood und Diäten zehren den Vorrat an Vitaminen und Mineralien im Körper auf.

Darüber hinaus steht unser Körper ständig unter biologischem Stress. Das Leben ist eine ständige Herausforderung an das Immunsystem, das den täglichen Schaden am Körper abwehren und verarbeiten muss. Grund dafür ist u.a. die Umweltverschmutzung (z.B. UV-Strahlen, Zigarettenrauch, Autoabgase), die den Körper belastet. Biologischer Stress entsteht auch, wenn wir stark behandelte und chemisch angereicherte Lebensmittel essen. Ein Erwachsener in den USA ist schätzungsweise 10 000 Chemikalien ausgesetzt, mit denen die heutigen Lebensmittel behandelt werden. Farb- und Konservierungsstoffe sowie chemisch modifizierte Lebensmittel (Fettsäuren in Margarine und Öl) führen zu Stress in den Körperzellen. Außerdem verursachen Fettersatzstoffe (z.B. Olestra) und neuere Diät-Artikel Stress in Magen und Darm.

Der Schaden, den Umweltverschmutzung und behandelte Lebensmittel unserem Körper zufügen, lässt sich an der erhöhten Oxidation in den Zellen feststellen. Was heißt das genau? Oxidation ist der Prozess, mit dem die unter Stress stehenden Zellen reagieren und der sie in der Folge zerstört. Ein Ergebnis dieses Oxidationsprozesses ist die Entstehung bestimmter Moleküle, der so genannten freien Radikale, die im Körper zerstörerisch wirken. Die freien Radikale entstehen, wenn eine Zelle gestresst ist. Man kann die freien Radikale mit Stoffen neutralisieren, die die Oxidation verhindern.

Vitamine und Mineralien versorgen die Zellen mit Antioxidanzien, die den Oxidationsprozess hemmen und dafür sorgen, dass die Zellen unversehrt bleiben. Diese Stoffe sind in vielen Nahrungsmitteln und vor allem in Obst und Gemüse enthalten. Betrachten Sie Obst und Gemüse wie ein volles Bankkonto, das Sie jederzeit mit einer beliebigen Summe dieser Stoffe versorgt und Sie gesund erhält.

Wenn wir älter werden, brauchen die Zellen mehr Hilfe, um gesund zu bleiben. Sie haben 40 Jahre lang hart gearbeitet und ihre Fähigkeit, die Oxidation abzuwehren, nimmt ab. Deshalb ist es mit über 40 sinnvoll, eine gesunde Ernährung mit der Aufnahme zusätzlicher Antioxidanzien zu unterstützen. Ich empfehle folgende zusätzliche Vitamin- und Mineralienaufnahme pro Tag:

- **Vitamin E: 400 mg (bei Herzkrankheiten oder bei hohem Risiko 800 mg)**
- **Selen: 100 Mikrogramm (bis zu 200 Mikrogramm, wenn das Immunsystem gefährdet ist)**
- **Vitamin C: 250 mg (bis zu 500 mg, wenn das Risiko für Herzkrankheiten hoch ist, 1000 mg bei akuter Herzkrankheit)**
- **Vitamin B: Komplex**
- **Kalzium: 1000–1500 mg**
- **Vitamin D: 200 mg (wenn nicht im Multivitamin- oder Kalzium-Präparat enthalten)**
- **Omega(Fisch)-Öl: 1000 mg**
- **Leinsamenöl: 1000 mg**

Zum Schluss noch einige Tipps und Hinweise:

- **Kaufen Sie ein einfaches Multivitamin- und Mineralienpräparat in der Apotheke. Die gängigen Präparate reichen vollkommen aus. Ergänzen sie nur zusätzlich die »Über-40-Nährstoffe« aus der obigen Liste.**
- **Vitamin E ist das wirksamste unter den fettlöslichen Vitaminen. Es ist ein starkes Antioxidans, und Untersuchungen belegen, dass es Herzkrankheiten vorbeugt.**
- **Selen verleiht dem Immunsystem zusätzliche Kraft. Es stärkt die Immunfunktionen.**
- **Ein Vitamin-B-Komplex enthält alle wesentlichen B-Vitamine, inklusive Folsäure, die verhindert, dass der Homocysteinwert steigt (Herzschutz).**
- **Kalzium sollten Frauen über 40 täglich zusätzlich zuführen. Wichtig: Kalziumkarbonat wird schlechter aufgenommen als Kalziumcitrat.**
- **Vitamin D nur im Falle, dass Ihre Nahrung nicht genügend davon enthält oder Sie weniger als 15 Minuten pro Tag der Sonne ausgesetzt sind.**
- **Die Omega-3-Fettsäuren, die zum Beispiel Fischtran enthält, können Herzkrankheiten vorbeugen, aber auch behandeln. Wenn Sie dreimal in der Woche Fisch essen, nehmen Sie diese in ausreichender Menge auf.**
- **Leinsamenöl enthält die Fettsäuren, die das Immunsystem aufrechterhalten.**

■ Nahrungsmittel gegen Beschwerden der Wechseljahre

Da meine medizinische Arbeit den Belangen der Frauengesundheit gewidmet ist, habe ich mich mit Lebensmitteln auseinander gesetzt, die für eine Frau im Klimakterium besonders wohltuend sind.

So wie eine Hühnersuppe uns stärkte, wenn wir als Kind die Grippe hatten, gibt es viele Lebensmittel, die Ihre Symptome lindern, wenn Ihre Hormone durcheinander geraten. Depressionen, Hitzewallungen, nächtliche Schweißausbrüche und andere unangenehme Beschwerden können häufig durch eine entsprechende Ernährung gelindert werden. Die folgende Tabelle listet einige hilfreiche Vorschläge auf.

Symptome der Wechseljahre und Lösungsvorschläge

Symptom	Lösung	Quellen
Müdigkeit, Antriebsschwäche	Essen Sie eisenhaltige Lebensmittel.	Fleisch und Hähnchen
Reizbarkeit, Gedächtnisstörungen, Depressionen	Nehmen Sie einen Vitamin-B-Komplex: B-Vitamine sind für ein normales Funktionieren des Nervensystems essenziell.	
Magenverstimmung	Essen Sie häufiger kleinere Mahlzeiten, und vermeiden Sie Gebratenes und Fleisch zu Mittag.	
Hitzewallungen	Essen Sie Sojaprodukte.	Sojamilch, Sojabohnen, Tofu
	Verzehren Sie Nahrungsmittel, die Vitamin E enthalten. Einige Studien belegen, dass Vitamin-E-Zusätze bis zu 400 mg zweimal täglich sehr hilfreich sein können.	Weizenkeime, Weizenkeimöl, Vollkornbrot und -Cerealien, Walnüsse, Haselnüsse, Mandeln, Sonnenblumenkerne

Schweiß-ausbrüche	Nehmen Sie den größten Teil der Kalorien und Kohlenhy-drate früh – vor dem Abend-brot zu sich.	
Kopf-schmerzen	Einige Studien empfehlen eine höhere Magnesiumaufnahme.	Nüsse (Mandeln, Cashewnüsse, Wal-nüsse), Tofu, dunkel-grünes Blattgemüse (z. B. Spinat), Wei-zenkeime
Verstopfung	Essen Sie ballaststoffreiche Lebensmittel (20–35 g täg-lich). Trinken Sie viel Wasser, und trainieren Sie.	Cerealien und Brot mit Kleie und Voll-korn, Obst und Gemüse, vor allem Hülsenfrüchte (Boh-nen, Erbsen, Linsen)
Heißhunger auf Kohlenhy-drate	Essen Sie häufiger kleine Mahlzeiten. Wählen Sie unter den Kohlenhydraten die stär-kehaltigen. Achten Sie auf einen niedrigen glykämischen Index.	Vollkornweizenbrot, Vollkorncerealien, Hafermehl
Nachlassendes Stoffwechsel-tempo	Machen Sie Krafttraining.	
Trockene Haut, Haar, trockener Mund	Trinken Sie jeden Tag acht Gläser Wasser.	
Erhöhtes Risi-ko für Herz-krankheiten	Essen Sie Sojaprodukte. Nehmen Sie in Ihre Ernährung auch Omega-3-Fettsäuren auf.	Sojamilch, Sojaboh-nen, Tofu Lachs, Makrele, Thunfisch

	Essen Sie weniger gesättigte Fettsäuren.	Finger weg von stark marmoriertem Fleisch, Sahne, vollfetter Milch und vollfetten Milchprodukten
	Essen Sie Lebensmittel, die viele Antioxidanzien enthalten: Vitamin C	Brokkoli, Blumenkohl, grüner Paprika, Melone, Orangen, Grapefruit, Kiwi, Erdbeeren
	Vitamin E	Weizenkeime, Weizenkeimöl, Vollkornbrot und -Cerealien, Erdnüsse, Walnüsse, Haselnüsse, Mandeln, Sonnenblumenkerne
	Betacarotin	Möhren, Brokkoli, Süßkartoffeln, Spinat, Melone
	Treiben Sie Sport.	
	Hören Sie mit dem Rauchen auf.	
Schlafstörungen	Essen Sie nichts mehr nach dem Abendessen, erst recht nichts kurz vor dem Schlafengehen.	
Harnweginfektionen	Trinken Sie täglich acht Gläser Wasser.	
	Trinken Sie Preiselbeersaft.	
Nachlassende Knochenmasse	Treiben Sie Sport.	Milch und Milchprodukte
	Nehmen Sie mehr Kalzium zu sich; verwenden Sie gegebenenfalls Zusätze. Nehmen Sie Vitamin-D-Zusätze.	

Strategie 3:
Stressstabil durch körperliche Aktivität

8 Der Doppelschlag: Stress und Inaktivität in den Wechseljahren

Viele Frauen fürchten sich vor dem Gedanken an Sport. Andere sind verwirrt. Sie fragen sich: »Warum ist es für eine Frau so wichtig, sich jeden Tag zu bewegen?« Hängt etwa ihr Leben davon ab? Ja, genau so ist es!

Die Mehrheit von uns sind weder Athletinnen noch Models, Schauspielerinnen oder gar Tänzerinnen. Heutzutage haben Frauen weitaus mehr Berufsmöglichkeiten: Wir sind einerseits Lehrerin, Verwaltungsangestellte, Sekretärin, Programmiererin, Managerin, Krankenschwester, Ärztin oder Juristin und andererseits Tochter, Schwester, Ehefrau und Mutter. In den Vereinigten Staaten von Nordamerika etwa sind gegenwärtig 38 % aller Arbeitsplätze von Frauen besetzt, und Frauen haben die Männer in Bezug auf Collegeab-

- ■ Bestimmen Sie Ihr Fitnessniveau

- ■ Etwas ist besser als nichts: Steigern Sie täglich Ihre sportlichen Übungen, und verbrennen Sie dabei toxisches Gewicht

- ■ Managen Sie Ihre Stresshormone durch aerobe Übungen

schlüsse überholt (1999: 56% zu 44%) und ein ähnliches Verhältnis ist auch bei den akademischen Abschlüssen zu erwarten.

Doch unsere Berufs- und Karriereerfolge werden oft überschattet von der persönlichen Enttäuschung über das, was unser Körper durch Stress-Essen und Mangel an Selbstfürsorge erleidet. Eine Patientin stellte einmal ganz richtig fest:»Ich bin als leitende Angestellte sehr erfolgreich. Alle Schulungen und Karriereentscheidungen waren richtig. Mein Einkommen und mein Selbstwertgefühl habe ich über das erreicht, was mein Verstand zu Hause und bei meiner Arbeit leistet. Dabei wird mein Körper im Allgemeinen in den Hintergrund gedrängt.«

Solange wir unser Ziel auf die Pflichten und Erfolge in Beruf, Karriere, Gesellschaft und Familie konzentrieren, vergessen wir die Bedürfnisse unseres Körpers. Was wir aber brauchen, ist ein Gleichgewicht in unserem Leben. Wir müssen endlich akzeptieren, dass unsere Körper ein wesentlicher Teil der Erfolgsgleichung unseres Leben sind.

Gerade uns, den Frauen zwischen 40 und 50, hat man nie beigebracht, dass Sport ein Teil unseres Lebens sein sollte. Als wir die Schule verließen, waren wir nicht darin unterrichtet worden, wie man durch Sport aktiv sein kann. Inzwischen haben wir erkannt, dass unsere Körper unterschiedliche Bedürfnisse haben. Unsere Muskeln müssen angespannt werden, Sehnen und Bänder geschmeidig bleiben. Und das alles, um die vielen Jahre, die wir noch erleben, gesund und aktiv zu bleiben.

Das US-amerikanische Institut für Altersforschung hat festgestellt, das alles, was wir immer als Symptome des Alterns angesehen haben (schnelle Erschöpfung, Beeinträchtigung des Erinnerungsvermögens, Verlust der Kraft und Geschmeidigkeit, Rückgang der Muskelmasse, schmerzende Gelenke) in Wahrheit Symptome des Nichtgebrauchs sind! Es hat sich so eingebürgert, dass Männer und Frauen glauben, das Alter von 50 Jahren signalisiere einen natürlichen Rückgang der physischen und mentalen Funktionen. Damit lagen wir falsch! Die Frau des 21. Jahrhunderts kann erwarten, über 80 Jahre alt zu werden! Männer werden heute 77 Jahre und älter. Damit repräsentieren die 50er eine Zeit, in der man sich hervorragend neu besinnen und auf weitere 30 Jahre eines ausgefüllten und aktiven Lebens freuen kann. Es gibt Prognosen, die für das Jahr 2050 über eine Million Hundertjährige erwarten. Wenn Sie also gerade 50 sind, könnten Sie dazugehören!

Moderne Frauen sollten die alte Sport-ist-überflüssig-Botschaft aus der Zeit, als sie heranwuchsen, »verschrotten«. Tatsächlich wurden die Mädchen unserer Generation meist entmutigt, wenn es darum ging, an kraftvollen physischen Aktivitäten teilzunehmen. Erinnern Sie sich noch daran, wie leicht Sie sich vom Sportunterricht befreien lassen konnten, wenn Sie Ihre »Tage« hatten? In der Jugend geprägtes Rollenverhalten diktiert nur allzu oft den späteren Aktivitätsgrad. Traurigerweise hat dies zur Folge, dass viele 40- bis 55-jährige Frauen nie ihr körperliches Fitnesspotenzial ausschöpfen werden.

Wir sind in einer Kultur groß geworden, die Stärke als maskulin und einen schmalen, weichen und zerbrechlichen Körper als feminin ansah. Als Jane Fonda in den 70ern ihre ersten Aerobic-Studios in Los Angeles eröffnete, machten plötzlich Millionen Frauen ihre Verrenkungen zum Disco-Beat. Es folgten Heerscharen von Fitnessexperten, von Richard Simmons bis Cindy Crawford. Alle spürten das Feuer!

Dem zum Trotz ist die moderne, viele Milliarden Dollar schwere Fitnessindustrie noch relativ jung. So haben etwa die Weight Watchers bis Mitte der 90er-Jahre keinerlei Bewegungsaktivitäten in ihr Programm aufgenommen. Obwohl die Zahl der weiblichen Studenten, die sich sportlich betätigen, von 300 000 im Jahr 1971 bis heute auf etwa 2,5 Millionen angestiegen ist, haben viele Frauen, die in den 60er-Jahren erwachsen wurden, nie an organisierten Aktivitäten wie Schwimmen, Volleyball, Fußball, Basketball oder Hockey teilgenommen. Nachdem sie also niemals darin unterrichtet worden sind, wie man etwa Gewichte hebt, werden Frauen in den Wechseljahren von einem Tag auf den anderen mit der Frage konfrontiert, wie man sich selbst dazu antreibt, in Form zu kommen – und das möglichst sofort.

Verbannen Sie solche Gedanken. Sie sind älter und weiser und – ob Sie es glauben oder nicht – Sie können immer noch gesund, aktiv und fit werden, wie alt Sie auch sein mögen! Denken Sie daran, dass körperliche Übungen über 40 nicht mehr dem Konkurrenzdenken oder einem entzückenden Aussehen im Trikot dienen. Es geht auch nicht darum, Muskeln aus Stahl oder einen knackigen Po zu bekommen. Es geht darum, die Übungen als Möglichkeit zu sehen, Ihren ganz normalen täglichen mentalen Verschleiß abzubauen, Ihre Symptome des Klimakteriums zu lindern, fit und sicher zu werden und eine gute Lebensqualität für Ihr Leben im 21. Jahrhundert zu erreichen.

Ich bin bereits im ersten Teil des Buches darauf eingegangen, dass Frauen häufig in einem Zustand leben, in dem Geist und Körper nicht miteinander harmonieren. Tatsächlich aber sind Geist und Körper etwas Ganzes, eine Einheit. Die international anerkannte Molekularbiologin und Autorin des Buches »Moleküle der Emotion« Dr. Candace Pert vertritt die Ansicht, der Körper sei lediglich »begriffsstutzig« und Geist und Körper seien unentwirrbar miteinander verbunden. Wenn man eines davon vernachlässige, verletze man das andere.

Bewegung kann Spaß machen. Durch körperliches Training können Sie sich stark fühlen. Ihr Schweiß kann Ihnen das wahre Gefühl von Leistung vermitteln. Sie werden sich wünschen, sich jeden Tag so richtig »abzuarbeiten«, um Ihrem Körper etwas Gutes zu tun.

■ Körper und Geist vereinen

Viele Patientinnen, die das erste Mal zu mir kommen, distanzieren sich von ihrem Körper, der ihnen fremd und von ihrem eigentlichen Ich abgespalten vorkommt. Sie müssen sich mit ihrem Körper erst wieder anfreunden. Physische Aktivität verbindet Geist und Körper. Einer der am längsten anhaltenden Effekte bei einer Frau, die physisch stärker wird, ist ihre damit verbundene mentale Stärke.

Jede Frau über 40 sollte ihre Selbstachtung aus einer Verbindung von körperlicher und mentaler Kraft schöpfen. Sie sollte einer tiefen Verpflichtung zur Selbstfürsorge entspringen, die viele Frauen unserer Generation lange vernachlässigt haben. Ich meine damit nicht die allwöchentliche Massage oder Maniküre, sondern die konzentrierte Bemühung, Ihre eigenen Bedürfnisse an die erste Stelle zu setzen.

Sie müssen den chronischen toxischen Stress eliminieren:

■ **aus Ihren persönlichen Beziehungen**
■ **aus Ihrer Ernährung**
■ **aus Ihren physischen Aktivitäten**

■ Sport in den Wechseljahren

Wie wir mittlerweile wissen, ist die Perimenopause sozusagen ein Schock für unser ganzes »System«. Der weibliche Körper benötigt ein ganzes Jahr, um sich auf die Hormonumstellung einzustellen. Dieser an sich ganz natürliche Übergang wird durch unseren unnatürlichen »sitzenden Lebensstil« erschwert. Unser Stoffwechsel verlangsamt sich mit zunehmendem Alter.

Um die 40 erleben wir bereits die dritte größere Phase des metabolischen Rückgangs. Zusätzlich wurde unser Stoffwechsel vielleicht vermindert in den Jahren des chronischen Diätwahns, die uns unserer Muskelmasse beraubt haben. Unsere Tatenlosigkeit lässt uns keine andere Wahl, als all diese Auswirkungen zusammenzuzählen.

Wir stellen dem die Auswirkungen der Hormonumstellung in den Wechseljahren gegenüber: Fett wird jetzt geradezu magisch vom Bauch angezogen und bildet unseren Meno-Bauch, der sich über dem schon übermäßig vorhandenen Fett in unserem Bauch ansetzt und uns noch anfälliger für toxisches Gewicht werden lässt. Eventuell leiden wir bereits unter anderen allgemeinen Symptomen, die mit dem Klimakterium einhergehen: Hitzewallungen, Ängste, Depressionen, Energieverlust, Erschöpfung und Schlafstörungen, Abnahme des Selbstwertgefühls, Konzentrations- und Erinnerungsschwäche. Ob Sie es glauben wollen oder nicht: Sport ist die Lösung für all diese Dinge!

■ Die dreifache Bedrohung

Was geschieht, wenn wir zu der Kombination von Wechseljahren und Inaktivität auch noch toxischen Stress hinzufügen? Die dreifache Bedrohung für unseren gesamten Organismus ist perfekt!

Frauen im Klimakterium, die keinerlei körperliche Aktivitäten ausüben, sind extrem anfällig für toxisches Gewicht, das aus toxischem Stress resultiert. Sie besitzen kein körperliches Ventil für den täglichen Stress. Stattdessen akkumuliert sich der Stress, erhöht die Menge des im Körper zirkulierenden Cortisols und stimuliert die Fettzellen im Meno-Bauch dazu, kontinuierlich mehr Fett zu speichern. Damit sind Frauen auf dem Weg zum Metabolischen Syndrom.

Debbies Erfolgsgeschichte

Nehmen Sie als Beispiel Debbie. Vielleicht erinnern Sie sich an ihren Ernährungsplan. Mit 43 Jahren – an der Schwelle zum Klimakterium – litt Debbie ständig unter schrecklichen Erschöpfungsanfällen, Antriebsschwäche und mangelndem Selbstwertgefühl. Sie war seit jeher eine Stress-Vielesserin, und der sitzende Lebensstil hatte im Zusammenspiel mit ihren Essgewohnheiten zu ungesundem Gewicht und üppiger Taille geführt. Sie litt häufig unter geringfügigen Erkrankungen, und nachdem kurz zuvor hoher Blutdruck bei ihr festgestellt worden war, begann sie damit, sich ernsthaft Gedanken über die Krankheitsgeschichte ihrer Familie zu machen.

Debbie akzeptierte ihre Sportübungen, um toxisches Gewicht zu reduzieren. Mittlerweile marschiert sie jeden Tag fünf Kilometer und hat in ihren Plan A zusätzlich zweimal in der Woche Krafttraining aufgenommen. Auch an Tagen mit ohnehin großen Herausforderungen möchte sie diesen Schwung beibehalten. Dafür gibt es einen Plan B, in dem sie die fünf Kilometer pro Tag in Abschnitte auflöst und immer dann marschiert, wenn es ihre Zeit erlaubt. Ihre einst so niederschmetternden Erschöpfungszustände gehören jetzt der Vergangenheit an. »Das Leben ist schöner geworden«, meint Debbie heute. »Ich habe einfach mehr Energie und Stehvermögen bei der Erledigung meiner Verpflichtungen und danach bleibt mir die Möglichkeit, mich erfreulichen Dingen zuzuwenden, ohne hinterher das Gefühl zu haben, eine einwöchige Erholungspause zu benötigen.« Debbie muss sich auch nicht mehr sorgen, wenn es darum geht, einmal zu rennen, um noch einen Zug zu erwischen.

Ihr Selbstvertrauen ist jetzt so groß, dass sie nicht mehr glaubt, sich durch ihre Fettleibigkeit wie durch einen Filter von ihrer Umwelt abschirmen zu müssen. Sie macht sich keine Gedanken mehr darüber, was andere Leute von ihr halten, wenn sie im Restaurant isst.

Es macht sie auch nicht mehr so verlegen, neue Menschen kennen zu lernen oder alte Freunde zu treffen. Sie sei in letzter Zeit sogar nicht mehr so oft krank gewesen, meint Debbie. Ihr Blutdruck hat sich wieder im normalen Bereich eingependelt und, was am wichtigsten für sie ist, von den Gedanken an zukünftige Krankheiten wird sie auch nicht mehr terrorisiert. Kurz: Debbie fühlt sich rundum wohler und weniger belastet. Den Spaß an körperlichen Aktivitäten oder »Übungsmöglichkeiten«, wie sie es nennt, teilt sie mit ihrem Mann, damit beide das neue Wohlgefühl auch in Zukunft aufrechterhalten und gemeinsam ein langes Leben genießen können.

Am Ende konnte Debbie ihr Übergewicht ablegen und wurde dabei gesünder. Nachdem sie inzwischen über ein Jahr lang so lebt, hat Debbie – wie schon viele Patientinnen vor ihr – erkannt, dass die Zeit, die sie mit der Leibesertüchtigung verbringt, für sie heilig geworden ist, eine Zeit der mentalen und physischen Erneuerung, ein Ruhepunkt an einem geschäftigen Arbeitstag. Sie verfolgt jetzt nicht mehr das Ziel, Muskeln zu züchten. Sie weiß, dass Sport für sie als ein Weg zur Verbesserung ihrer Lebensqualität unverzichtbar ist.

■ Stressreaktion und Bewegung

Spätestens jetzt sollten Sie erkennen, dass unser angeborenes Stressverhalten zu unvollkommen ist, um der modernen Zeit Herr bzw. Frau zu werden. Mit anderen Worten, wir fühlen uns zwar gestresst, lassen aber keinen Dampf mehr ab, und das führt zu chronischem toxischen Stress. Einfach ausgedrückt, wäre es unbedingt nötig, um den Stressfett-Kreislauf zu durchbrechen, dass wir das Kampf-oder-Flucht-Verhalten unseres Körpers mit der physischen Reaktion beendeten, die er eigentlich erwartet. Tun wir das nicht, ist die einzige Alternative bei Stress Frust-Essen.

1999 veröffentlichten Forscher der Universität von Colorado vier Tierstudien, die zeigten, dass maßvolle Bewegung Stress – ohne Rücksicht auf dessen Ursprung – reduzieren kann. Das heißt, Sie können sich in Form bringen und halten, Fett verbrennen und Ihre Muskeln stärken, während Sie gleichzeitig Ihre Stresshormone unter Kontrolle bringen. Ich selbst sehe inzwischen in Sportgeräten wahre Kampf-oder-Flucht-Simulatoren und in Gymnastiktrainern Kampf-oder-Flucht-Ausbilder. Bewegung macht mehr Spaß, wenn Sie sich darüber klar werden, dass Sie körperlich aus sich herausgehen und dabei in Wirklichkeit die Mühen des Lebens abarbeiten. Damit erhält Ihr Training die lebenssichernde Funktion des Stressabbaus. Es ist eine Möglichkeit, einzusehen, dass Sport zum Leben gehört. Für Frauen über 40 ist das Risiko am größten, toxischen Stress und damit toxisches Gewicht zu bekommen. Wenn Sie bereits toxisches Gewicht angesetzt haben, verschlechtert weiterer toxischer Stress die Situation, indem er Sie noch anfälliger macht, Fett am Bauch anzusammeln. Und das alles zu einem Zeitpunkt, zu dem auch noch Ihre Hormone in den beginnenden

Wechseljahren verrückt spielen. Das Ganze ist ein biologisches Auf und Ab. Ihr Stoffwechsel ist »müde« und der Östrogenspiegel sinkt; gleichzeitig kommt es zu einer vermehrten Flut von Stresshormonen. Das Ergebnis? Eine üppige Taille – Ihr Körper hat aufgehört, einer Birne zu ähneln, er nähert sich dem Apfel an – und das birgt ein erhöhtes Krankheitsrisiko.

Eine gute Nachricht: Diesen Teufelskreis können Sie durchbrechen! Wenn Stress Sie einerseits dick macht, dann werden Sie andererseits Fett abbauen, wenn Sie stressstabil werden. Der Schlüssel dazu liegt in Ihrer Fitness. Ich zeige Ihnen, wie das funktioniert!

Im ersten Teil des Buches haben Sie gelernt, dass Betaendorphine die Wirkung des Cortisols neutralisieren. Sie bewirken einen Beruhigungseffekt, der die Freigabe von Alarmhormonen und – was noch wichtiger ist – des Appetit fördernden Cortisols verlangsamt. Sie aktivieren auch das Belohnungssystem im Gehirn, was zu Wohl- und Völlegefühl führt. Es ist also leicht einzusehen, wie Betaendorphine auch Depressionen und Ängste und sogar Hitzewallungen mildern können.

Ich habe festgestellt, dass die meisten Frauen zu Beginn der Wechseljahre mehrere Ebenen des Stresses erleben. Es gibt gut abgesichertes Datenmaterial, das uns beweist, dass Sportübungen eine ähnlich gute Wirkung auf Depressionen haben wie Antidepressiva. Eine Studie über relevante Forschungsergebnisse bestätigte 1993 »die antidepressiven, Angst lösenden und stimmungsaufheiternden Effekte von Sportübungs-Programmen«. Dr. Catherine Ross von der Ohio State University verwies 1994 in einem wissenschaftlichen Aufsatz auf mehrere Studien, die zum Ergebnis hatten, dass beides, aerobes und Hanteltraining, zu einer Abnahme von Depressionen und zu einer Verbesserung der psychischen Gesundheit führt. In einer Untersuchung der Duke University aus dem Jahr 1999 wird berichtet, dass bei milderen Formen von Depressionen ein 16-wöchiger Kurs flotter Herz-Kreislauf-Gymnastik mit drei Übungseinheiten à 30 Minuten in der Woche genauso effektiv war wie die Einnahme von Antidepressiva. Eine Fülle von weiteren Studien untermauert die Erkenntnis, dass sportliche Betätigung uns ein verstärktes Wohlgefühl verschafft.

Viele meiner Patientinnen, die einmal Stress-Vielesser gewesen waren, wurden derart versessen auf Sport und auf das Wohlgefühl, das er ihnen bereitete, dass ihr Training zu einer neuen Passion wurde und die Ernährung in den Hintergrund rückte. Die Stress-Wenigesser sehen im Sport meist eine Möglichkeit, ihren erbarmungslos hohen Anteil an Stresshormonen, der sie mit Angst und Nervosität plagt, besser unter Kontrolle zu halten. Ein flotter Spaziergang bringt Ruhe und Frieden!

■ Auswirkungen von physischer Aktivität

Herzkrankheiten sind der Killer Nummer eins in der westlichen Welt. Nach Prognosen der Harvard University School of Public Health werden sie um das Jahr 2020 sogar weltweit die häufigste Todesursache sein. Ich will Ihnen jetzt schildern, was von dem Moment an passiert, in dem Ihr Herzschlag sich erhöht, bis zu dem Augenblick – oft Stunden später –, in dem Ihr Körper immer noch davon profitiert.

Ihr Herz ist ein Muskel, der ständig Blut durch Ihren Körper pumpt. Das Blut wiederum transportiert Sauerstoff, entfernt Abfälle und ist für viele andere lebenserhaltende Funktionen verantwortlich. Das Herz hat also viel zu tun.

Wenn Ihr Herz nicht hundertprozentig fit ist, muss es noch härter arbeiten, was zu Abnutzung und Erschöpfung führen kann. Jeder Teil Ihres Körpers, der nicht gut genug durchblutet ist, wird müde und schmerzt. Also müssen Sie Ihre Blutpumpe gut pflegen. Dabei helfen die richtige Ernährung, ausreichendes Trinken und eine gute Gesundheitsvorsorge. Aber Bewegung ist der Schlüssel zum »Glück«.

Ich denke in diesem Zusammenhang besonders an Herz-Kreislauf-Übungen, die speziell auf das Herz und die Blutgefäße wirken. Diese Art von Bewegung läuft auch unter dem Namen aerobes Ausdauertraining (Training des Körpers auch bei Belastung, eine entsprechende Menge Sauerstoff aufzunehmen und zu verarbeiten; nicht zu verwechseln mit Aerobic). Beispiele dafür sind: Walking (schnelles Gehen), Rad fahren, Rudern und Schwimmen.

Aerobe Übungen bewirken eine tiefere Atmung. Gleichzeitig beschleunigt sich der Herzschlag, weil Ihr Herz ein gesundes Training absolviert. All das macht Ihr Herz fit. Zudem reduziert diese Art von Bewegung den Stress nachhaltig. Ob Sie hinter einem Kind oder einem Bus herlaufen oder jeden Tag etliche Treppen steigen, jedes Mal unterbrechen Sie damit den Stressfett-Zyklus, denn das sind Varianten unserer Kampf-oder-Flucht-Reaktion des 21. Jahrhunderts.

Training ist deshalb für alle über 40-Jährigen so wichtig, weil es ihnen die Möglichkeit gibt, Körperfett zu verbrennen und das toxische Gewicht zu verringern. Das Schöne am Training ist, dass sich Ihr Allgemeinbefinden deutlich verbessert, wenn Sie das für Sie persönlich passende Verhältnis zwischen physischer Aktivität und Ernährung erst einmal gefunden haben. In einem 1999 im »Journal of the American Medical Association«

erschienenen Leitartikel weist Dr. Michel Pratt darauf hin, dass sehr wahrscheinlich eine beständige Verbindung zwischen psychischer Aktivität und Gesundheit bestehe. Dies bedeutet, dass für die Gesundheit etwas Aktivität besser ist als gar keine, und mehr ist sogar noch besser. Wenn Sie bereits Schwierigkeiten mit dem Blutdruck und dem Cholesterinspiegel haben, können Sie Ihren Krankheitsprozess beträchtlich durch Ihren Lebensstil umkehren, indem Sie beginnen, Ihr Körpergewicht um 10 % zu senken.

Mit Ihren Übungen erreichen Sie die Steigerung Ihres allgemeinen Durchhaltevermögens und eine Senkung Ihres Blutdrucks. Dr. William Haskell und seine Mitarbeiter führen in ihrer Überprüfung des kardiovaskulären (also Herz und Gefäße betreffenden) Nutzens sportlicher Übungen verschiedene Studien an, die beweisen, dass der Blutdruck mit Hilfe von aeroben Übungen tatsächlich gesenkt werden kann und dass dies für nahezu alle Altersgruppen gilt – von 15 bis 80!

Welchen Nutzen hat nun das Training für Frauen über 40?

- ■ **Reduzierung des Risikos, an einer Herzerkrankung zu sterben, um mehr als 40 %**
- ■ **Senkung von Blutdruck und Cholesterin**
- ■ **Verbesserung von Verdauung und Darmfunktionen**
- ■ **Fettreduzierung durch bessere Nutzung des Fettes als Energielieferant**
- ■ **Stärkung des Herzmuskels**
- ■ **Regulierung des Blutzuckers**
- ■ **Reduzierung des Krebsrisikos**
- ■ **Erhöhung von Festigkeit und Beweglichkeit der Gelenke**
- ■ **Ansteigen der Lebenserwartung**

Doch das wohl sichtbarste Resultat nach der Integration von Sport in das Leben einer Frau ist der Gewichtsverlust!

Im Kapitel über das Ernährungsverhaltensmuster habe ich festgehalten, dass Ihre physischen Aktivitäten sozusagen die »Währung« sind, mit der Sie für Ihre Ernährung »bezahlen«. Ich möchte Ihre Aufmerksamkeit jetzt noch einmal auf die Gleichung zur Energie-Balance richten.

Proteinlieferanten		
Totaler Energieaufwand =	**Energieaufnahme (Nahrung)** −	**Energieverbrauch (Aktivität)**

Je mehr Sie sich bewegen, desto mehr können Sie auch essen, so einfach ist das! Körperliche Aktivität ist also tatsächlich »das Geld auf Ihrem Konto«! Wenn Sie also manchmal in einer größeren Portion von Kalorien schwelgen, als Sie im Normalfall zu sich nehmen, heben Sie einfach Geld von Ihrer »Sportbank« ab und bezahlen für diese Extrakalorien. Geraten Sie dabei bloß nicht in Panik; denken Sie einfach um, und stellen Sie fest, dass Sie an diesem Tag ohnehin schon mehr Übungen gemacht haben, um für diese Kalorien bezahlen zu können, oder machen Sie diese Übungen einfach am Tag darauf. Am Ende wird sich alles wieder ausbalancieren. Ihr über 40 Jahre alter Körper verbrennt dank der Erhöhung des Stoffwechsels durch Bewegung Kalorien außerordentlich effizient, und die Abweichung von Ihrem Ernährungsplan ist kein Grund zur Panik, wenn Sie diese bei Ihrem Trainingstagespensum berücksichtigt haben.

Debbie hatte z. B. ein Stück von ihrem geliebten Geburtstagkuchen mit einer Eiskugel gegessen. Mit einem zusätzlichen Drei-Kilometer-Spaziergang (200 Kalorien), den sie vorsichtshalber schon zuvor gemacht hatte, und den geplanten Golfrunden (200 Kalorien) vom nächsten Vormittag waren die 300 Extrakalorien schnell wieder getilgt. Deshalb konnte sie ihren Geburtstag auch ohne den üblichen toxischen Schuldgefühls-Stress genießen. Sportliche Übungen bieten Frauen wie Debbie, die dazu neigen, bei Stress viel zu essen, eine unmittelbare Entlastung von ihren Schuldgefühlen. Das heißt zwar noch lange nicht, dass der Genuss eines ganzen Eisbechers mit Schlagsahne keinerlei Konsequenzen nach sich zieht. Es bedeutet nur, dass Sie sich die gelegentlichen besonderen Freuden genehmigen dürfen, ohne das Gefühl zu haben, wieder einmal gescheitert zu sein.

Aus der intensiven Beschäftigung mit der Wissenschaft des Stress-Essens wissen Sie bereits, dass Bewegung den Anteil der Stresshormone durch die Freigabe von Betaendorphinen senkt und außerdem tatsächlich dabei hilft, den Appetit auf fette Nahrungsmittel zu zügeln – ein doppelter Gewinn.

■ Häufige Fragen zur sportlichen Aktivität

Wenn ich meinen Patientinnen diese und auch andere physiologische Auswirkungen der sportlichen Betätigung erläutere, haben sie meist noch einige Fragen dazu. Speziell jene von allgemeinem Interesse, die sich hauptsächlich auf Frauen über 40 beziehen, möchte ich Ihnen nicht vorenthalten.

Wenn Sie bereits eine Herz-Kreislauf-, Lungen- oder Stoffwechselerkrankung haben, etwa Diabetes, Schilddrüsenprobleme, eine Nieren- oder Lebererkrankung, benötigen Sie zur Bestimmung der für Sie persönlich geeigneten sicheren Übungsstufe unbedingt eine umfassende medizinische Untersuchung! Sie ist ein wichtiges Element Ihrer neuen Selbstfürsorge. Damit Sie sicher und effektiv Sport treiben können, empfehlen Sportmediziner zusätzlich einen Sporttest, der die durch Ihre Krankheit bedingten Grenzen festlegen kann.

F Wie kann sportliche Betätigung die Vitalität steigern?

A Bewegung steigert Widerstandskraft und Durchhaltevermögen, zudem den gesamten Energiehaushalt. Körperliche Aktivität steigert die Sauerstoffaufnahme. Studien belegen, dass regelmäßige Bewegung zu einem Anstieg der Sauerstoffaufnahme von 10–20% führt. Das bedeutet, dass unser Körper Sauerstoff und andere wichtige Nährstoffe effizienter transportieren kann. Die erhöhte »oxidative Kapazität« Ihrer trainierten Muskeln, des Herzens und der Lunge scheint zudem einen hämodynamischen Effekt zu haben. Das bedeutet, dass Milchsäure, ein toxisches Nebenprodukt, das beim Muskeltraining entsteht, abnimmt, wenn wir physisch fit werden. (Haben Sie schon einmal Muskelkater gehabt? Das ist die Milchsäure!). All diese wunderbaren Trainingsanpassungen resultieren in gesteigerter Widerstandskraft und Durchhaltevermögen. Vereinfacht gesagt, können wir ohne Ermüdung und Muskelschmerzen alles viel länger durchhalten.

F Warum kräftigt Sport den Körper?

A Sport kräftigt Ihren Allgemeinzustand durch die Stärkung aller Strukturen im Körper (Muskeln, Knochen, Sehnen, Bänder, Herz-Kreislauf-System usw.). Durch regelmäßiges Training (Heben, Stoßen, Ziehen), etwa Gewichte heben, werden Ihre Muskeln gestärkt. Und stärkere Muskeln arbeiten effizienter.
Training mit Gewichten stimuliert Ihre Muskeln, alle anderen Körpersysteme zu aktivieren (etwa das endokrine oder das kardiovaskuläre System), die sich wiederum dahingehend anpassen, dass sie selbst stärker werden, um die kräftigeren Muskeln zu unterstützen.
Mit der Stärkung der Muskelfasern wachsen auch die metabolischen Energiespeicher in ihnen, Bindegewebe (Bänder und Seh-

nen) und Knochen werden fester und können Sie damit besser stützen. Diese unterstützenden Körperstrukturen werden in ihrer Gesamtheit fettfreie Körpermasse genannt. Ihr Ziel sollte es sein, diese fettfreie Körpermasse zu maximieren und gleichzeitig die Fettmasse zu vermindern, um den ganzen Körper zu stärken und stressstabiler zu machen!

Vermehrte Muskelmasse und Kraft sind in Ihrem Alter entscheidend für den Antrieb Ihres Stoffwechsels und die Erhaltung Ihrer Beweglichkeit. Gewichterhaltende physische Aktivität stärkt Ihre Muskeln, verbessert Ihre Haltung und vermindert das Osteoporose-Risiko.

Aerobe Übungen haben viele nützliche Auswirkungen auf Körper und Geist. Wenn Sie fit sind, kann Ihr Körper Sauerstoff und Nährstoffe besser liefern und nutzen und der Ermüdung widerstehen. Ausdauertraining verbessert Ihren Gesamtzustand durch Stärkung von Herz und Lunge, durch die Reduzierung des Pegels der Stresshormone, die als Resultat von toxischem Stress in Ihrem Körper zirkulieren, und durch die Verbrennung von toxischem Gewicht.

F Wie kann sportliche Betätigung die Beschwerden der Wechseljahre mindern?

A Sie wirkt wie ein Hammer! Im Klimakterium erleben wir zahllose physische und emotionale Veränderungen. Die Liste der Symptome, die mit der Perimenopause in Verbindung gebracht werden können, ist ellenlang und beinhaltet Depressionen, Gewichtszunahme, den Verlust an Muskelmasse und Knochenfestigkeit. Die Wechseljahre bergen das Risiko von Erkrankungen der Herzkranzgefäße, rufen die Verminderung der Kollagensynthese hervor, steigern allgemein die Körperfettmasse, das Bauchfett und vasomotorische (von den Gefäßen gesteuerte) Symptome wie Hitzewallungen. Sie bringen Reizbarkeit, Schlaflosigkeit und verminderte Konzentrationsfähigkeit mit sich. Es hat sich allerdings erwiesen, dass von all diesen Symptomen lediglich zwei – vasomotorische Hitzewallungen und die Trockenheit der Vagina – auf hormonellen Veränderungen beruhen. Training hat keinerlei Wirkung auf die Trockenheit der Vagina gezeigt, aber auf alle anderen negativen Symptome der Wechseljahre hat es einen nachgewiesenen positiven Einfluss.

Lassen Sie uns einen Blick auf die Forschung werfen: Eine Studie mit mehr als 1600 weiblichen Probanden ergab, dass Frauen mit hauptsächlich sitzender Tätigkeit doppelt so häufig von Hitzewallungen betroffen sind wie physisch aktive Frauen. Eine andere Studie berichtet über einen sofortigen Rückgang in der Häufigkeit von Hitzewallungen nach einem 45-minütigen Training (allerdings nicht dauerhaft), was darauf schließen lässt, dass die Übungen nur einen akuten Effekt haben. Zwei weitere Studien mit Beteiligung von 267 sportlich aktiven und sitzenden Frauen legen die Vermutung nahe, dass Berichte über übungsbezogene Reduzierungen von Hitzewallungen wohl im Wesentlichen die Auswirkungen der Übungen auf die Stimmung widerspiegeln. Fast alle Frauen in den Wechseljahren berichten über Stimmungsschwankungen. Dies mag mit Schlaflosigkeit zusammenhängen, die von Hitzewallungen oder durch die altersbedingten Veränderungen der Neurotransmitter hervorgerufen wurde. Studien haben bestätigt, dass regelmäßige Bewegung Stress reduzieren kann, ob er nun im Gehirn entsteht, im hormonellen System (wie in der Menopause) oder im Immunsystem.

Das ist aber noch nicht alles: Wir wissen inzwischen, dass der größte Einfluss auf die Gewichtszunahme im Klimakterium nicht vom hormonellen Zustand ausgeübt wird. Entscheidend sind der Verlust der Muskelmasse und die Verlangsamung des Stoffwechsels. Lassen Sie uns doch noch einmal rechnen: Können Sie sich daran erinnern, dass eine Frau, die ihre Muskeln nicht trainiert, mit jedem verlorenen Pfund Muskelmasse auch die Fähigkeit verliert, etwa 50 Kalorien pro Tag zu verbrennen? Aus lauter Verzweiflung reduzieren Frauen in dieser Situation dann ihre Kalorienzufuhr drastisch, um den verminderten Stoffwechsel zu kompensieren. Das drückt allerdings unseren Stoffwechsel nur noch weiter herunter. Doch die Situation ist nicht hoffnungslos! Training beschleunigt die diätbedingte Verlangsamung des Stoffwechseltempos wieder und baut gleichzeitig die Muskelmasse wieder auf. Es gibt maßgebliche Forschungsergebnisse, die zeigen, dass acht bis zwölf Wochen progressives Muskeltraining bei Frauen über 50 oder auch weit darüber einen beträchtlichen Aufbau der Muskelkraft bewirkt. Wie ich bereits erwähnt habe, können Sie mit ausreichendem Übungseinsatz tatsächlich altersbedingte Veränderungen im Körperaufbau ausgleichen. Kombinieren Sie aerobe Übungen und Krafttraining in vernünftiger Weise, wandeln Sie sich von einem schwächlichen Kleinwagen zu einem 30-Tonner-Diesel. Sie entwickeln eine kraftvollere Maschine, die, erst einmal vollgetankt, schnell und effektiv verbrennt.

Forschungen haben bewiesen, dass Sie dieses Ziel in jedem Alter erreichen können. Eine Querschnitts-Studie von weiblichen Athletinnen und Frauen mit vorwiegend sitzender Tätigkeit, alle zwischen 18 und 69, ergab zwischen den jüngsten und ältesten Athletinnen keinen Unterschied in der Relation von Körperfett und Muskelmasse. Zudem war das Stoffwechseltempo im Ruhezustand von perimeno-, meno- und postmenopausalen Frauen näher an dem von jungen Athletinnen als an dem von gleichaltrigen Frauen mit sitzender Tätigkeit.

F Wie schnell kann ich mit sichtbaren Ergebnissen rechnen?

A Das ist wohl die häufigste und auch brennendste Frage, wenn Frauen mit ihrem Übungsprogramm beginnen. Ich konnte feststellen, dass der Zeitraum, nach dem die ersten Resultate sichtbar werden, von verschiedenen Faktoren abhängt. Mit Sicherheit werden Ihre Ergebnisse umso schneller sichtbar, je mehr Zeit, Anstrengung und Beständigkeit Sie an den Tag legen. Ihre jetzt vorhandene Muskelmasse bestimmt den Effizienzgrad, mit dem Sie die Kalorien verbrennen können, auf die es ankommt. Einige Frauen sind von Natur aus athletischer und beweglicher als andere. Sollten Sie eine physische Behinderung (etwa Arthritis) haben, seien Sie realistisch, und gestehen Sie sich zu, dass es etwas länger dauern wird.

Das Tempo der Gewichtsreduzierung verläuft meist nach folgenden Grundregeln:

■ **Um ein Kilo Fett von Ihrem Körper zu verbannen, müssen Sie ca. 7700 Kalorien verbrennen. Am besten tun Sie dies, indem Sie gesunde Ernährung mit Körperübungen verbinden.**

■ **Eine 1,64 m große Frau mit etwa 50 überschüssigen Pfunden kann damit rechnen, ein halbes bis ein Pfund pro Woche zu verlieren, wenn sie zusätzlich 300 bis 600 Kalorien am Tag verbrennt. 1500 m Walking verbrennen etwa 100 Kalorien. Je mehr Sie jeden Tag walken, desto mehr Über-40-Fett verlieren Sie.**

■ **Sie können erste Erfolge an Ihrer Beinmuskulatur deutlich erkennen, wenn Sie zwei bis drei Monate lang konsequent (fünf- bis sechsmal wöchentlich) 45 Minuten lang entsprechende Übungen durchgehalten haben.**

■ **Ihr Meno-Bauch wird sich genauso wie die toxischen Pfunde darunter sofort vermindern. Sie werden bereits im ersten Monat Ihren Gürtel um einiges enger schnallen müssen! Einige Frauen haben allerdings sehr effiziente Fettspeicher, die sich in der Perimenopause hartnäckig in dieser Körperregion halten wollen. Stoßen Sie jene sturen Fettzellen mit reichlich Schwung, Kraft und Vitalität in Ihren Trainingseinheiten an, damit sie ihren Platz räumen!**

Wann immer Sie eine Entscheidung darüber zu treffen haben, was Sie essen sollten oder ob Sie Sport treiben sollten, nehmen Sie die Mathematik für Ihre Entscheidung zur Hilfe. Wenn Sie also irgendwann 400 zusätzliche Kalorien zu sich nehmen, müssen Sie schon irgendwie dafür »bezahlen«, oder die Kalorien landen sonst als Fett an Ihrem Körper. Wenn Sie sich am nächsten Tag sportlich betätigen (etwa drei Kilometer Walking verbrennen insgesamt 200 Kalorien) und die anderen 200 Exzesskalorien beim Essen einsparen, haben Sie die zusätzlichen Kalorien vom Tag zuvor ausgeglichen. Wenn Sie so denken, zeigen Sie immer mehr Verantwortung – für sich selbst und Ihre Taille!

F Wie wirkt sich das Training auf meine Energiebilanz aus?

A Sportliche Übungen haben die erstaunliche Fähigkeit, Ihre Energiebilanz wiederherzustellen, ungeachtet dessen, ob Sie unter Erschöpfung oder Sorgen leiden. Wenn Sie zur Gruppe der Stress-Vielesser gehören, wird physische Betätigung Sie buchstäblich so aktivieren, dass Ihr Herzrhythmus sich erhöht und Sie mit einem Blitzstart Ihren Tag beginnen. Sind Sie ein Stress-Wenigesser, werden Sie von den freigesetzten Betaendorphinen eher beruhigt. Auch dem häufigen Problem der Schlafstörungen wirkt diese wiederhergestellte Energiebilanz entgegen. Und das Beste: Sie werden bereits im Augenblick des Trainingsstarts die Energievorteile bemerken. Ungeachtet Ihres Stressprofils werden Sie bereits nach einem Spaziergang eine vibrierende Energie verspüren, die Sie hoffnungsvoller macht und Ihre Traurigkeit eindämmt.

F Vermindert das Training das Risiko von Herzkrankheiten?

A Ja! Die wissenschaftliche Literatur beschreibt eine starke Beziehung zwischen dem allgemeinen Rückgang von physischen Aktivitäten und dem Ansteigen von Herzerkrankungen. In einer Untersuchungsreihe mit 1500 schwedischen Frauen im Alter von 38 bis 60 wurde festgestellt, dass unter denjenigen, die am wenigsten Bewegung hatten, ein nahezu dreifach höherer Anteil an Erkrankungen der koronaren Arterien auftrat als bei jenen, die körperlich fit waren. Es gibt zudem eine eindeutige Beziehung zwischen der Steigerung regelmäßiger körperlicher Übung und der alle Körperfunktionen beherrschenden Herzfunktion.

Bei Frauen in der postmenopausalen Lebensphase steigt das Risiko für Herzkrankheiten rapide an, weil das (gute) HDL-Cholesterin im Blut abnimmt und durch Östrogenmangel bedingte Blutgefäßveränderungen entstehen. Sie können diesen Veränderungen sportliche Betätigung entgegensetzen. In drei Jahre langen Untersuchungen wurde festgestellt, dass bei gesunden Frauen mittleren Alters, die ihre Übungen über diesen Zeitraum gesteigert hatten, der HDL-Cholesterinspiegel unverändert blieb, während er bei jenen Frauen fiel, die in den drei Jahren weniger Zeit und Kraft in den Sport investiert hatten.

Sport senkt zudem das Risiko von Herzrhythmusstörungen oder eines tödlichen Herzversagens. Weiterhin spielt angemessene Bewegung eine große Rolle bei der Rehabilitation von Menschen, die eine Herzattacke hinter sich haben. Daten hierüber belegen eindeutig, dass Patienten, die nach dem Ereignis an Übungsprogrammen teilnahmen, ein Ansteigen der Herzfunktion zeigten. Eine Studie mit 4000 Herzpatienten ermittelte, dass von denjenigen, die nach ihrer Herzattacke an einem regelmäßigen Übungsprogramm teilgenommen hatten, 25 % weniger an Herzerkrankungen starben als aus der Gruppe der Nichtteilnehmer. Dies mag Ihnen als Warnung dienen! Warten Sie bitte nicht, bis Ihnen auch so etwas passiert, beginnen Sie sofort mit dem Training!

F Wie kann das Training hohen Blutdruck senken?

A Das Training erhöht die Kraft des Herzmuskels so, dass er das Blut kraftvoller und effizienter in den Kreislauf pumpen kann. Diese zusätzliche Kraft und die damit verbundene Senkung des Blutdrucks spiegelt sich in Blutdruckmessungen sichtbar wider. Menschen mit geringer physischer Fitness haben ein um 35–52 % höheres Risiko, dass sich hoher Blutdruck entwickelt. Forschungen haben ergeben, dass regelmäßige Übungen den Blutdruck auch bei jenen senken, denen bereits die Diagnose »zu hoher Blutdruck« mitgeteilt wurde.

Ausdauertraining bewirkt einen kurzzeitigen Spitzenwert (systolisch) Ihres Blutdrucks (im »Normalzustand«, also bei einem Blutdruck von 120/80, ist 120 der systolische Wert). Dieser Anstieg ist normal und kommt von der erhöhten Herztätigkeit, die bewirkt, dass mehr Blut zu den arbeitenden Muskeln ihres Körpers transportiert wird. Ihr Training bewirkt zudem, dass die Arterien Ihres Körpers sich weiten, um sich damit dem gesteigerten Blutfluss anzupassen und Ihren Blutdruck wieder in den Normalbereich zu bringen. Je trainierter Sie sind, desto effizienter kann Ihr Körper den Blutdruck während der Bewegung normalisieren.

F Wirkt sich das Training positiv auf den Cholesterinspiegel aus?

A Cholesterin wird durch Bewegung gesenkt. Cholesterin ist eine natürliche Substanz, die in der Leber gebildet wird, Ihrem Körper wesentlich bei der Zellbildung hilft und zahlreiche Hormone produziert. Stellt Ihr Körper jedoch zu viel Cholesterin her, bewirkt dies – in Verbindung mit anderen Fettsubstanzen, den so genannten Triglyceriden – Ablagerungen an den Innenwänden der Arterien. Es wird angenommen, dass ein hoher Cholesterinspiegel auf einer genetischen Veranlagung beruht, verbunden mit einer Ernährung mit einem hohen Anteil an gesättigten Fetten und einer sitzenden Lebensform.

Das Training beeinflusst in erster Linie die Menge unseres (guten) HDL-Cholesterins und senkt das Niveau der im Blut zirkulierenden Triglyceride. Wenn man Ausdauersportler und gesunde, hauptsächlich sitzend tätige Menschen miteinander vergleicht, stellt man fest, dass die erste Gruppe einen um 20–30 % höheren HDL-Anteil und einen niedrigeren Triglyceridspiegel aufweist.

F Wie wirkt sich das Training auf mein Immunsystem aus?

A Das Training stärkt das Immunsystem, dessen wichtigste Aufgabe es ist, Sie vor Infektionen und anderen Krankheiten zu schützen.

Es hilft Ihnen zudem dabei, nach einer Infektion oder anderen Erkrankung wieder gesund zu werden. Ein gesundes Immunsystem kann zwischen Zellen, die zu Ihnen gehören, und fremden Zellen unterscheiden, die ausgeschaltet werden müssen. Aerobe Übungen, wie etwa flottes Gehen, stimulieren Ihr hormonelles System (Östrogen, Progesteron, Stresshormone), das wiederum das Immunsystem stimuliert, effektiver zu arbeiten. Untersuchungen haben gezeigt, dass gesunde Bewegung auf die Immunzellen Auswirkungen hat und dass ihre Funktion aufrechterhalten werden kann, wenn Stresshormone auf einem normalen Level gehalten werden.

F Wie senkt das Training das Diabetesrisiko?

A Altersdiabetes geht in den meisten Fällen mit Fettleibigkeit und Inaktivität einher. Sportliches Training erhöht die Fähigkeit des Gewebes, auf das Insulin des Körpers zu reagieren, und hilft deshalb, den Blutzucker im grünen Bereich und Diabetes unter Kontrolle zu halten. Mit Bewegung und der passenden Ernährung können Menschen mit Altersdiabetes (Typ-2-Diabetiker) häufig den zu hohen Blutzuckerspiegel wieder zurückdrehen und schließlich ihre Medikamente auf Dauer wieder absetzen.

F Welcher Zusammenhang besteht zwischen Bewegung und der Zunahme der Knochendichte?

A Um das Skelett anzuregen, mehr Knochenmasse zu bilden, muss es größerem Gewicht ausgesetzt werden, als dies üblicherweise der Fall ist. Einfacher gesagt, dasselbe Prinzip, das zum Muskelaufbau nützlich ist – Anpassung und Steigerung der Kraft, um effizienter auf die natürlichen physischen Herausforderungen antworten zu können – gilt auch für Ihre Knochen. Knochen sind lebendes Gewebe, das sich ständig verändert und dem Stress anpasst, dem es ausgesetzt ist. Ich habe bereits erwähnt, dass ein leichter Verlust der Knochendichte natürlicherweise nach dem 30. Lebensjahr einsetzt und dieser Prozess sich dann während der Wechseljahre beschleunigt. Die Resultate mehrerer Studien sprechen dafür, dass sportliche Bewegung diesen Substanzverlust durch die Stimulation neuen Knochenwachstums minimiert; Knochen werden auf ähnliche Weise wie Muskeln stärker und passen sich den Anforderungen der Übungen damit an. Studien haben sogar nachgewiesen, dass Frauen über 90 den Knochenabbau durch Bewegungsübungen ausgleichen können und damit Knochenwachstum und -stärke anregen.

Ich mag für Sie klingen wie eine Schallplatte, die einen Sprung hat, doch ich möchte es trotzdem noch einmal wiederholen: Die Reduktion der Knochenmasse, die häufig beim Altern als »normal« bezeichnet wird, ist in Wirklichkeit der Preis für den Nichtgebrauch. Dem Verlust an Knochenmasse kann – wie so vielen anderen Symptomen des Alterns auch – mit regelmäßiger sportlicher Betätigung, dem Verzicht auf das Rauchen und mit einer adäquaten Ernährung (in diesem Fall Kalzium) entgegengewirkt werden.

F Wie beeinflusst Bewegung Osteoporose?

A 80 % der 25 Millionen US-Amerikaner, die gegenwärtig unter Osteoporose – einem übermäßigen Verlust an Knochengewebe – leiden, sind Frauen. Der Abbau von Knochensubstanz der Rückenwirbel- und Oberschenkelknochen beginnt bei Frauen gewöhnlich mit dem 30. Lebensjahr, ab 40 bis zur Menopause beträgt er etwa ein Prozent jährlich. In der Menopause beschleunigt sich der Knochenschwund dann erheblich. Während der ersten fünf bis zehn Jahre nach der Menopause verringert sich die Knochensubstanz jährlich um etwa 2 %.

Ohne geeignete Gegenmaßnahmen beträgt der Verlust an Knochenmasse bei Frauen bis zum 60. Lebensjahr etwa 30 %. Die wichtigste Ursache hierfür scheint Östrogenmangel zu sein. Physische Aktivitäten sind bei der Behandlung einer fortschreitenden Osteoporose zwar kein Ersatz für eine Östrogentherapie, spielen allerdings dennoch eine große Rolle. Die Kombination aus Kraft- und Ausdauertraining (etwa Walking) kann gegen weiteren Verlust der Knochenmasse vorbeugen und die Knochendichte erhöhen. In einer Studie mit 25 Frauen von 49 bis 61 stellte sich heraus, dass die Mineraldichte (BMD) – ein Maß zur Feststellung der vorhandenen Knochenmasse – der Lendenwirbelsäulenknochen bei denen, die joggten oder Volleyball spielten, signifikant höher war als bei jenen, die keinen Sport trieben. Auch Walking hat sich in diesem Zusammenhang übrigens als außerordentlich fördernd erwiesen. Eine Zwölf-Monats-Studie, an der mehr als 200 postmenopausale Frauen beteiligt waren, ergab, dass jene, die zehn Kilometer pro Woche Walking betrieben, einen höheren BMD-Durchschnitt im Rumpf, in den Beinen und im gesamten Knochenbau aufwiesen als jene, die weniger als ein bis zwei Kilometer auf den Beinen waren.

F Wie fördert Sport den Schutz und die Widerstandskraft der Gelenke gegen Verletzungen?

A Bewegung schützt Ihre Gelenke durch die Stärkung des sie umgebenden Muskelgewebes und die Steigerung der Flexibilität von Sehnen und Bändern, die Gelenke und Knochen miteinander verbinden. Das Ganze ist ein komplexes System ineinander übergreifender Teile, in dem jedes Teil die anderen unterstützt.

Die Gesundheit Ihres Knochensystems hängt von Beweglichkeit und Aktivität ab. Um gesund zu bleiben, müssen Ihre Gelenke tun, wofür sie vorgesehen sind: das Bewegen und Tragen von Gewichten. Auch die Gesundheit der Knorpelmasse, die Ihre Gelenke umhüllt, ist unerlässlich für die Aufrechterhaltung der Gelenkfunktionen. Knorpel können nur über die Produktion und den Fluss von Gelenkflüssigkeit Nahrung erhalten. Gelenkflüssigkeit liefert Nährstoffe, transportiert Abfälle und schmiert die Gelenkoberfläche. Bewegung ist dafür unerlässlich und steigert die Zirkulation von Blut und Lymphflüssigkeit in und aus der Gelenkstruktur und die sie umgebenden weichen Gewebe. Wir sind als Säugetiere natürlich nicht geeignet, den ganzen Tag vor dem Computer zu sitzen! Unsere Körper sind fabelhafte Maschinen, die geschaffen wurden, sich zu bewegen! Wenn ein Auto unbenutzt herumsteht, kann sich das Öl im Motor verhärten und austrocknen. Die Kolben sitzen dann fest, und Sie werden dieser Maschine nicht mehr viel Kraft entlocken, wenn Sie versuchen, sie anzukurbeln. Sie wird eventuell für immer den Geist aufgeben. So ähnlich ist es mit unseren Gelenken: Wenn Sie Ihre Gelenke nicht bewegen, werden Sie sie verlieren.

F Kann ich auch noch Sport treiben, wenn ich bereits Arthritis habe?

A Selbstverständlich, Sie können und sollten es bei Gelenkentzündungen sogar unbedingt tun! Wissenschaftliche Studien haben eindeutig ergeben, dass sowohl bei der Osteoarthritis als auch bei der rheumatoiden Arthritis mit Walking und anderen stärkenden Übungen Verbesserungen erreicht werden können. Dazu gehören geringere Schmerzen und eine Steigerung der Beweglichkeit.

F Wie wirken sportliche Übungen bei Depressionen?

A Wie wir bereits festgestellt haben, sind sportliche Übungen bei leichten bis mittleren Depressionen genauso wirksam wie herkömmliche Antidepressiva, wenn nicht sogar wirkungsvoller. Das beim Training ausgeschüttete Betaendorphin ist ein leistungsfähiger Stimmungsmodulator und kann helfen, die Zuversicht zu steigern, und zu mehr Klarheit im Denken führen – an Stelle von Verzweiflung und Frustration. Ich empfehle sportliche Übungen nicht als Ersatz für andere Therapien, doch Ihr Arzt sollte entscheiden, ob er bestimmte Behandlungsinhalte ändert, wenn Sie mit dem regelmäßigen Training anfangen wollen.

■ Wie Geld auf der Bank: Das »Aktivitätenkonto«

Was kann ich Ihnen im Speziellen empfehlen, wo Sie selbst jetzt den unendlichen Nutzen physischer Aktivitäten kennen gelernt haben? Wenn Sie über 40 Jahre alt sind, wird Bewegung zu einem unverzichtbaren Teil Ihres Alltags. Ihr Ziel sollte es sein, über den Tag verteilt 45 Minuten physischer Aktivität in Form von Ausdauerübungen zu absolvieren – und das fünf- bis sechsmal in der Woche. Dies sollten Sie zweimal in der Woche mit einem 30-minütigen Krafttraining ergänzen.

Die Idee, die Übungszeit über den Tag zu verteilen, ist deshalb von Bedeutung, weil viele Frauen einfach nicht regelmäßig jeden Morgen oder Abend einen solchen Zeitblock zur Verfügung haben, um sich fit zu machen. Es könnte aber sein, dass Ihnen morgens, mittags und darüber hinaus noch am Nachmittag oder Abend jeweils eine Viertelstunde Zeit zur Verfügung steht. Die Aufrechnung von kleineren Trainingseinheiten am Tag bringt genau so viel Nutzen wie eine einzige 45-Minuten-Einheit. Das ist ähnlich wie mit meiner Empfehlung, acht Gläser Wasser pro Tag zu trinken. Ich erwarte natürlich nicht, dass sie alle acht auf einmal hinunterschütten. Allerdings: Selbst für eine viel beschäftigte Frau sind 45 Minuten physische Betätigung über den Tag verteilt möglich.

Wenn Sie die Aktivitäten auf den ganzen Tag verteilen, erhalten Sie ständig zusätzliche Energieschübe, die den Stress neutralisieren. Viele Frauen, die ihren 45-Minuten-Zeitblock auf einmal schaffen, versuchen, zusätzlich den ganzen Tag über so aktiv wie möglich zu bleiben, um beharrlich weitere Devisen auf ihrem »Aktivitätenkonto« anzusammeln. Und das ist wirklich so wie das Geld auf einer richtigen Bank. Jane, eine Patientin, zeigte mir eine Zeichnung mit einem Sparschwein. Daneben waren alle Aktivitäten aufgelistet, die sie auf ihr Übungskonto »einzahlte«: Gehen in der Mittagspause, Treppensteigen nach dem Kaffeetrinken, der Marsch zum und vom Bus und der U-Bahn usw.

Das Konzept des Addierens gibt Ihnen die Möglichkeit, kreative Wege zu finden, Ihren eigenen Bedürfnissen gerecht zu werden. Ich denke dabei übrigens nicht an Tae Bo, Kickboxen oder an ein wöchentliches Fünf-Kilometer-Rennen bei jedem Wind und Wetter. Übungen für die Frau über 40 können so lustvoll wie einfach sein, etwa ein flotter Spaziergang in freier Natur oder Strampeln auf dem Heimtrainer, Fahrrad fahren, Schwimmen oder ein leichtes Training mit Gewichten. Tanzen, Aerobic, Jazztanz, Tennis, Skilanglauf, Golf, Rudern und Wandern sind genauso exzellente Formen der Übungen.

Der Trick an der Sache ist, dass Sie etwas finden, was Ihnen Spaß macht, eben etwas, worauf Sie sich freuen können. Und denken Sie daran, all dies kontinuierlich zu verfeinern, zu erneuern und zu verändern. Mit der Zeit wollen Sie vielleicht experimentieren und neue Dinge ausprobieren. Mich überfällt immer wieder die Lust aufs Bergsteigen. Da es jedoch nicht als Alltagssport zu praktizieren ist, mache ich stattdessen lange, vergnügliche Spaziergänge, auf denen ich meinen Tagträumen nach einem Trip in die Rocky Mountains nachhänge. Ich liebe auch die »Diskussionsgänge« mit meinen Patientinnen. Wir ziehen unsere Turnschuhe an und wandern durch die malerische Umgebung meiner Praxis, anstatt unseren Termin drinnen zu verbringen.

Okay, ich bin Realistin. Das liegt wahrscheinlich daran, dass ich Ärztin bin – nicht etwa eine so genannte Fitnessexpertin – und dass ich im Lauf der Jahre sehr viele Patientinnen erlebt habe: Wichtig ist, jeden Tag irgendetwas Physisches zu tun, das nicht nur den Stress reduziert, sondern auch den Körper fit macht und fit hält.

■ Krafttraining

Unsere Über-40-Übungen gehen hinaus über das, was wir als aerobes Training benötigen würden. Auch wenn die große Mehrheit der Frauen, die jetzt in den Wechseljahren sind, nie einem geregelten Krafttraining ausgesetzt war, ist es nicht zu spät. Denn: Frauen sind viel stärker, als sie selbst glauben. Nicht in Bezug auf Muskeln, sondern in Bezug auf Kraft. Und ich weiß, dass auch Sie fähig sind. Haben Sie nicht unzählige Male die Lebensmittel aus dem Supermarkt ins Auto und dann vom Auto in die Küche geschleppt?

Sie sind stark und Sie haben das nötige Potenzial. Und ich meine es ernst, dass Sie es nötig haben, mit dem Krafttraining zu beginnen. Denn die Forschung hat inzwischen ergeben, dass Frauen, die ihre Kraft nicht trainieren, alle zehn Jahre mehr als drei Kilo Muskelmasse verlieren. Auch wenn also Jazztanz oder Walking die Fitness des Herz-Kreislauf-Systems verbessern, können sie nicht den Verlust an Muskelmasse verhindern. Wie Sie bereits erfahren haben, ist der Aufbau von Muskeln und Kraft ein Mittel zur Bekämpfung natürlicher und ernährungsbedingter Stoffwechselstörungen und unerlässlich für den Aufbau der Knochenfestigkeit, für die Ausgeglichenheit und Beweglichkeit.

Die drei unverzichtbaren Teile im Trainingsplan der Frau über 40 sind:

- **je 45 Minuten körperliches Training (auch in Abschnitten) an fünf bis sechs Tagen in der Woche**
- **wenigstens zweimal wöchentlich Krafttraining für den ganzen Körper**
- **tägliche Stretching-Übungen**

Überlegen Sie sich, wie Sie Ihre Bedürfnisse nach stressneutralisierenden physischen Aktivitäten in Plan A und Plan B integrieren können. Denken Sie immer daran, sich erst einmal zu beruhigen, sollte Ihre normale Routine durcheinander gekommen sein. Machen Sie dann einfach einen abweichenden, durchführbaren Alternativplan. Ihr Fitnessstudio ist heute wegen Renovierung geschlossen? Macht nichts, dann gehen Sie eben stattdessen draußen spazieren.

Versuchen Sie, Ihre Übungen in eine Tageszeit zu legen, in der die Wahrscheinlichkeit, dass Sie dabei gestört werden, gering ist. Viele Frauen ziehen es vor, bereits in den Morgenstunden zu trainieren, noch bevor ihr arbeitsreicher Tag es ihnen schwer macht, die Zeit dafür zu finden. Die

Stress-Wenigesserin, die sich beim Aufwachen aufgekratzt und unbehaglich fühlt, sollte diese morgendliche Aktivität dazu benutzen, die Menge der Alarmhormone, die im Körper zirkulieren, abzusenken. So startet sie den Tag richtig! Stress-Vielesserinnen werden hingegen von den aktivierenden Eigenschaften der Übungen profitieren, sich aufmerksamer fühlen und bereit sein, den Tag zu begrüßen.

Lassen Sie es langsam angehen, wenn Sie physisch aktiv sein wollen. Auch wenn Sie schon so richtig fit sind, ist flottes Spazierengehen eine großartige Übung: Es ist gut für den Knochenaufbau, weil Sie ja Ihr Gewicht herumtragen; den allermeisten fällt das Gehen leicht; es erfordert keine ausgefallene Ausrüstung; man kann es immer und überall machen; man verbrennt dabei Kalorien; es ist gut fürs Herz und mindert den Stress.

Wenn Sie schon immer Ausdauersport gemacht haben, sollten Sie unbedingt versuchen, mehr Gänge zu Fuß in Ihren Tagesablauf zu integrieren. Das ist nämlich eine Sache, die wir sehr gut machen können, um über den Tag verteilt unser Fitnesskonto mit kleinen Einzahlungen aufzustocken, die das »Feuer« in unserem Stoffwechsel schüren und uns helfen, unsere Kalorien und das Über-40-Fett zu verbrennen. Ob Sie nun aber auf einem Heimtrainer sitzen oder wandern, Sie benötigen fünf- bis sechsmal in der Woche ein 45-minütiges aerobes Training. Diese 45-Minuten-Periode können Sie – wenn Ihnen danach ist – unterbrechen, ohne dass sie an Wirkung einbüßt. Das meinen auch Sportmediziner, die bestätigen, dass physische Aktivitäten in kurzen Abschnitten, etwa 10 Minuten lang, über den Tag verteilt sich akkumulieren. Ausdauertraining sollte also die Grundlage für Ihr Anti-Stress-Bewegungsprogramm sein.

Aber denken Sie immer daran, dass dies nur eine der notwendigen Komponenten Ihres Über-40-Übungsplans ist. Die zweite Komponente ist das Krafttraining, dass im Lauf des Alterns immer wichtiger wird, weil es sicherstellt, dass wir unsere Agilität, Balance und Selbstständigkeit in dem Maß aufrechterhalten, wie wir unseren Stoffwechsel ankurbeln. Die dritte, häufig vernachlässigte Komponente unserer Übungen gilt der Biegsamkeit. Sie bestimmt, wie weit Sie Ihre Muskeln strecken können, wie elastisch sie sind. Diese Gelenkigkeit dient dem Gleichgewicht und der Gewandtheit, und – wenn wir älter werden – der Vermeidung von Stürzen, und sie unterstützt eine Vielzahl physischer Funktionen.

Die Konzepte für Krafttraining und Dehnübungen werde ich im nächsten Kapitel näher erläutern, möchte aber, dass Sie sich schon jetzt merken, dass regelmäßiges Üben diese in Ergänzung zu Ihren Ausdaueraktivitäten einschließt.

■ Startvorbereitungen

Bevor Sie Ihr Ausdauerprogramm beginnen, müssen wir feststellen, wie stark Ihr Herz und Ihre Lungen sind. Keine Angst, wahrscheinlich sind sie stärker, als Sie es für möglich halten!

Um Ihren Fitnessgrad zu Beginn der Übungen zu kennen, müssen wir wissen, wie hoch Ihr Ruhepuls ist. Wenn Sie in Ihrem Bemühen, physisch aktiv zu sein, immer weitermachen, wird ihr Ruhepuls sinken. Das liegt daran, dass Ihr Herzmuskel stärker wird und das Blut effektiver durch Ihren Körper pumpt. Durch die Überwachung Ihres Pulses werden Sie ein Feedback Ihres Körpers auf Ihre Fortschritte erfahren. Ihr Körper wird Ihnen »Dankeschön« sagen, weil Sie ihm gestatten, sich optimal zu entfalten!

Um einen angemessenen und sicheren Übungsgrad bestimmen zu können, sollten alle Frauen über 40 sich zuerst gründlich ärztlich untersuchen lassen. Wenn bei Ihnen ein Krankheitsrisiko besteht oder bereits eine Krankheit diagnostiziert wurde – eingeschlossen sind Herz- oder Schilddrüsenleiden, Diabetes oder Stoffwechselstörungen –, ist es unbedingt nötig, dass Sie nur mit sorgfältiger Betreuung Ihres Arztes Sport treiben. Damit Sie später sicher und effektiv Sport treiben können, empfehlen Sportmediziner, dass Ihre medizinische Beurteilung einen körperlichen Belastungstest einschließen sollte, um festzustellen, ob Sie eventuell grundlegende medizinische Probleme haben.

Arbeitsblatt 1: Messen Sie Ihren Puls

An Ihrer Pulsfrequenz können Sie erkennen, wie schwer Ihr Herz arbeiten muss.

1. Um Ihren Puls zu messen, benötigen Sie eine Uhr mit Sekundenzeiger oder eine Stoppuhr.

2. Legen Sie Zeige- und Mittelfinger der einen Hand (nicht den Daumen, der hat einen eigenen Puls!) auf die Innenseite des Handgelenks der anderen Hand (genau unter dem Daumenende). Suchen Sie so lange, bis Sie einen Puls fühlen.

3. Sollten Sie Ihren Puls am Handgelenk nicht spüren können, messen Sie ihn an der Halsschlagader. Legen Sie Zeige- und Mittelfinger direkt unter den Unterkieferknochen an Ihren Hals, ziemlich genau zwischen Ohr und

Kinn. Seien Sie vorsichtig; es gibt Leute, die am Rand einer Ohnmacht stehen, wenn Sie auf ihre Halsschlagader drücken; drücken Sie also nicht so fest!

4. Sehen Sie auf den Sekundenzeiger Ihrer Uhr oder benutzen Sie eine Stoppuhr, und zählen Sie die Pulsschläge 15 Sekunden lang. Notieren Sie das Ergebnis.

5. Messen Sie zur Kontrolle ein zweites Mal.

6. Multiplizieren Sie das Ergebnis mit 4, um Ihre Pulsfrequenz in der Minute zu erhalten.

15-Sekunden-Puls: _____

15-Sekunden-Puls (zweite Messung): _____

Pulsfrequenz (Eine-Minute-Puls, 15-Sekunden-Puls x 4): _____

Arbeitsblatt 2: Der Herztest

1. Um den Herztest durchzuführen, benötigen Sie: ein paar feste Turnschuhe, bequeme Kleidung, eine Uhr mit Sekundenzeiger oder eine Stoppuhr, eine gut vermessene Strecke von 1600 m in ebenem Terrain oder einen Heimtrainer.

2. Gehen Sie an den Start Ihrer abgemessenen Strecke, und wärmen Sie sich zwei Minuten auf, indem Sie langsam umhergehen und dabei die Arme kreisen lassen und die Knie anheben. Ruhen Sie sich danach zwei Minuten aus.

3. Notieren Sie unten auf dem Arbeitsblatt die Startzeit.

4. Gehen Sie die Strecke so schnell Sie können.

5. Schreiben Sie am Ziel die Ankunftszeit auf.

6. Messen Sie jetzt sofort Ihren Puls, und notieren Sie auch diesen.

Startzeit: _____

Ankunftszeit: _____

Benötigte Zeit: _____

Benötigte Zeit (gerundet auf die nächste volle Minute): _____

Pulsfrequenz am Ende der Strecke: _____

Gegangene Strecke: _____
(1600 m, es sei denn, Sie waren nicht in der Lage, die Distanz zu bewältigen)

Bestimmen Sie nun mit Hilfe des »Rockport Fitness Walking Test« im Anhang
Ihren Fitnessgrad. Achten Sie darauf, die Ihrem Alter gemäße Tabelle zu neh-
men. Kreuzen Sie unten die Zeit an, die Sie für die Distanz benötigt haben,
und ziehen Sie dort eine senkrechte Linie. An der Seite markieren Sie Ihre
Pulsfrequenz am Streckenende und ziehen eine waagrechte Linie. An dem
Punkt, wo beide Linien sich kreuzen, können Sie Ihren Fitnessgrad ablesen.

Auswertung:
Nicht in der Lage, die 1600 m zu beenden   Stufe 1
Erzielt wurde »niedrig« oder »unter dem Durchschnitt«   Stufe 1
Erzielt wurde »Durchschnitt«   Stufe 2
Erzielt wurde »über dem Durchschnitt« oder »hoch«   Stufe 3

Herztestergebnis: Stufe _____

Walking Test

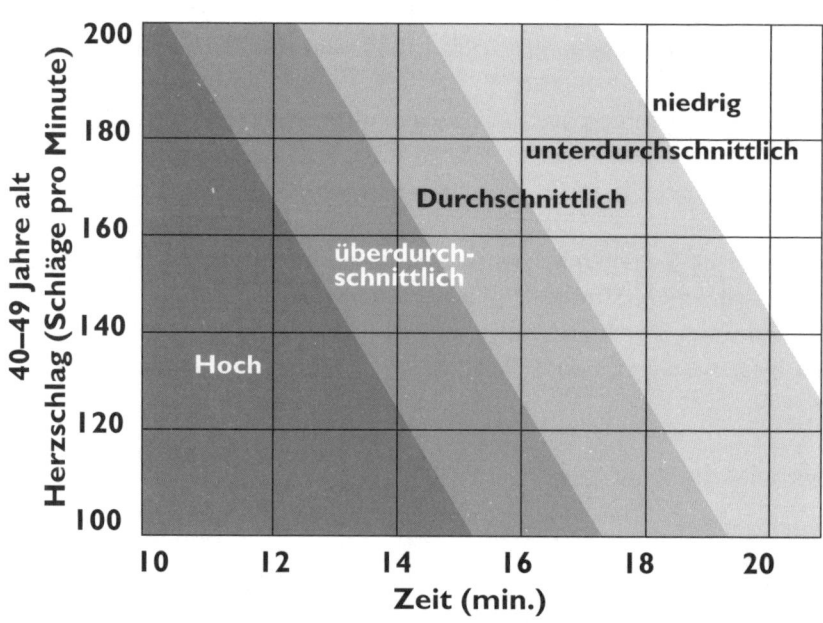

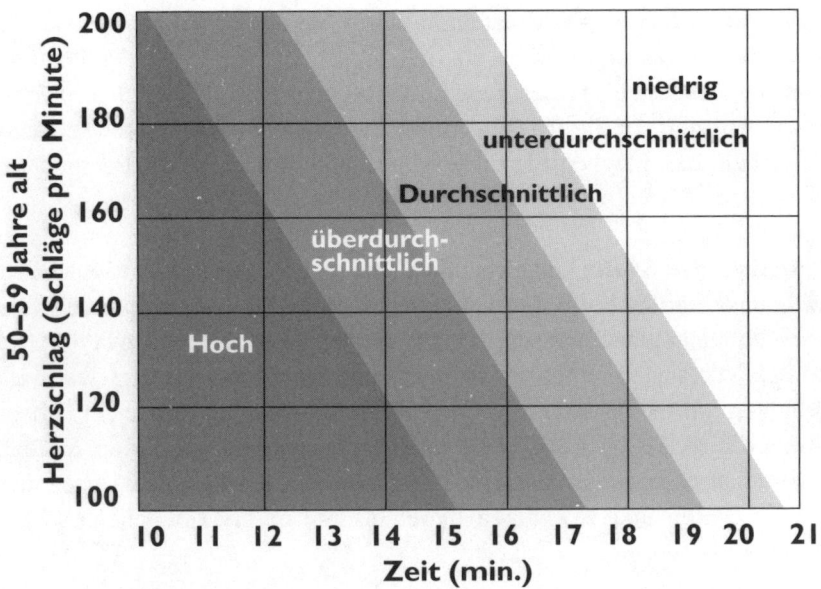

■ Trainingsplan

Stufe 1: Sie haben sich wahrscheinlich noch nie regelmäßig an physischem Training beteiligt. Legen Sie eine Ruhepause von einem Tag zwischen der Beendigung der Beurteilung und dem Start Ihres Trainings ein, damit sich Ihr Körper erholen kann. Ich empfehle Ihnen, mit 30-Minuten-Spaziergängen mit für Sie bequemen Schritten zu beginnen. Es können auch zwei 15-Minuten-Spaziergänge sein, auf denen Sie so schnell gehen, wie Sie können, aber wiederum nur so schnell, dass Sie nebenbei noch eine Unterhaltung führen könnten. Legen Sie zwischen zwei Trainingstage jeweils einen Ruhetag.

Stufe 2: Sie sind gut in Form, müssen allerdings regelmäßige sportliche Übungen erst wieder in Ihr Leben integrieren. Fangen Sie mit 40 Minuten in einem flotten Tempo an, es kann auch mal ein »Gewaltmarsch« in hügeligem Gelände dabei sein. Walken Sie zunächst alle zwei Tage und steigern dies allmählich, bis Sie fünf bis sechs Tage pro Woche erreicht haben. Verlängern Sie Ihre Übungszeit dann auf 45 Minuten.

Stufe 3: Sie sind bereits gut in Form. Lassen Sie uns diesen Trend fortsetzen! Starten Sie mit 45 Minuten, in denen Sie so schnell gehen, wie Sie können. Bewältigen Sie dabei so viele Hügel, wie Sie nur finden können. Tun Sie dies vier bis sieben Tage in der Woche. Sobald Sie sich so richtig fit fühlen, steigern Sie Ihr Pensum auf 50 Minuten bis eine Stunde – und das jeden Tag. Machen Sie diese Märsche zusätzlich zu all Ihren schon bestehenden Trainingseinheiten.

Wechsel der Stufe: Wahrscheinlich sind Sie in zwei bis drei Monaten so weit, dass Sie Ihre Stufe wechseln können. Ihre »Märsche« werden für Sie dann zu leicht geworden sein – vielleicht sogar ein wenig langweilig. Sie sollten jetzt anstelle Ihres gewohnten Spaziergangs den 1600-m-Test wiederholen, um zu sehen, ob Sie den nächsthöheren Level erreicht haben. Wenn das so ist, machen Sie die entsprechenden Übungen. Wenn Sie das noch nicht geschafft haben, wählen Sie eine Übungsmenge zwischen den beiden Stufen und bewältigen diese, bis Sie es bis zur höheren Stufe geschafft haben.

■ Trainingsintensität

Idealerweise sollten die Ausdauerübungen, die Sie für sich auswählen, die großen Muskelgruppen in Ihren Armen, Beinen, im Rücken und im Bauch beanspruchen. Die Übungen sollten beständig und rhythmisch durchgeführt werden und geeignet sein, Ihren Herzschlag auf 60–90 % des für Ihr Alter vorgeschlagenen Maximums zu steigern. Dieses beträgt 220 minus Ihr Alter. Diese physiologischen Veränderungen treten noch nicht auf, wenn Sie einen Schaufensterbummel machen, ein Tennisdoppel spielen oder mit Ihrem Hund Gassi gehen.

Zwei Beispiele dazu: Sie sind den ganzen Nachmittag auf den Beinen und bummeln durch ein Einkaufszentrum. Beim Weg zum Auto stellen Sie erstaunt fest, dass Sie ja drei Stunden lang herumgegangen sind oder auch mal gestanden haben, ohne sich ein einziges Mal hinzusetzen. Ein anderes Mal mähen Sie den Rasen. Bereits nach einer halben Stunde wird es Zeit für einen bequemen Sessel und einen kühlen Drink. Sie schwitzen, und Ihr Herz schlägt wie verrückt. Das ist richtige Intensität.

Um Ihren Intensitätsgrad zu beobachten, können Sie das zur Hilfe zu nehmen, was Sportwissenschaftler die »Skala der wahrgenommenen Anstrengung« oder RPE (rate of perceived exertion)-Skala nennen. Wenn

Skala der wahrgenommenen Anstrengung (RPE-Skala)

Bewertung	wahrgenommene Anstrengung	Beispiele
0	keine	schlafen
1	sehr, sehr schwach	auf der Couch liegen und fernsehen, ein Buch lesen, im Kino sitzen, ein Arbeitstreffen besuchen
2	schwach	einkaufen, beim Essen sitzen, Klavier spielen, die Wäsche sortieren, am Schreibtisch sitzen
3	mäßig	mit dem Hund spazieren gehen, ein Tennisdoppel spielen, zur Arbeit gehen
4	ein wenig stärker	im Garten arbeiten, einen Hügel raufklettern, zum Spaß Fahrrad fahren
5	stark, ein wenig schwerer	so schnell gehen, dass Sie gerade noch reden, aber nicht mehr singen können; den Rasen mähen
6	ziemlich stark, schwer	sehr schnell gehen, das ist zwar anstrengend, doch Sie können es
7	sehr stark, Sie empfinden es als schwer und können sich nicht vorstellen, es sehr lange auszuhalten	ziemlich schnell laufen, Holz hacken, sehr schwere Gewichte heben
8	sehr, sehr stark, Sie müssen sich zwingen, es zu tun	so schnell laufen, wie Sie nur können, Seil springen oder Kickboxen ohne Ende
9	sehr, sehr schwer	Laufen bei der Olympiade
10	sehr, sehr schwer, maximal	ums Leben rennen

Sie gerade physisch aktiv sind, ist diese Skala gut geeignet, Ihnen zu helfen, den jeweiligen Anstrengungs- oder Intensitätsgrad zu bestimmen. Auf einer Skala von eins bis zehn hat Schlafen den Wert Null, Einkaufen Zwei und eine halbe Stunde lang den Rasenmäher bewegen den Wert Fünf. In der folgenden Tabelle finden Sie weitere Beispiele, die Ihnen dabei behilflich sind, Ihre Trainingsintensität besser einzuschätzen.

Frauen, die mehr Zeit und Intensität in ihre Übungen investieren als andere, sind auch besser darauf vorbereitet, im Bedarfsfall ihren Kindern hinterherzulaufen – oder einem Tennisball oder Bus! Fragen Sie sich doch einmal, wenn Sie einen beliebigen Tag gedanklich Revue passieren lassen, an welchem Ende der Skala Sie sich die meiste Zeit aufgehalten haben, und wie und wann Sie im Lauf eines normalen 24-Stunden-Tages aktiver sein könnten.

Am häufigsten werden Sie bei Ihren aeroben Übungen einen Intensitätsgrad von sechs bis sieben erreichen. Richtig, Sie sollten dabei noch in der Lage sein, eine Unterhaltung zu führen (nur keine geschwätzige mehr!).

Fatburner Workouts: Ja oder Nein?

Workouts mit größerer Intensität sind natürlich auch effizienter in Bezug auf die Fettverbrennung. Forschungen zeigen, dass Sie bei größerer Kraftanstrengung mehr Kalorien verbrennen, und das mit weniger Zeitaufwand.

Intensive, Fett verbrennende Übungen mit hoher Intensität helfen Ihnen nicht nur dabei, Ihr Über-40-Fett zu verbrennen, sondern auch dabei, den chronischen toxischen Stress über Bord zu werfen. Während Sie Ihre Stresshormone auf ein normales Niveau zurückführen, lassen die Übungen Ihr Herz kräftig pumpen und Ihre Muskeln so richtig arbeiten. Schweiß treibendes Training lässt Sie mit hundertprozentiger Garantie selbstbeherrschter und gelassener im Leben werden. Sie werden stressstabiler, und das den ganzen Tag lang.

Wenn Sie hingegen Ruhe brauchen und Sie schon der Gedanke an hartes Training zurückschrecken lässt, wählen Sie einfach die langsamere, ruhigere Art. Es ist absolut nichts Schlimmes dabei, weniger intensive Übungen in die kraftvollen einzustreuen. Wir kennen alle diese zähen Tage, an denen wir aufstehen und in unseren Gymnastikschuhen eine unangenehme Herausforderung sehen. Dann bewegen Sie sich einfach irgendwie. Machen Sie einen Bummel, lassen Sie fünf gerade sein. Morgen ist ja auch noch ein Tag.

Auch flottes Gehen mit einer Geschwindigkeit von 5,5 bis 6,5 Kilometern pro Stunde sorgt für die gewünschte Intensität. 30 Minuten mit sehr kraftvollem Schritt zu gehen, bringt so viel, wie drei Kilometer zu joggen. Welche Aktivitäten Sie sich auch aussuchen, das Ausdauertraining erhöht die Nachfrage Ihres Körpers nach Sauerstoff und hält diesen Zustand auch für einen längeren Zeitraum aufrecht. Da Sie keinen Marathonlauf absolvieren müssen (obwohl Sie das eines Tages vielleicht wollen, wie bereits einige meiner Patientinnen), sollten die Übungen nur intensiv genug sein, Herz und Lunge zu veranlassen, kräftiger als üblich zu arbeiten. Erinnern Sie sich immer wieder daran, dass Sie von der ganzen Sache schließlich begeistert sein und bleiben sollen!

Lassen Sie aber nicht in der Kraft Ihrer Übungen nach, denn die sind wirklich gut für Sie. Vergleichen Sie sich mit einem teuren, kraftvollen Sportwagen, der von uns immer wieder einmal voll ausgefahren werden muss, um optimal zu funktionieren. Genau so ist es mit Ihrem wunderbaren Körper. Sie müssen ihn mit Kraft und Begeisterung herausfordern, damit er seine besten Möglichkeiten entfalten kann. Wenn Sie erst einmal Ihre Grundfitness erreicht haben, können Sie auch Ihre Routine ändern, um sie ein wenig zu würzen. Wechseln Sie Tage mit längeren Übungen mit leichteren ab. Widmen Sie der Erhöhung von Kraft oder Geschwindigkeit gesonderte Tage. Sie können auch einen oder zwei Tage in der Woche einer anderen Aktivität widmen, um Ihre Muskeln in unterschiedlicher Weise zu beanspruchen.

▪ Andere aerobe Sportarten

Nun sind Gehen, Walking oder Wandern nicht die alleinigen Heilmittel. Wenn es Sie mehr antreibt, Fahrrad zu fahren, Stepptanz zu machen oder zu joggen, sollten Sie das tun. Mit dem Erreichen höherer Stufen werden Sie Ihr Ziel schließlich so stecken, dass Sie bei fünf oder sechs Übungsstunden in der Woche Ihr Herz so richtig arbeiten lassen. Die folgenden Vorschläge sind allesamt gut geeignet, um Ihr Herz fit zu machen und Ihnen Durchhaltekraft zu geben. Die meisten bieten einen zusätzlichen Nutzen, den Sie in der nachfolgenden Tabelle finden. Bei einigen der Übungen ist das erforderliche Tempo angegeben, bei anderen gelten andere Maßstäbe. Die Kalorienangaben sind für eine 68 kg schwere Frau kalkuliert, die 30 Minuten lang trainiert. Sollten Sie mehr wiegen, dann verbrennen Sie auch mehr und umgekehrt.

Aerobe Sportarten

Die Kalorienangaben gelten für eine 68 Kilo schwere Frau, die 30 Minuten trainiert

Sportart	verbrannte Kalorien	weitere positive Auswirkungen auf
Aerobic-Übungen, leicht	210	Beinkraft, Flexibilität, Knochendichte
Aerobic-Übungen, schwer	276	Beinkraft, Flexibilität, Knochendichte
Bergwandern	246	Beinkraft, Knochendichte
Eislaufen	192	Beinkraft, Gleichgewicht und Koordination
Fahrrad fahren 15 km/h	204	Beinkraft
Fahrrad fahren 9 km/h	132	Beinkraft
Gesellschaftstanz	105	Beinkraft, Gleichgewicht
Golftraining (ohne Cart)	174	Brust- und Beinkraft, Beweglichkeit des Oberkörpers
Inlineskaten	192	Oberkörper- und Beinkraft, Gleichgewicht und Koordination
Laufen (1600 m in 11,5 Minuten)	276	Beinkraft, Knochendichte
Laufen (1600 m in 9 Minuten)	393	Beinkraft, Knochendichte
Schneeschuhlaufen im weichen Schnee	339	Beinkraft, Gleichgewicht
schnell auf der Stelle treten	291	Beinkraft, Knochendichte
Schwimmen, langsames Kraulen	261	allgemeine Kraft, Beweglichkeit
Schwimmen, schnelles Kraulen	318	allgemeine Kraft, Beweglichkeit
Seilspringen (70 Sprünge pro Minute)	330	Knochendichte, Beinkraft, Koordination
Skifahren	243	Beinkraft, Gleichgewicht, Koordination
Ski-Langlauf	231	Bein, Brust- und Armkraft, Gleichgewicht und Koordination

Tennis, moderates Einzel	222	Beinkraft, Knochendichte, Beweglichkeit, Oberkörper- und Armkraft (etwas), Koordination
Treppensteigen	206	Beinkraft, Knochendichte
Walking (8 km/h)	260	Beinkraft, Knochendichte

Jede Frau ist mit einem einzigartigen Körper beschenkt worden, der sich möglicherweise für die eine oder andere bestimmte physische Aktivität besser eignet. Durch meine hochgeschossene Statur eigne ich mich persönlich gut für Volley- und Basketball, gebe aber eine lächerliche Figur in der Gymnastik ab. Schätzen Sie doch auch einmal Ihre individuellen Attribute ein. Angeborene starke Oberkörper machen kraftvolle Ruderer und Schwimmer aus. Kräftige Beine ermöglichen Wandern, Klettern und Fahrrad fahren. Denken Sie immer daran, dass unser Leben ein Abenteuer ist! Experimentieren Sie also, fordern Sie sich selbst heraus, und erkennen Sie, welche Ihrer physischen Merkmale Sie am besten einsetzen sollten. In der Quintessenz bedeutet das für Sie, durchzustarten und Ihren wundervollen Körper jeden Tag, an dem es nur irgend geht, zu bewegen.

■ Die Erwartungen an das Training

Sie denken jetzt wahrscheinlich, das Training sei wie eine Diät. Sie machen es ein oder zwei Wochen lang, weil Sie es eben tun sollten, ärgern sich über verpasste Übungszeiten und springen auf die Waage, um Resultate zu sehen. Dann wird Ihr Plan durch irgendetwas unterbrochen; Sie setzen ein paar Tage aus. Sie gehen in den anderen Zwängen des Lebens auf, und bevor Sie es so recht mitbekommen haben, sind bereits Monate vergangen, seit Sie zum letzten Mal Ihre Turnschuhe anhatten.

Sport heißt nicht, dass Sie lustlos dorthin trotten, Muskelkater bekommen und in der Turnhalle herumhasten. Sport heißt vielmehr, Ihren Körper täglich zu bewegen, die Übergänge in den Wechseljahren zu erleichtern und ein gesundes, ausbalanciertes und vergnügliches Leben zu führen – und die wirklich wichtigen Dinge in Ihrem Leben hervorzuheben: Ihre Familie und Freunde sind die wahren Schätze in Ihrem Leben. Umgekehrt sind Sie deren großartigstes Geschenk. Kümmern Sie sich gut um dieses Geschenk an die anderen, indem Sie anerkennen, dass Ihr Körper Sorge und Aufmerksamkeit erfordert. Wenn Sie sich selbst vernachlässigen, wenn Sie nicht trainieren, wenn Sie fortfahren, in selbstzerstörerischer Manier zu essen, dann verkürzen Sie damit nicht nur das eigene Leben, Sie bringen Ihren Lieben auch die Trauer.

Lassen Sie uns über Ihre Erwartungen reden. Was erhoffen Sie sich im Gegenzug dafür, dass Sie Ihre täglichen Übungen machen? Tragen Sie alles in eine Liste ein.

1.
2.
3.
4.
5.

Bei einigen meiner Patientinnen mag die Liste Folgendes enthalten: mehr Energie, mehr Stehvermögen, wieder besser in die Kleider passen, nachlassende Sorgen. Jede Frau ist einzigartig und jede Lebenssituation anders. Jede Reise beginnt mit dem ersten Schritt. Schon in dem Augenblick, in dem Sie Ihre Turnschuhe überstreifen, haben Sie begonnen.

Im zweiten Schritt müssen Sie entscheiden, wie viel Zeit und Mühe Sie zu investieren bereit sind. Ich nenne diesen Schritt:»Lernen, welchen Preis man für die Selbstfürsorge zu zahlen bereit ist.« Wenn Sie sich entschlossen haben, nur eine sehr geringe Zeit für Training und Beachtung einer gesunden Ernährung zu reservieren, dann haben Sie einen geringen Preis gezahlt. Entsprechend werden Sie sich dann fühlen und auch aussehen. Umgekehrt werden Frauen, die quasi routinemäßig die erforderliche Menge an Zeit aufbringen, um sich um Ihren Körper zu kümmern, energiegeladener, dynamischer und zufriedener aussehen und sich auch so fühlen. Zahlen Sie den Preis und Sie werden die Belohnung ernten!

Das Dritte ist: Seien Sie mit sich selbst geduldig. Schließlich haben Sie auch Ihr Karriereziel und das Aufziehen Ihrer Kinder nicht über Nacht erreicht; genauso werden Sie kaum über Nacht physisch fit werden können. Jede Aktivität erfordert eine lebenslange Verpflichtung. Sie können sich jeden Tag realistischerweise sagen:»Ich werde stärker. Es ist schon leichter geworden auf dem Weg zu einem gesunden Gewicht.« Jeden Tag dürfen Sie sich selbst bestätigen:»Ich habe bereits stärkere Muskeln. Ich verbrenne immer mehr überschüssige toxische Pfunde und fühle mich großartig dabei.«

Augenblicksresultate sind ein Mythos. Häufig erwarten Frauen, sich über Nacht verändern zu können, und die Medien lassen sie in dem Glauben, diese Transformation gehe schnell und leicht. Unsere Körper sind jedoch komplexe biologische Systeme. Nichts Bedeutungsvolles oder Nachhaltiges ist im Schnellverfahren oder mit einer schnellen Lösung zu erreichen. Die falschen Heilmittel verursachen nur noch mehr toxischen Stress. Wie lange es dauert, bis Sie einen Unterschied feststellen können, hängt davon ab, aus welcher Position Sie gestartet sind und welchen Preis Sie zu zahlen bereit sind. Wenn Sie genug Willen aufbringen und jeden Tag konzentriert trainieren, eingeschlossen ein kraftvolles Krafttraining zweimal in der Woche, werden Sie die Resultate früher sehen können. Doch Sie müssen mit den Veränderungen geduldig sein.

Und schließlich: Seien Sie realistisch, und orientieren Sie sich um, wenn nötig. Rufen Sie sich in Erinnerung, dass auch der beste Plan A ständig an Ihr Leben angepasst werden muss. Akzeptieren Sie diesen Umstand einfach so, wie er ist. Seien Sie darauf vorbereitet, immer dann auf eine Plan-B-Routine auszuweichen, wenn dies nötig wird, und geben Sie einfach Ihr Bestes, um dabei noch Ihr Gewicht zu halten.

Als meine Patientin Gioia eine Woche lang auf einer geschäftlichen Konferenz verbringen musste, trat ihr Plan B in Kraft. Sie nutzte immer, wenn es möglich war, den Fitnessraum des Hotels, machte außerhalb des Hotels Spaziergänge und benutzte die Treppen an Stelle der Fahrstühle und Rolltreppen. Sicherlich wollte sie lieber zu Hause auf dem eigenen Heimtrainer Sport treiben, doch sie passte sich den gegebenen Umständen an. Einige Male verging ein ganzer Tag, ohne dass sie überhaupt irgendeine Übung machen konnte. Wahrlich unerfreulich. Als sie schließlich wieder zu Hause war, stellte Gioia ganz einfach ihr Essen auf die eingeschränkten Aktivitäten ein und wechselte wieder zu Plan A. Sie demonstrierte damit einmal mehr, dass Gesundheit aus der erfolgreichen Adaption des täglichen Stresses resultiert.

■ So finden Sie Platz und Zeit, um sich fit zu machen

Genauso wie Arbeit- und Freizeitplanung in Ihrem Terminkalender Platz finden, damit Sie nichts vergessen, sollten Sie Verabredungen für Ihre Trainingsstunden mit sich selbst treffen. Seien Sie mutig, und tragen Sie diese mit dem Kugelschreiber ein! Halten Sie sie später mit einer kurzen

Beschreibung in einem Tagebuch fest. Es dauert nur einen Moment, aufzuschreiben, wie lange Sie geübt haben und was Sie dabei erreichten. Etwa »45 Minuten Heimtrainer« oder »wunderschöner Herbstmorgen, bin mit Amy 35 Minuten in unserer Gegend gewalkt, über drei Kilometer«. Dazu brauchen Sie weniger als eine Minute. Doch was soll das eigentlich? Diese Kurzbeschreibungen zeigen in einem wertvollen Feedback, wie wir lernen, uns um uns selbst zu kümmern.

Wenn Sie einen Monat später einen Blick auf Ihre Aufzeichnungen werfen, können Sie das Muster Ihrer Aktivitäten erkennen. Dies sagt eine ganze Menge darüber aus, wie wir leben und unsere Zeit einteilen. Sie können sich Ihre eigene Kreativität im Umgang mit der Zeit ansehen, und Sie können gleichzeitig hervorragend feststellen, welchen Kampf Sie häufig für die kurze Zeit ausfechten mussten, die Sie für Ihren Körper benötigen. Letztendlich können Sie erkennen, wie Sie mit der ganzen Angelegenheit fertig werden.

Einer der ersten Schritte ist sicherlich, sich selbst einen »heiligen Raum« zu schaffen. Mit »Raum« meine ich beides: den Ort und die Zeit. Beides haben Sie sich verdient und können es auch möglich machen. Sie verdienen ein kleines Fleckchen Fußboden, wo Sie die Anspannung des Tages abwerfen können. Sie haben sich einen komfortablen Stuhl, einen Heimtrainer, gute Turnschuhe und was Sie sonst noch benötigen verdient. Das alles gehört ganz allein Ihnen.

Ich möchte, dass Sie sich eine Umgebung für Ihre Übungen aussuchen, in der kein psychologischer Stress für Sie entsteht. Viele Frauen empfinden die Atmosphäre in einem Fitnessstudio oder einer Turnhalle als besonders beunruhigend. Umgeben von Frauen in körperbetonten Trikots kann sich die Frau über 40 eingeschüchtert oder deprimiert fühlen, abgelenkt davon, die eigene Übungsroutine zu absolvieren. Wenn Sie Ihre Übungen also lieber zu Hause machen oder irgendwo anders zusammen mit Freunden, ist das okay. Viele meiner Patientinnen benutzen ihren Heimtrainer zu Hause, oder betreiben das Walking in der näheren Umgebung. Andere bestellen sich einen Trainer nach Hause. Wichtig ist allein, die Übungsroutine so stressmindernd wie möglich zu gestalten. Suchen Sie sich also einen »Raum«, der Ihnen »heilig« ist und dies ermöglicht.

Lassen Sie uns jetzt intensiv darüber nachdenken, wie Sie die physischen Aktivitäten optimal in Ihren Tag integrieren, um Stress und Stress-Essen zu neutralisieren. Lassen Sie uns dabei zuerst einmal das richtige Timing für Ihr Training betrachten.

Planen Sie, um die Essenszeiten herum zu üben. Sie können z.B. genau vor einer Hauptmahlzeit Sport treiben, dann haben Sie hinterher einen gesunden Appetit und verbrennen Ihre Kalorien effizient. Oder Sie können eine bis eineinhalb Stunden nach einer Hauptmahlzeit trainieren. Diese Zeit müssen Sie warten, damit Ihre verdauungsfördernden Hormone, besonders das Insulin, auf den normalen Wert zurückgehen und Ihnen damit ermöglichen, den Fett- und Kohlenhydrattreibstoff Ihres Körpers optimal auszunutzen. Natürlich können Sie nach jedem Essen einen netten kleinen Spaziergang machen. Es ist nur so, dass Sie kurz nach einer Mahlzeit nicht besonders kräftig sind und Ihre Fettreserven auch nicht richtig nutzen können. Behalten Sie jedoch bitte Ihren Verdauungsspaziergang ruhig bei, weil er offensichtlich ein paar Kalorien verbrennt und zudem vergnüglich ist. Legen Sie für Ihr intensives, Fett verbrennendes Workout jedoch einen anderen Zeitpunkt fest.

Wenn Sie hungrig sind, ist es gut, einen kleinen Snack vor einem kraftvollen Workout zu sich zu nehmen, etwa eine Banane, einen Apfel oder auch ein Stück Toast. Es ist unangenehm, halb verhungert durch ein Trainingspensum zu taumeln, wenn alles, was Sie benötigen, ein kleiner, qualitativ hochwertiger stressarmer Energieschub ist. Diese geringe Nahrungsmenge wird sich nicht in Ihre Fettverbrennung einmischen.

Wie ich bereits erwähnt habe, sollten Sie bei der Planung Ihrer Übungen realistisch vorgehen und diese in eine Zeit legen, in der Sie durch andere wenig gestört und unterbrochen werden können. Zudem sollten Sie die Übungen so timen, dass Sie den Biorhythmus Ihrer Stresshormone bestmöglich für Sie arbeiten lassen. Probieren Sie aus, zu welcher Tageszeit Ihr Biorhythmus Spaß und Effektivität Ihres Trainings optimiert. Denken Sie aber auch daran, dass Sie zu jeder Zeit, zu der Sie Ihren Körper bewegen, Ihr Energieniveau anheben, ohne Rücksicht auf die Tageszeit – auch wenn es nur für eine oder zwei Minuten ist. Dies ist besonders wichtig, weil Sie die Corti-Phase jeden Tag erleben, wenn Ihre Energie, Ihre Ausrichtung und Ihre Konzentration gerade zu fallen beginnen und Erschöpfung oder Müdigkeit einsetzen.

So stellen einige Frauen fest, dass morgens, wenn die Stresshormone ihren Höhepunkt erreichen, bei ihnen der Grad von Zielgerichtetheit und Energie am größten ist, und die Möglichkeit, gestört zu werden, gleichzeitig am geringsten. Andere empfinden den Energieschub eines Workouts um die Mittagszeit, am frühen Nachmittag oder nach der Arbeit, als Hilfe, weil er der sinkenden Energie entgegenwirkt, die durch das Absinken des Stresshormonspiegels hervorgerufen wird. Optimalerweise ist es Ihr Ziel, in den Rhythmus des 45-minütigen aeroben Trainings zu kommen, auf einmal oder über den Tag verteilt, und dazu noch alles zu tun, was Ihnen an physischer Bewegung möglich ist (einmal in der Stunde vom Computer aufzustehen und sich drei Minuten lang ordentlich bewegen!).

Ein Wort noch zur Erschöpfung: Viele Menschen fühlen sich erschöpft, wenn sie in die Corti-Phase des Tages kommen – eine Folge des Absinkens unseres Stresshormonspiegels. Stress und Frustration machen sich breit, man fühlt sich müde und unkonzentriert. Der größte Irrtum, dem die meisten dann unterliegen, ist anzunehmen, dass der Verzehr eines qualitativ minderwertigen und stressreichen Nahrungsmittels – ein Automatensnack oder ähnliches – eine Kräftigung bringt. Wie wir bereits hervorgehoben haben, macht das die Sache nur noch schlimmer. Stattdessen ist der beste Weg, um mit dieser Situation umzugehen, einen qualitativ hochwertigen und stressarmen Nachmittagsimbiss zu verzehren, wie wir ihn bei der Ernährung beschrieben haben. Kombinieren Sie das mit einer Übung: Stehen Sie auf, und gehen Sie drei bis fünf Minuten umher. Jede dieser beiden Maßnahmen, am besten aber beide in Kombination, wird Sie kräftigen und Ihre Konzentration erhöhen. Damit können Sie dann Ihren Tag abschließen, ohne selbstzerstörerisch essen zu müssen.

Meine Patientin Barbara hat irgendwann gemerkt, dass ein flotter 10-Minuten-Spaziergang nahezu magisch wirkt, wenn man mitten in einem arbeitsreichen und stressigen Tag plötzlich den Wunsch verspürt, ein schnelles Nickerchen zu machen. So ein Spaziergang lässt den Blutfluss in Wallung kommen und macht Sie für den Rest des Tages einfach heiterer.

Meine Patientinnen gaben mir noch eine Vielzahl weiterer Anregungen, indem sie erzählten, wie sie mit ihrer Stressneutralisierung umgehen. Jean betont die Bedeutung, die ein fester Plan für sie hat. Sie setzt die Übungsroutine an die erste Stelle ihres Tagesablaufs. »Wenn ich das hinter mir habe, ist die größte Anstrengung meines Tages vorüber.« Debbie hebt hervor, dass für sie der soziale Aspekt äußerst wichtig ist. Ihr Mann schließt sich ihrem täglichen Fünf-Kilometer-Walking an. Fragen doch auch Sie einmal, ob Ehemann und Kinder Sie nicht begleiten wollen, oder schlagen Sie ihnen vor, zur selben Zeit aktiv zu sein – joggen Sie doch einmal ums Fußballfeld, wenn Ihre Kinder darauf spielen. Bitten Sie Ihren Mann, statt mit dem Auto zu Fuß zum Restaurant zu gehen. Johari und Naomi haben Zeitspartricks erfunden, die auch Sie dazu ermutigen könnten, Ihre Übungen gleich morgens zu machen. Während Johari die Trainingssachen bereits abends bereitlegt, damit sie schnell erreichbar sind, schläft Naomi sogar in ihnen. Sie muss morgens nur noch die Turnschuhe anziehen und schon kann es losgehen.

Das tägliche Stresshormon-Management: Pläne für aerobe Aktivitäten

Bewegung rund um die Mahlzeiten:

1. 45 Minuten vor dem Frühstück, Mittagessen, Nachmittagskaffee oder Abendbrot.
2. Eineinhalb Stunden nach dem Frühstück, Mittagessen oder Abendbrot.
3. 30 oder 45 Minuten nach dem Nachmittagssnack.
4. 10- bis 15-minütige Abschnitte über den Tag verteilt vor oder eineinhalb Stunden nach den Mahlzeiten.

Mehr Energie durch Extra-Aktivitäten:

1. Treppen benutzen.
2. Tagsüber so oft wie möglich vom Schreibtisch aufstehen, stretchen und drei bis fünf Minuten die Füße vertreten.

Durch die Corti-Phase steuern:

1. Da der Energieabfall etwa um drei Uhr nachmittags beginnt, stehen Sie um diese Zeit vom Schreibtisch auf und gehen drei bis fünf Minuten so schnell Sie können umher, um Energie zu tanken und die Konzentration wieder zu erlangen.
2. Vergessen Sie nie Ihren Nachmittagssnack.

■ Seien Sie bereit, Ihren Körper zu trainieren

Im nächsten Kapitel wollen wir Sie so weit bringen, dass Sie einige einfache, aber nützliche Kraftübungen lernen, die Sie überall ausüben können. Doch bevor Sie ein aerobes Workout oder die Übungen des nächsten Kapitels machen, fragen Sie Ihren Arzt, damit er nochmals prüfen kann, ob Sie keinerlei zusätzliche Vorsichtsmaßnahmen ergreifen müssen – besonders dann, wenn Sie hauptsächlich sitzend tätig sind.

Viele hören trotz großer Neujahrsvorsätze mit den Übungen wieder auf, weil sie sich gleich am Anfang zu sehr überfordern. Seien Sie geduldig, und hören Sie auf Ihren Körper. Beginnen Sie Ihre Übungsreise mit Sorgfalt und Vorsicht, bis Sie Ihre Muskeln und Gelenke wieder »geweckt« haben, und denken Sie an die beschriebenen ersten Schritte! Natürlich werden Sie Ihr Über-40-Gewicht ablegen, doch versuchen Sie nicht, immer nur die Gewichtsabnahme im Blick zu haben. Erleben Sie, wie Ihre Energie den Stress verdrängt, wenn Sie beginnen, Ihren Körper zu trainieren. Nach Jahren des toxischen Stresses und der Abspaltung voneinander werden Geist und Körper wieder zu einem Team vereint sein, um Sie gesund und fit zu erhalten.

9 Um Gewicht zu verlieren, müssen Sie Gewichte heben

■ Muskeln: Ihre Kalorien-Verbrennungsöfen

■ Das unglaublich einfache Workout für zu Hause: Wie Sie sich dehnen und strecken (Stretching) und sicher Gewichte heben können, um abzunehmen

■ Übungsbeschreibungen für alle Stressprofile

Inzwischen wissen Sie, wie wichtig es ist, sich aufzuraffen und Ihren Körper mit aerober Beanspruchung in Schwung zu bringen. In diesem Kapitel geht es um die zweite und die dritte entscheidende Trainingskomponente, die Ihr über 40 Jahre alter Körper benötigt: Krafttraining oder Gewichte heben (Hanteltraining) und Elastizitätstraining.

Viele Frauen, vielleicht sogar die meisten, glauben, dass es reicht, regelmäßig Ausdauersport zu machen, um für den Rest des Lebens fit und stark zu bleiben. Mittlerweile wissen wir, dass das Heben von Gewichten in Kombination mit aeroben Übungen im Leben jeder Frau über 40 eine absolute Notwendigkeit ist. Ideal, um abzunehmen und schlank zu bleiben.

Forscher an der Universität von Pittsburgh und das Health Science Center Colorado haben ein nationales Register zur Gewichtskontrolle von 2800 Männern und Frauen zusammengestellt, die mindestens 14 kg abgenommen haben und dieses Gewicht seit fünf bis zehn Jahren halten. Wie haben die Betroffenen das geschafft? Durch tägliches Trainieren haben sie Kalorien verbrannt. Die Zahlen sind außergewöhnlich. Alle diese Männer und Frauen verbrannten beim Training mehr als 2800 Kalorien die Woche oder rund 400 Kalorien täglich. Erinnern Sie sich daran, dass bei einem Spaziergang rund 100 Kalorien verbraucht werden – und Gehen war die populärste Art der Sauerstoff zuführenden Übungen und machte etwa eine Verbrennung von 1000 Kalorien die Woche aus.

Die anderen 1800 Kalorien wurden im Crosstraining verbrannt, also durch die Kombination von Übungen zu Kraft und Beweglichkeit mit anderen Formen von aeroben Aktivitäten, etwa Rad fahren. Das ausschlaggebende Argument ist, dass die Mehrheit dieser registrierten Teilnehmer eine Form des Krafttrainings ausgeübt hat. Ausdauerübungen allein reichen nicht aus. Sie müssen auch noch Gewichte heben.

▪ Muskeln: Ihre Kalorien- Verbrennungsöfen

Häufig höre ich von Frauen, dass sie der Gedanke an das Heben von Gewichten einschüchtert. »Ich habe vorher nie Krafttraining gemacht«, sagen sie mir. Frauen in den 40ern oder 50ern haben im Sportunterricht niemals so etwas gelernt. Auch weibliche Athletinnen hatten bis zu Beginn der 80er-Jahre das Gewichtheben nicht in ihrem Trainingsplan. Wie sollten wir es da natürlich finden, in ein Sportstudio zu gehen, um zu trainieren, oder im heimischen Wohnzimmer Hanteln zu heben?

Die Wahrheit ist: Sie haben immer schon Gewichte gehoben. Sie haben es vielleicht nicht Krafttraining genannt, aber Sie haben Jahre damit verbracht, Kinder hochzuheben, Kisten, Buchtaschen, Aktentaschen und Einkaufstüten – all dies ist sehr viel schwerer als unser erstes Gewichtstraining. Frauen müssen ab und an daran erinnert werden, dass sie von Natur aus stark sind.

Muskelkraft ist so wichtig, weil sie als einer der wesentlichen Faktoren am Aufbau Ihres Stoffwechsels in der Mitte des Lebens beteiligt ist. Muskeln sind wie Hochöfen: Sie helfen Ihnen dabei, mehr Kalorien zu verbrennen, sogar im Ruhezustand, und metabolisch »wärmer« zu bleiben. Da der Muskel metabolisch aktiv ist, reduziert jeglicher Verlust an Muskelgewebe das verbliebene Stoffwechseltempo. Ohne regelmäßiges Krafttraining zum Aufbau und zur Aufrechterhaltung der Muskelmasse »kühlt« Ihr Stoffwechsel ab und verbrennt nach und nach weniger Kalorien. Einer Studie von 1992 zufolge verlieren Frauen, die kein Krafttraining machen, alle zehn Jahre etwa 3 kg Muskelmasse. Zudem verbrennen sie mindestens 350 Kalorien pro Tag weniger. Von großem Interesse ist eine andere Studie, an der 65 Frauen teilgenommen haben. Danach wurde der altersbezogene Rückgang des Stoffwechseltempos bei jene Frauen nicht beobachtet, die regelmäßig trainierten. Aerobe Übungen verbessern die kardiovaskuläre Fitness, aber sie bewahren uns nicht davor, Muskelmasse zu verlieren. Einfach ausgedrückt: Krafttraining mit Gewichten erhöht die Muskelmasse und verringert den Fettanteil.

Die Veränderungen in unseren Muskeln hängen von verschiedenen Faktoren ab. Im Alter zwischen 30 und 80 kann die allgemeine Kraft Ihrer Rücken-, Arm- und Beinmuskeln bis zu 60 % abnehmen. Dies spiegelt sich im Wesentlichen in einem fortschreitenden Rückgang der Muskelmasse wider: im Durchschnitt 4 % pro Lebensjahrzehnt zwischen 25 und 50 und 10 % pro Lebensjahrzehnt danach. Abgesehen von den altersbedingten Veränderungen ist die nachlassende Fitness der Hauptgrund für den Kraftabbau. Das Durchhaltevermögen der Muskeln lässt ebenfalls nach, was zu schneller Ermüdung führt. Studien an Tieren bestätigen, dass die Fähigkeit der Muskeln, gleich bleibende Kraft bei der Kontraktion bereitzustellen, sich im Alter um bis zu 50 % verringert. Alternde Muskeln sind zudem leichter zu verletzen und benötigen längere Zeit, um sich wieder zu erholen. Diese erhöhte Verletzlichkeit kann von großer Bedeutung sein: Ein längerer Heilungsprozess verlängert die Zeit der Unbeweglichkeit wegen des Schmerzes; wenn diese Periode lang genug ist, kann es passieren, dass die normale Kraft nicht wieder zurückkehrt. Entkräftete Muskeln sind wiederum anfällig für Verletzungen. Einmal in Gang gesetzt, ist dieser Teufelskreis der »Anfälligkeit« nur schwer zu unterbrechen.

Nun die gute Neuigkeit: Ein großer Teil der Forschung liefert Beweise dafür, dass Training von ausreichender Intensität die Kraft Ihrer Muskeln vergrößert, ähnlich effektiv wie bei jüngeren Menschen. Das Ermutigende bei alldem sind Untersuchungen, die dokumentieren, dass das Trainieren mit Gewichten einen beachtlichen Effekt hat, und das sogar bis in das zehnte Lebensjahrzehnt hinein. In einer Studie nahmen zehn zerbrechliche Pflegeheimbewohner zwischen 86 und 96 Jahren an einem achtwöchigen intensiven Training mit Gewichten teil. Bei den neun, die diese Untersuchung abschlossen, war eine progressive Zunahme der Quadrizeps-Kraft (Oberschenkelmuskel) festzustellen – bis zu 74 % mehr als vor den Übungen. Der Muskelbereich des mittleren Oberschenkels nahm ebenfalls zu. Viel bedeutender ist, dass die Kraft- und Muskelmassenzunahme von signifikanten Funktionsverbesserungen begleitet wurde. In fünf Fällen nahm die Gehgeschwindigkeit um fast 50 % zu, und zwei der beteiligten Insassen benötigten zum Gehen keinen Stock mehr.

Die Bilanz: Es ist niemals zu spät für Sie, Ihre Muskeln zu verbessern. Eine meiner erfolgreichsten Patientinnen ist eine elegante 72-jährige Dame, die durch Ausdauer- und Krafttraining rund 7 kg abnahm und zwei Kleidergrößen weniger benötigte.

Zahlreiche Studien belegen, dass Frauen über 40 am Krafttraining teilnehmen können und sollten und dass sie davon in hohem Maß profitieren können. Eine Untersuchung (1995) an 15 Frauen in der Postmenopause fand heraus, dass das Heben von Gewichten die Muskelmasse vergrößerte und das bestehende Stoffwechseltempo in dem Maß steigerte, wie sie an Gewicht verloren. Zudem wurde bewiesen, dass in allen möglichen Muskeln die Kraft von 20 % auf 190 % anstieg. Eine andere Untersuchung an 21 Frauen zwischen 60 und 75 Jahren hatte zum Ergebnis, dass Frauen, die zwölf Wochen lang aerobes und kräftigendes Training gemacht hatten, doppelt so viel Außdauer besaßen wie Frauen, die in derselben Zeit nur aeroben Sport praktiziert hatten.

■ Wie Kraft aufgebaut wird und warum leichter Muskelschmerz gut ist

Jeder Muskel Ihres Körpers besteht aus einem Bündel von Fasern, das in einer ganz bestimmten Richtung verläuft. Jede dieser Muskelfasern besteht aus einer Gruppe von Muskelzellen. Wenn Sie ein 2-Kilo-Gewicht hochnehmen, um einen Bizeps-Curl zu machen, sendet Ihr Nervensystem ein Signal an diese Zellen, damit sie die Muskeln Ihres Oberarms zusammenziehen oder verkürzen. Die Reaktion auf dieses Signal besteht darin, dass die Proteinstränge der Muskeln sich derart verändern, dass sich der Muskel als Ganzes zusammenziehen kann. Wenn Sie das Gewicht langsam zur Ausgangsposition zurückführen, entspannen sich die Muskeln wieder.

Es gibt zwei Arten von aktivitätsbedingtem Muskelschmerz. Die eine Art tritt sofort nach dem Training auf. Es handelt sich schlicht um Ermüdung, weil das Training biochemische Abfallprodukte (Milchsäure) produziert hat. Diese Beschwerden verschwinden meist nach kurzer Ruhezeit, ohne dass irgendwelche Nebenwirkungen zurückbleiben. Wenn die Beschwerden trotz Pause weiter bestehen, sollten Sie mit Ihrem Training aufhören und Ihrem Körper eine längere Ruhezeit gönnen.

Der zweite Art von Muskelschmerz, der Muskelkater, entwickelt sich meist erst ein bis zwei Tage nach den Übungen (mindestens zwölf Stunden später). Muskelkater nach körperlicher Betätigung ist normal, besonders, wenn Sie gerade erst das Training aufgenommen oder den Schwierigkeitsgrad gesteigert haben. Muskelkater bedeutet lediglich, dass Ihr Körper nicht an Bewegung gewöhnt ist. Unter Umständen stellen Sie auch eine gewisse Muskelsteifheit oder -schwäche fest. Diese Empfindungen sind eine normale Reaktion und Teil des Anpassungsprozesses, der – nach der entsprechenden Regeneration – zu größerer Kraft führt.

Wenn Sie Ihren Körper regelmäßig herausfordern, indem Sie Hanteln oder etwas Schweres heben, an das Ihr Körper nicht gewöhnt ist (etwa ein schweres Kind), verbessern sich Ihre Muskeln und entwickeln mehr Kraft. Der Grund dafür: Die aktiven Muskeln entwickeln in sich mikroskopisch kleine Risse, die so genannten Mikrotraumen. Die Selbstheilungskräfte Ihres Körpers reagieren darauf, indem neue Muskelfasern hergestellt werden.

Die Menge der mikroskopisch kleinen Risse hängt davon ab, wie intensiv und wie lange Sie trainiert haben. Auch die Art des Trainings ist von Bedeutung. Beispielsweise rufen Aktivitäten, bei denen Ihre Muskeln sich gleichzeitig zusammenziehen und ausdehnen, die heftigsten Schmerzen hervor. Diese so genannten exzentrischen Kontraktionen dienen als Bremse bei Aktivitäten wie Treppen hinuntersteigen, bergab gehen, Gewichte herunterlassen sowie bei Abwärtsbewegungen in die Hocke und Liegestützen. Davon noch mehr an anderer Stelle.

Zusätzlich zu den mikroskopisch kleinen Rissen können in den betroffenen Muskeln Schwellungen auftreten, die nicht unerheblich zum Muskelkater beitragen. Das leichte Anschwellen erhöht den Druck auf die benachbarten Gelenke, Bänder und Sehnen, was sich als Gefühl der Steifheit bemerkbar macht. Lassen Sie sich nicht entmutigen, leichte Schmerzen nach einem Training sind ein Zeichen dafür, dass Ihre Muskeln gut heilen und fester werden als je zuvor! Das ist genau das Ziel, das Sie haben – neu wachsende Muskelfasern, während leicht beschädigte Muskeln wieder aufgebaut werden. Auf diese Weise werden Ihre Muskeln größer, und auch die Muskelkraft nimmt zu. Wegen des Wiederaufbauprozesses ist es wichtig, mit dem Krafttraining für einen Tag zu pausieren. Ihre Muskeln benötigen wenigstens 24 Stunden, um sich zu regenerieren. Denken Sie daran, wenn Sie mit dem Workout beginnen. Muskeln müssen mit dem »Stress« des Krafttrainings erst umgehen lernen!

Wenn der Schmerz zum richtigen Problem wird, können Sie einige Dinge tun, um diesen Zustand zu verbessern. Bevor Sie mit Ihrer Aktivität beginnen, sollten Sie sich gut aufwärmen und einige Dehnübungen machen. Lassen Sie das Training am Schluss in Ruhe auslaufen. So können Sie für einige Minuten rhythmische Bewegungen machen und mit einem sanften Muskelstretching enden. Sie müssen Ihren Muskeln Zeit geben, sich an die neuen Aktivitäten zu gewöhnen. Versuchen Sie nicht, zu viel auf einmal zu tun. Wenn Sie lange Zeit inaktiv waren und Ihr Ziel ist, fünf Kilometer in 45 Minuten zu laufen, sollten Sie erst einmal mit einem Kilometer beginnen. Sie können sich dann nach und nach steigern, bis Sie ganz locker fünf Kilometer schaffen. Wenn Sie das geschafft haben, können Sie Ihren Schritt steigern und Ihre Laufgeschwindigkeit erhöhen, so dass Sie die fünf Kilometer in 45 Minuten schaffen.

Seien Sie sanft zu sich und Sie werden es richtig machen! Muskelschmerzen oder Steifheit sollten Sie abklingen lassen, bevor Sie Ihre Muskeln wieder belasten; wärmen Sie sich gut auf, und machen Sie vor dem Training einige Stretchübungen. Wenn der Schmerz durchdringend ist oder länger als sieben Tage andauert, sollten Sie unbedingt zum Arzt gehen.

■ Muskelaufbau, nicht Bodybuilding

Allen, die noch nie zuvor Krafttraining gemacht haben, möchte ich versichern, dass Sie nicht aussehen werden wie Teilnehmerinnen an einem Bodybuilding-Wettbewerb. Es gibt lediglich eine kleine Minderheit von Frauen, die genetisch bedingt mit einer größeren Muskelmasse ausgestattet sind. Wenn Sie nicht zu diesen seltenen Fällen gehören, müssen Sie sich keine Gedanken darüber machen, dass Sie womöglich unförmige Muskeln entwickeln. In Wirklichkeit entwickeln viele Frauen, die regelmäßig Krafttraining machen, einen schönen, kurvenreichen, gesunden Körper.

Naomi, eine Stress-Vielesserin, die ein eigenes Marktforschungsinstitut führt, begann im Alter von 52 Jahren mit dem Gewichtstraining. Am

Anfang war sie etwas zurückhaltend damit, doch dann überraschte sie das Ergebnis: »Zum ersten Mal in meinem Leben habe ich ein Dekolleté.« Ihre Körbchengröße nahm zu, weil sie die pektoralen Muskeln unter der Brust aufbaute, und ihre Hosen passten besser. Naomis Krafttraining sorgte dafür, dass ihr hektisches Leben leichter wurde. Beispielsweise hebt sie in ihrem gegenwärtigen wöchentlichen Training an der Übungsbank rund 25 kg. Das befreit ihre Schulter vom Schmerz, wenn sie an drei Tagen die Woche im Flugzeug ihre 20 kg schwere Tasche ins obere Fach hebt.

Naomi trainiert hart. Manchmal tut es ihr hinterher etwas weh, aber der Schmerz ist nicht so schlimm wie früher der ständige Schmerz in der Schulter. Insgesamt fühlt sie sich besser. Das ist es, was ich auch Ihnen wünsche, dass Sie sich wohler fühlen.

■ Startvorbereitungen: Beurteilen Sie Ihren Fitnessgrad

Zuerst müssen wir Ihre augenblickliche Kondition in Augenschein nehmen und beurteilen, bevor Sie Ihr Übungsprogramm beginnen.

Arbeitsblatt 1: Der Krafttest

Der Krafttest sollte nicht am selben Tag wie der Herztest gemacht werden. Da beide Tests »in die Beine gehen«, könnte das die Ergebnisse eines der beiden Tests verfälschen.

1. Um den Krafttest auszuführen, benötigen Sie eine feste Wand, bequeme Kleidung, stützende Turnschuhe und eine Uhr mit Sekundenzeiger oder eine Stoppuhr. Wärmen Sie sich auf, indem Sie drei Minuten flott gehen und dabei die Knie hochziehen. Danach machen Sie noch zwei Minuten sanftes Stretching.

2. Nehmen Sie Ihren Zeitmesser, und stellen Sie sich mit Rücken und Schultern fest gegen die Wand. Stellen Sie die Füße schulterbreit auseinander. Wenn Sie es unangenehm finden, Rücken und Schultern gegen eine bloße Wand zu drücken, legen Sie sich ein dickes Handtuch über den Rücken, bevor Sie weitermachen.

3. Gucken Sie geradeaus und bewegen Ihre Füße vorwärts. Lassen Sie dabei Ihr Hinterteil die Wand heruntergleiten, indem Sie Ihre Knie beugen, bis Ihre Oberschenkel parallel zum Boden stehen (bzw. so weit, wie Sie können). Stellen Sie Ihre Füße so hin, dass Ihre Knie direkt über Ihren Fersen sind.

5. Atmen Sie. Und benutzen Sie nicht Ihre Arme, um die Position beizubehalten, nur Ihre Beine. Halten Sie Schultern und oberen Rücken fest gegen die Wand gedrückt.

4. Registrieren Sie die Zeit, sobald Sie sich in dieser Haltung befinden. Versuchen Sie, die Position so lange wie möglich beizubehalten, und notieren Sie die Zeit.

Startzeit: _____

Endzeit: _____

Zeit insgesamt: _____

Auswertung:

Konnte nicht in die Parallele	Stufe 1
Weniger als 1 Minute	Stufe 1
60 bis 90 Sekunden	Stufe 2
Mehr als 90 Sekunden	Stufe 3

Krafttest-Ergebnis: Stufe _____

Arbeitsblatt 2: Der Beweglichkeitstest

Wenn Sie sich zu schnell oder kräftig vorlehnen, besteht ein geringes Risiko, dass die Muskeln überanstrengt werden. Bevor Sie mit dem Test beginnen, sollten Sie sich aufwärmen, indem Sie für zwei bis drei Minuten flott gehen. Danach sollten Sie ein vorsichtiges Stretching Ihres Kreuzes machen. Führen Sie den Beweglichkeitstest sehr langsam und vorsichtig aus.

1. Um den Beweglichkeitstest auszuführen, benötigen Sie bequeme Kleidung und ausreichend Bodenfläche.

2. Setzen Sie sich auf den Fußboden, und spreizen Sie die Beine in V-Form, so dass Ihre Fersen etwa 30 cm auseinander liegen. Setzen Sie sich gerade hin, Kopf hoch, Rücken gerade und Schultern zurück.

3. Wenn Sie in dieser Position nicht sitzen können, ohne Ihre Knie zu beugen, oder wenn Sie Schmerzen in Ihrem Kreuz oder in den Beinen haben, hören Sie auf. Tragen Sie sich bei Stufe 1 ein.

4. Wenn Sie bis dahin alles gemacht haben, dann atmen Sie einige Male tief durch. Halten Sie Ihren Rücken gerade, strecken Sie Ihre Arme gerade aus, mit gestreckten Fingern und anliegenden Daumen. Atmen Sie tief ein.

5. Atmen Sie aus, beugen sich in der Hüfte nach vorn – der Rücken bleibt möglichst gerade – und strecken Sie Ihre Fingerspitzen in Richtung Zehen so weit aus, wie Sie es ohne Schmerzen können.

6. Bleiben Sie zehn Sekunden in dieser Haltung, und merken Sie sich, wie weit Sie mit Ihren Fingerspitzen die Beine entlanggehen können.

Erreichte Position: _____

Auswertung:

Zwischen Taille und Knie	Stufe 1
Zwischen Knie und mittlerem Schienbein	Stufe 2
Zwischen unterem Schienbein bis zu den Zehen oder weiter	Stufe 3

Bewegungstest-Ergebnis: _____

Mit den Ergebnissen von Kraft- und Beweglichkeitstest sind Sie in der Lage, sich richtig einzustufen. Wenn Sie Stufe 1 erreicht haben, haben Sie vermutlich längere Zeit nicht trainiert und Ihr Körper hat keine Kondition. Das ist nicht weiter schlimm. Wir fangen langsam an, indem wir daran arbeiten, zweimal die Woche Krafttraining in Ihren Plan A und Plan B zu integrieren. Irgendwann sind Sie bereit, auf Stufe 2 oder 3 zu klettern. Da regelmäßiges körperliches Training für Ihren Körper ungewohnt ist, werden Sie relativ schnell Resultate sehen und Erfolgserlebnisse haben – in etwa zwei bis drei Wochen.

Wenn Sie sich in Stufe 2 eingeordnet haben, zeigt das, dass Sie relativ gut in Form sind, aber nicht regelmäßig trainiert haben. Sie sollten etwas härter trainieren und zweimal die Woche Krafttraining machen. Auch Sie werden relativ schnell Ergebnisse sehen, etwa nach einem Monat, weil Ihr Körper keine regelmäßige Belastung gewohnt war.

Wenn Sie Stufe 3 erreicht haben, sind Sie gut in Form und stärken Ihre Muskeln vermutlich regelmäßig. Um weiterhin vom Nutzen des Krafttrainings profitieren zu können, sollten Sie sorgfältig die Intensität Ihres

Workouts prüfen, um sicherzustellen, dass Sie sich weiterhin verbessern. Wenn Ihr Körper bereits an Krafttraining gewöhnt ist, können Sie weitere Erfolge – bei zunehmender Kraft und Intensität – in etwa sechs bis acht Wochen feststellen.

Egal wie Ihre augenblickliche Einstufung ist, Sie sollten ständig eine Verfeinerung der Fitnessroutine Ihres Plan A festlegen. Für ein langes Leben und besonders für den Stressabbau ist dies unerlässlich. Am Anfang finden viele meiner Patientinnen das regelmäßige Trainieren unangenehm und schwer. Mit der Zeit lieben es einige sogar. Und obwohl manche Frauen es auch nach längerer Zeit noch ermüdend finden, stellen sie doch eine positive Veränderung ihres Körpers und ihres Geistes fest und empfinden die Folgen als unangenehm, wenn sie das Training einmal auslassen. Meine Stress-Wenigesserinnen fühlen sich ohne ihre regelmäßigen Trainingseinheiten ängstlich und aufgedreht. Meine Vielesserinnen bemerken einen Energieabfall und eine Zunahme von Depression und Hoffnungslosigkeit, wenn sie ihre Übungen auslassen.

Zusammenfassend lässt sich sagen, dass regelmäßige körperliche Aktivität das beste natürliche zur Verfügung stehende Antidepressivum für Frauen ist. Dies gilt besonders für die Phase der Wechseljahre. Alle meine Patientinnen haben gemerkt, dass regelmäßiges Training ihnen gut tut. Sie fühlen sich stärker, haben mehr Energie, sind zupackender und glücklicher. Darüber hinaus habe ich festgestellt, dass Frauen, die körperlich kräftiger sind, auch stressstabiler werden.

Als ich Linda zum ersten Mal traf, war sie 49 Jahre alt. Bei einer Größe von 1,65 m wog sie 105 kg. Linda besuchte mich aus dem üblichen Grund: Ich war ihre letzte Hoffnung. Ich sagte Linda, sie müsse fünf oder sechs Mal in der Woche auf ihren Heimtrainer steigen und zwei Mal die Woche Krafttraining machen. Sie sah mich an und sagte:»Ich will ehrlich zu Ihnen sein. Ich hasse so etwas, aber ich werde es tun, weil ich Ihnen vertraue.« Und mit einem Lächeln auf dem Gesicht verließ sie mein Büro, um ihre »Reise« zu beginnen. Elf Monate später, in der Weihnachtszeit, wog Linda 20 Kilo weniger und war recht fit. Als wir uns trafen, sagte sie:»Ich habe ein Weihnachtsgeschenk für Sie.« Als ich aufsah und nach einem Paket mit roter Schleife suchte, sagte Linda:»Nein, Dr. Peeke. Mein Geschenk für Sie, das ist etwas, was ich Ihnen sagen möchte: ... Seitdem ich mit Ihnen arbeite, hasse ich das Training nicht mehr so sehr!« Das war eines meiner schönsten Weihnachtsgeschenke überhaupt – eine meist sitzend tätige, traurige, ungesunde Frau hatte sich in ein energiereiches und gesundes Lebewesen verwandelt.

■ Das unglaublich einfache Workout für zu Hause

Da Sie sich entschieden haben zu trainieren, müssen Sie sich noch einige wenige Dinge besorgen, bevor Sie loslegen können:

1. **Kaufen Sie sich für den Anfang drei Hantelpaare (1, 2 und 3 kg). Wenn Sie sich in Stufe 3 eingeordnet haben und ein Paar Hanteln von 5 kg hochheben möchten, dann besorgen Sie sich diese! Zudem benötigen Sie jeweils einen Satz Fußgewichte (1 und 2 kg).**
2. **Bestimmen Sie einen Platz in Ihrem Zuhause, wo Sie trainieren wollen. Sie benötigen ausreichend Platz auf dem Boden für Ihre Übungen. Zudem benötigen Sie ein Handtuch und einen festen Stuhl.**
3. **Ziehen Sie bequeme Kleidung und Turnschuhe an.**

Das im Folgenden vorgestellte Programm für das Krafttraining ist als Einstieg für die durchschnittliche Frau über 40 zu betrachten, die sich bisher nicht regelmäßig körperlich bewegt hat. Es eignet sich nicht für Frauen, die im Heben von Gewichten bereits geübt und fortgeschritten sind, obwohl die vorgestellten Übungen zum Grundprogramm eines jeden Krafttrainings gehören. Da es sich um ein Einführungsprogramm handelt, kann es in einigen Monaten ziemlich leicht für Sie werden. Dann sollten Sie Ihr Training verändern und die Intensität der Übungen erhöhen. Dies kann auf unterschiedlichen Wegen erreicht werden:

■ **Sie können schwerere Gewichte benutzen.**
■ **Sie können die Zahl der Wiederholungen der einzelnen Übungen erhöhen.**
■ **Sie können die Zahl der Sätze erhöhen (feste Anzahl von Wiederholungen, z. B. können 15 Wiederholungen einen Satz umfassen).**

Wenn Sie sich unsicher fühlen, können Sie ein oder zwei Stunden mit einem persönlichen Trainer in Erwägung ziehen oder in ein Fitnesscenter gehen, wo Sie weitere Beratung finden.

■ Fitness-Regeln für über 40-Jährige

Achten Sie darauf, dass Sie nicht austrocknen. Trinken Sie während des Trainings reichlich. Wenn es heiß oder feucht ist, hat der Körper Schwierigkeiten, die durch die Anstrengung entstandene Hitze abzugeben. Das Ergebnis kann eine Zunahme der Körpertemperatur sein. Planen Sie Ihre Übungen im Sommer also für die kühlere Zeit des Tages ein. Trinken Sie mehr als sonst, und wenn Ihnen zu warm ist, sollten Sie das Tempo Ihrer Übungen senken.

Fangen Sie ohne Eile an, geben Sie Ihrem Körper zwischendurch die Möglichkeit sich auszuruhen, sich zu regenerieren und wieder zu Kräften zu kommen. Heben Sie niemals ein Gewicht, das Sie als unangenehm schwer empfinden. Starten Sie auf der Stufe, die Ihrem Fitnessgrad entspricht, und bleiben Sie konsequent dabei. Dann ist Ihr Ziel – wachsende Muskeln und Kraft – in Reichweite.

■ Beweglichkeitsstraining

Das Elastizitätstraining ist, wie ich bereits im vorigen Kapitel erklärt habe, die dritte Komponente eines ausgeglichenen Trainings. Überspringen Sie bitte nicht Ihre Dehnübungen! Ich habe über den harten Weg herausgefunden, wie notwendig es ist: Angespornt vom Erfolg einiger meiner Patientinnen beschloss ich 1998, den Marine-Corps-Marathon zu laufen. Sieben Monate lang trainierte ich hart, allerdings vernachlässigte ich nur allzu oft die Dehnübungen. Während der letzten Kilometer des Marathons spürte ich diese Nachlässigkeit in meinen angespannten Oberschenkelsehnen. Meine Oberschenkel schmerzten und begrenzten meine Bewegungsmöglichkeit. Das alles machte die letzten Kilometer zu einer unnötigen Qual. Ich schaffte den Wettbewerb mit knapper Not. Als ich mich dann auf den New-York-Marathon vorbereitete, habe ich die Beweglichkeitsübungen fest eingeplant.

Viele von uns gehen mit dem Stretching stiefmütterlich um, weil sie nicht genug Zeit haben. Aber es ist für unsere Gesundheit von eklatanter Bedeutung. Harte Muskeln beschränken unseren Bewegungsspielraum und sie lassen sich nicht so weit strecken, wie wir es gern hätten.

Der Hauptgrund dafür, dass wir mit zunehmendem Alter weniger biegsam werden, sind Veränderungen in unserem Bindegewebe. Unser Körper verliert im Lauf der Zeit an Körperwasser. Das Stretching stimuliert die Produktion und/oder die Speicherung von Gelenkflüssigkeit (Synovia) zwischen dem Bindegewebe und verhindert so die Entstehung von unangenehmen Adhäsionen. Das bedeutet, dass Sie besonders hart und sorgfältig arbeiten sollten, um Ihre Biegsamkeit nach und nach zu steigern und somit beweglicher und elastischer zu werden – besonders, wenn Sie sich in die Fitness-Stufe 1 eingestuft haben und wissen, dass Sie immer schon recht unbeweglich waren. Sie erinnern sich daran, dass dies keine Frage des Alters ist.

Das Stretching wird zu dem Zeitpunkt, an dem Sie mit Ihren Kraftübungen beginnen, bedeutender, als es zuvor war. Ohne Dehnübungen verlieren Sie in dem Maß an Biegsamkeit, wie Sie an Muskelmasse gewinnen. Und harte Muskeln sind für Verletzungen besonders anfällig. Das habe ich selbst erfahren: Wenn ich viel trainiere, aber nicht genügend Dehnübungen mache, habe ich am Ende merkwürdige Schmerzen – in meinen Knien, meinem Kreuz und an allen möglichen anderen Stellen des Körpers. Wenn ich einige zusätzliche Dehnübungen mache, fühle ich mich weitaus beweglicher. Und das ist doch eines Ihrer Ziele: beweglich zu bleiben.

Kraft- und Elastizitätstraining wirken Hand in Hand. Es ist ein allgemeines Missverständnis, dass bei der Kombination beider Trainingsarten mit Erfolgseinbußen bei beiden gerechnet werden muss. Ganz im Gegenteil: Eine ergänzt die andere.

■ Wann ist Stretching angesagt?

Am besten ist die Zeit direkt nach dem Krafttraining. Wenn Sie Ihre vom Krafttraining ermüdeten Muskeln dehnen, erhöht sich die Biegsamkeit, und das Muskelwachstum verbessert sich. Zudem vermindert es mögliche Muskelschmerzen. Warum ist das so? Nachdem Sie Ihre Muskeln durch das Heben der Gewichte ermüdet haben, verharren die Muskelfasern in etwas verkürzter Form. Diese Muskelverkürzung wird durch die sich wiederholende Bewegung Ihrer Muskeln gegen den Widerstand verursacht. Ihr Muskel ist voll von Milchsäure und anderen chemischen Nebenprodukten. Wenn Ihr Muskel hinterher nicht gedehnt wird, kann er leicht verkürzt verharren, was die Bewegung deutlich einschränkt. Das Dehnen bewirkt eine Entspannung des Muskels und damit die Nutzung der vollen Bewegungsskala.

Um eine zeitliche Verlängerung des Krafttrainings zu ermöglichen, habe ich einige Dehnübungen in das Übungsprogramm eingebaut. Sie werden spüren, dass das Stretching die perfekte Ergänzung ist, um Ihre Muskeln elastisch zu halten. Wenn Sie richtig vorgehen, kann das Stretching mehr bewirken als nur eine erhöhte Elastizität:

■ **Insgesamt erhöhen sich die körperliche Fitness und die Fähigkeit, geschickte Bewegungen auszuführen.**
■ **Die geistige und körperliche Entspannung wachsen.**
■ **Das Körperbewusstsein entwickelt sich.**
■ **Das Risiko, Gelenke, Muskeln und Bänder zu verletzen, sinkt.**
■ **Muskelschmerz und Muskelspannungen lassen nach.**
■ **Durch die erhöhte Produktion von Chemikalien, die das Bindegewebe schmieren, steigt die Geschmeidigkeit.**

Einige der häufigsten Fehler beim Stretching:
– ungenügendes Aufwärmen
– zu kurze Pausen zwischen den Übungen
– Überdehnen
– die falschen Übungen und Übungen in der falschen Reihenfolge

■ Die Bedeutung des Aufwärmens

Stretching bedeutet nicht aufwärmen! Es ist aber ein wichtiger Teil am Ende der Aufwärmphase, in der die Körpertemperatur ansteigt. Machen Sie kein Stretching, bevor Ihre Muskeln warm sind.

Das Aufwärmen bewirkt mehr, als steife Muskeln zu lockern: Wenn es richtig ausgeführt wird, kann es die Leistung verbessern. Auf der anderen Seite kann falsches oder gar kein Aufwärmen das Risiko für Verletzungen erheblich erhöhen.

Um sich aufzuwärmen, sollten Sie mindestens fünf Minuten aerobe Übungen machen, etwa flottes Gehen oder etwas anderes, das Ihren Kreislauf in Schwung bringt. Wenn mehr Blut in Ihre Muskeln fließt, verbessern sich die Muskelleistung und -elastizität. Zudem verringert sich die Verletzungsgefahr. Nach diesen Übungen können Sie leichte Dehnübungen machen, um das Aufwärmen abzuschließen.

Versuchen Sie auf gar keinen Fall, die Biegsamkeit der Muskeln zu schnell zu erzwingen. Dehnen Sie die Muskeln nicht so weit, dass es weh tut. Wenn Sie sich nicht genügend aufgewärmt haben, besteht die Gefahr des Überdehnens. Aber auch wenn Sie korrekt vorgehen, kann es zu Beschwerden kommen. Hören Sie sofort mit den Dehnübungen auf, wenn Ihnen ein »Au!« entrutscht. Korrektes Dehnen bedeutet, dass Sie die Spannung in Ihrem Muskel fühlen und möglicherweise ein ganz leichtes Kribbeln. Bei einem plötzlichen heftigen Schmerz aber haben Sie zu viel des Guten getan.

Mit ausreichenden Dehnübungen entwickelt sich die Muskelelastizität, egal auf welcher Stufe Sie beginnen. Allerdings gibt es Unterschiede: Nicht jeder Mensch steigert die Biegsamkeit der Muskeln gleich schnell. Wenn Sie sich in Stufe 1 eingeordnet haben, dauert es ein wenig länger, den erwünschten Elastizitätsgrad zu erreichen. Seien Sie also ein wenig geduldig mit sich selbst, und dehnen Sie Ihre Muskeln nicht bis zum Schmerz.

■ Vergessen Sie nicht zu atmen!

Jeder der folgenden Übungen habe ich Atmungsanleitungen hinzugefügt, weil viele Menschen das Atmen vergessen, wenn sie Kraftübungen machen. Es ist auch verführerisch, den Atem anzuhalten, um den zusätzlichen Druck für das Heben zu nutzen, aber das kann Ihren Blutdruck gefährlich erhöhen. Sie sollten tief atmen, wenn Sie Gewichte heben, denn das reduziert Stress. Es ist eine großartige Sache, um »Dampf abzulassen«.

Machen Sie sich keine Gedanken darüber, dass Sie vielleicht falsch atmen könnten – jegliche Form der Atmung ist gut. Aber durch richtiges Ein- und Ausatmen kann das Übungstempo erhöht werden. Da Sie dazu neigen, Ihre Bauchmuskeln beim Ausatmen ein wenig anzuspannen, nützt es Ihrem Bewegungsablauf, wenn Sie während des anstrengenden Teils der Bewegung ausatmen. Versuchen Sie es. Sie brauchen einige Praxis, aber nach ein bis zwei Monaten werden Sie feststellen, dass Sie diese Atemtechnik beim Krafttraining wie von selbst anwenden.

■ Der Workout

Im Folgenden nun die von mir empfohlenen Übungen zum Krafttraining für die durchschnittliche Frau über 40. Vor jeder Übung erfahren Sie, welche Muskelgruppen beansprucht werden. Glauben Sie mir, es ist ein angenehmes Gefühl zu sehen, wie die Muskeln schon nach einigen Wochen kräftiger werden.

Im Anschluss an die Übungen finden Sie eine auf dem Krafttest basierende Aufstellung, die für jede Stufe die angemessene Anzahl an Wiederholungen der Übungen nennt. Bei einigen Übungen machen Sie mehrere Sätze oder Gruppen von Wiederholungen. Nach jedem Übungssatz sollten Sie 15 bis 30 Sekunden pausieren, um Ihren Muskeln eine kurze Ruhezeit zu gönnen. Dies ist ein guter Moment, um die Dehnungen zu machen.

Es ist wichtig, die Übungen in der angegebenen Reihenfolge zu machen, die Dehnübungen inbegriffen. Ihr Training beginnt mit den großen Muskelgruppen des Körpers – Beine, Brust und Rücken. Dann schreiten Sie voran zu den mittelgroßen Muskelgruppen wie Schultern und Bauch. Ihr Training endet bei den kleineren Muskelgruppen in Ihren Armen – Bizeps und Trizeps. Wenn Sie mit den falschen Übungen beginnen, wird das Training nicht so effektiv sein, wie Sie es sich erhoffen. Ich empfehle zudem, die Übungen an einem Ort zu machen, wo Sie sich selbst im Spiegel sehen können. Wenn das nicht jedes Mal geht, können Sie vielleicht alle zwei Wochen Ihre Haltung vor dem Spiegel überprüfen oder eine Freundin bitten, sich Ihre Bewegungen anzusehen und mit den entsprechenden Fotos zu vergleichen.

Denken Sie daran, Ihre Muskeln vor dem Training aufzuwärmen. Laufen Sie fünf Minuten um den Block oder setzen Sie sich auf einen Heimtrainer. Vielleicht möchten Sie das Krafttraining mit Ihrem Ausdauersport verbinden, weil Sie dann bereits gut aufgewärmt sind. Achten Sie in diesem Fall aber darauf, dass Sie dabei nicht zu müde sind, um sich auf die richtige Ausführung der Kraftübungen zu konzentrieren.

Und nachdem Sie sich gut aufgewärmt haben, geht's los!

■ Gesäßhocke und Quadrizeps-Stretching im Stehen

Diese Übung wirkt sowohl auf Ihren Glutaeus maximus (großer Gesäßmuskel) wie auf Ihren Quadriceps femoris (vierköpfiger Schenkelstrecker; die Vorderseite Ihres Oberschenkels) als auch auf Ihren Biceps femoris (zweiköpfiger Schenkelstrecker; Rückseite Ihres Oberschenkels).

1. Stellen Sie sich gerade hin und die Füße schulterbreit auseinander. Strecken Sie die Arme gerade nach vorn.

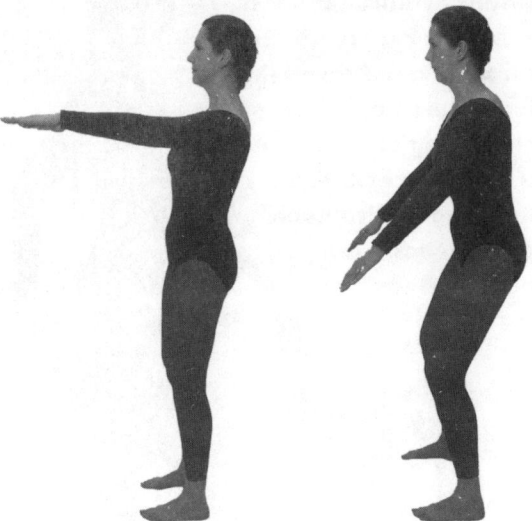

2. Atmen Sie ein, während Sie langsam Ihre Knie beugen, als ob Sie sich auf einen Stuhl setzen wollten. Halten Sie dabei Ihren Rücken gerade und ziehen Sie den Bauch ein. Es ist wichtig, dass Ihre Knie nicht über Ihre Zehenspitzen hinausragen, wenn Sie langsam in die Hocke gehen. Die Knie werden dann zu sehr angespannt. Um dies zu vermeiden, konzentrieren Sie sich auf Kopf und Brust, und verlagern Sie Ihr Körpergewicht nach hinten. Sie haben die richtige Position erreicht, wenn sich Ihre Oberschenkel parallel zum Boden befinden – oder höher, wenn es nicht anders geht.

3. Wenn Ihre Oberschenkel sich parallel zum Boden befinden, atmen Sie aus und gehen gleichzeitig wieder in Ihre Ausgangsposition zurück.

Wenn es Ihnen zu schwer fällt, die Oberschenkel parallel zum Boden zu halten, machen Sie eine dreiviertel Hocke – gehen Sie nur so weit herunter, wie Sie können. Wenn Sie Angst davor haben, hinzufallen, machen Sie Ihre Hocken vor einem Stuhl oder einem Sofa, nach dem Sie zur Not greifen können.

4. Stretchingpause! Halten Sie sich mit der rechten Hand an einem Stuhlrücken fest, und stellen Sie sich auf Ihr rechtes Bein. Fassen Sie mit der linken Hand Ihren linken Fuß, und ziehen Sie ihn hoch bis zum Gesäß. Die Knie sollten eng aneinander stehen und der Rücken gestreckt sein. Das Knie des linken Beines sollte nach unten zeigen. Wiederholen Sie die Übung mit dem anderen Bein. Wenn die Bewegung Ihres Knies eingeschränkt ist, wickeln Sie ein Handtuch um Ihren Fuß und halten das Bein im 90-Grad-Winkel. Sie sollten dieses Dehnen vorn im Oberschenkel spüren, nicht im Knie – gehen Sie sorgsam mit Ihrem Körper um. Halten Sie jede Position etwa 10 bis 30 Sekunden.

■ Hanteldrücken und Brust-Stretching

Diese Übung wirkt auf den Pectoralis major (großer Brustmuskel), den Trizeps (Armstrecker, Rückseite des Arms) und die Deltamuskeln (Schultern).

1. Legen Sie sich mit dem Rücken auf den Boden oder auf eine Übungsbank, die Knie sind angewinkelt und die Füße liegen flach auf dem Boden. Halten Sie die Hanteln links und rechts von Ihrer Brust – die Handflächen zeigen nach vorn. Ihre Hände sollten sich auf mittlerer Brusthöhe befinden. Stellen Sie sich vor, einen Balken oder einen Besenstiel zu halten.

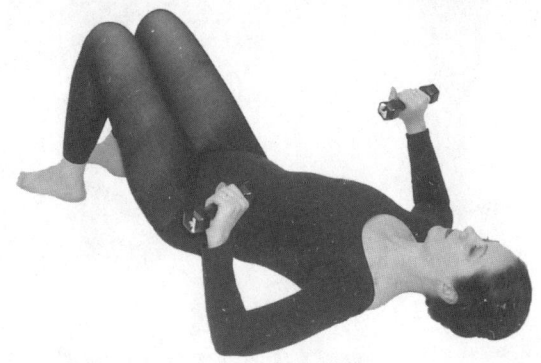

2. Atmen Sie tief ein.
3. Wenn Sie ausatmen, drücken Sie die Gewichte in einem leichten Winkel nach oben, bis Ihre Arme gerade gestreckt sind. Stellen Sie sich vor, dass Sie über Ihrer Brust ein Dreieck formen, wenn Sie die Hanteln hochdrücken. Halten Sie die Gewichte für einen Augenblick, bevor Sie sie wieder zur Brust sinken lassen.

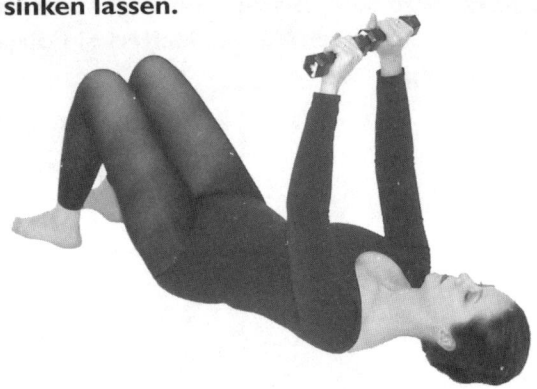

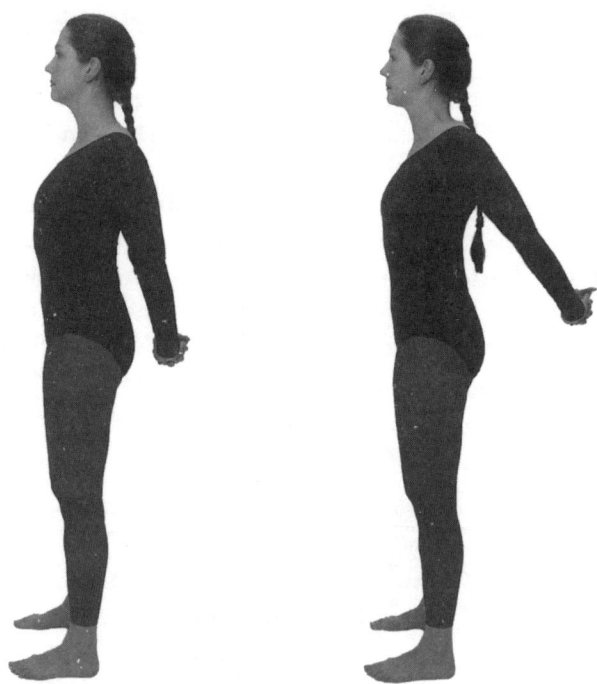

4. Nach jedem Übungssatz machen Sie eine Pause und dehnen Ihre Brust und Arme. Dazu führen Sie sitzend oder stehend die Hände hinter den Rücken, die Finger sind ineinander verschränkt, die Handflächen nach innen gedreht. Die Schulterblätter sind zusammengedrückt und die Schultern zeigen nach unten. Heben Sie nun die Arme hinter sich hoch, und neigen Sie sich ein wenig vor, während Sie die Brust vorsichtig etwas herausdrücken, bis Sie ein Ziehen in der oberen Brust und in den Schultern fühlen. Halten Sie diese Position 10 bis 30 Sekunden.

■ Hantelrudern und Arm-Schulter-Stretching

Diese Übung wirkt auf Latissimus dorsi, Teres major und den Trapezmuskel (Rücken), auf die Deltamuskeln (Schulter) und auf den Bizeps (die Vorderseite oben am Arm). Das Hantelrudern ist die komplementäre Übung zum Hanteldrücken. Es spannt den oft recht schlaffen Bereich rund um Ihre BH-Träger im Rücken an.

1. Platzieren Sie rechtes Knie und rechte Hand auf einen Hocker oder eine Bank, und neigen Sie sich vor, bis Ihr Rücken gerade ist und sich nahezu parallel zum Boden befindet. Ziehen Sie den Bauch ein. Es ist sehr wichtig, dass Ihr Rücken gerade ist. Kontrollieren Sie das im Spiegel.

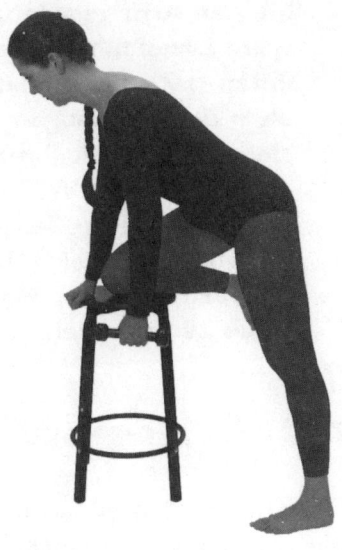

2. Nehmen Sie die Hantel in Ihre linke Hand, und lassen Sie Ihren linken Arm in Richtung Boden hängen. Ihre Brust sollte sich ebenfalls parallel zum Boden befinden. Lassen Sie Ihren linken Arm nicht zu weit herunterbaumeln, denn dann könnte es passieren, dass Ihre Schulter zu weit nach unten zeigt.

3. Atmen Sie ein, während Sie Ihren Arm langsam anheben, das Gewicht auf Hüfthöhe heben und nah am Körper halten. Ihr Ellenbogen sollte nach oben gerichtet sein.

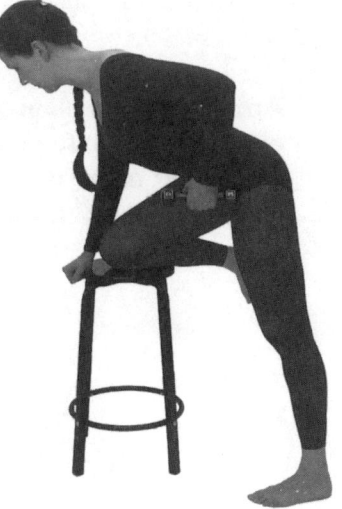

4. Halten Sie das Gewicht einen Moment in dieser Position. Atmen Sie aus, und lassen Sie das Gewicht langsam herunter.

5. Wiederholen Sie die Übung mit dem rechten Arm.

6. Wie immer ist am Schluss der Übungseinheit Stretchingzeit! Führen Sie Ihren linken Arm quer über die Brust, halten Sie den Arm gerade und die Schultern entspannt. Nun führen Sie den rechten Arm von unten nach oben; platzieren Sie ihn genau über den Ellenbogen des linken Arms, und ziehen Sie damit Ihren linken Arm vorsichtig an Ihren Körper. Wiederholen Sie diese Übung mit der anderen Seite. Sie sollten ein Ziehen im oberen Bereich Ihrer Schultern und im Oberarm spüren. Halten Sie diese Position 10 bis 30 Sekunden.

■ Knie-Liegestütz

Diese Übung wirkt auf Ihren Pectoralis major (Brust) und auf den Trizeps (die Rückseite des Oberarms). Sie sollten Sie allerdings nicht durchführen, wenn Sie am Karpaltunnelsyndrom oder anderen Handgelenksproblemen leiden.

1. Am besten machen Sie die Übung auf einer Decke oder einem Teppich. Beginnen Sie auf allen vieren mit Ihren Händen direkt unter den Schultern.

2. Heben Sie die gekreuzten Füße.

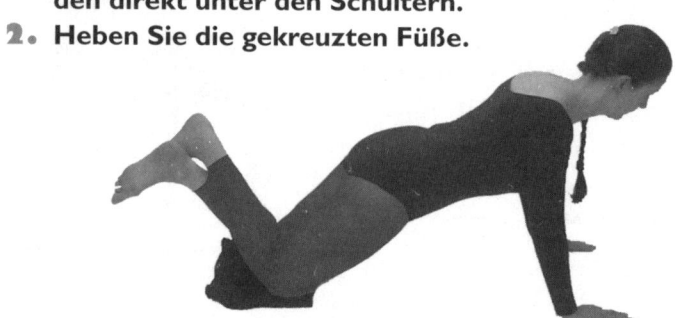

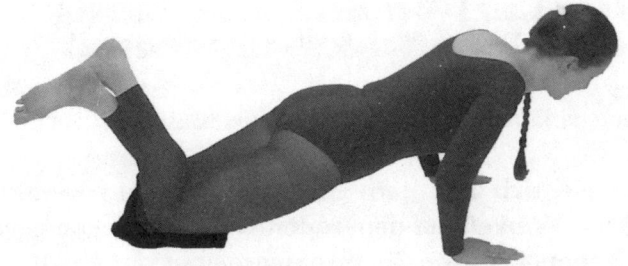

3. Atmen Sie ein, und senken Sie Ihre Brust dabei langsam ab, bis sie nur einige Zentimeter vom Boden entfernt ist. Ziehen Sie währenddessen unbedingt den Bauch ein, und halten Sie Ihren Rücken gerade. Diese Haltung ist sehr wichtig und sollte kontrolliert werden.

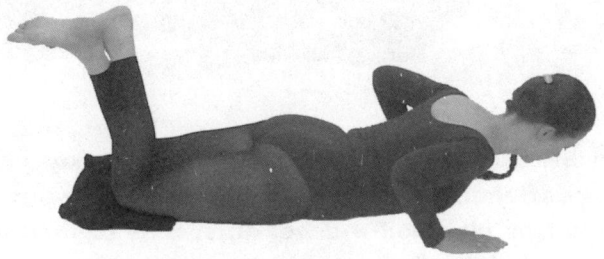

4. Atmen Sie aus, während Sie sich hochdrücken, bis die Arme wieder gestreckt sind.

5. Zum Schluss dieser Übung führen Sie das Brust-Stretching aus.

■ Taillen-Curl-Up und Eidehnung (Kreuz-Knie-Umklammerung)

Diese Übung wirkt auf Ihre Rectus-abdominis-Muskeln (Bauch).

1. Legen Sie sich mit dem Rücken und angezogenen Knien (90-Grad-Winkel) auf den Boden. Die Füße liegen gerade auf dem Boden. Kreuzen Sie Ihre Arme über der Brust.

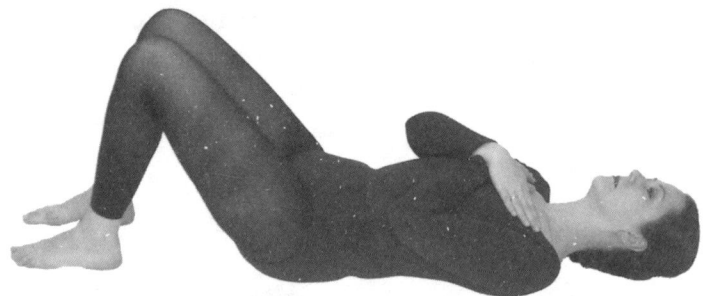

2. Atmen Sie ein, während Sie langsam Ihre Bauchmuskeln zusammenziehen und Ihre Schulterblätter vom Boden abheben. Der Hals sollte dabei entspannt bleiben und das Kinn nicht auf die Brust gedrückt werden. Passen Sie auf, dass Sie nicht zu viel Druck auf Ihren Nacken ausüben, wenn Sie die Schultern hochheben. (Tipp: Richten Sie Ihre Augen auf einen Punkt oben an der Wand. Sie können sich aber auch vorstellen, eine Grapefruit unter dem Kinn zu haben.) Sie sollten die Anstrengung im Bauch, nicht im Hals oder Kreuz spüren.

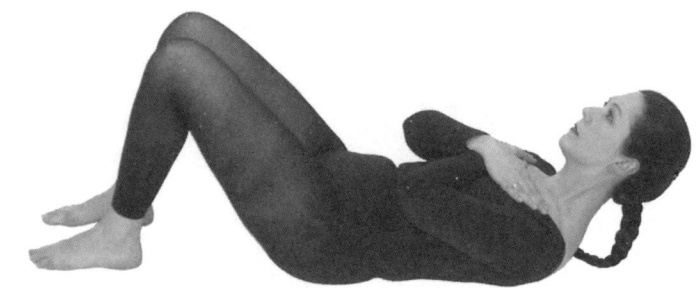

3. Halten Sie diese Position kurz, atmen Sie dann aus, und senken Sie Ihren Körper langsam wieder auf den Boden.

4. Wenn Ihnen die Haltung nicht gut tut, lassen Sie sich sofort wieder auf den Boden rollen. Fangen Sie noch einmal an, nachdem Sie sich ein Kissen unter den Kopf gelegt haben. Setzen Sie sich aufrecht hin, die Knie bleiben angezogen und die Füße flach auf dem Boden. Strecken Sie die Arme geradeaus. Atmen Sie ein, und spannen Sie die Bauchmuskulatur an. Dann, beim nächsten Ausatmen, rollen Sie wieder zurück auf den Rücken und lassen Kopf und Schultern aufs Kissen gleiten.

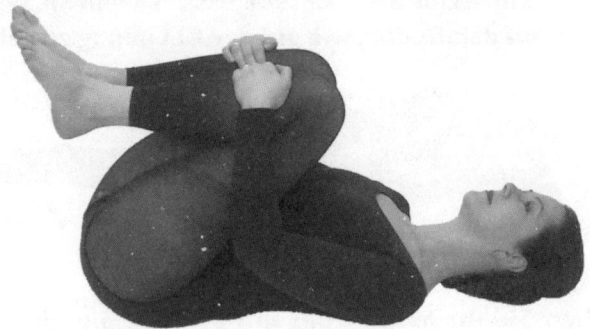

5. Als Abschluss dieser Übungen eignet sich die so genannte Eidehnung. Legen Sie sich mit angezogenen Knien auf den Rücken. Die Füße stehen flach auf dem Boden. Führen Sie die angezogenen Knie zu Ihrer Brust, indem Sie Ihre Beine umgreifen und Ihre Oberschenkel langsam in Richtung Brust ziehen und dabei die Füße vom Boden heben. Ihre Beine sollten während der ganzen Bewegung entspannt sein. Diese Dehnübung sollten Sie im Kreuz und Gesäß spüren. Halten Sie die Position 10 bis 30 Sekunden.

■ Oberschenkel-Heben und Leisten-Stretching

Diese Übung wirkt auf die Adduktorengruppe (innere Oberschenkel). Wenn Sie wollen, können Sie Fußgewichte benutzen.

1. Legen Sie sich auf die rechte Körperseite und Ihren Kopf auf den rechten Arm. Auf diese Weise wird Ihr Hals nicht belastet. Mit dem linken Arm stützen Sie sich ab. Strecken Sie Ihr rechtes Bein aus, und kreuzen Sie Ihr linkes Bein vor Ihrem rechten Oberschenkel, so dass Ihr linker Fuß gerade auf dem Boden liegt. Wenn es für Sie leichter ist, dann legen Sie Ihr linkes Bein locker auf den Boden, wie auf der Abbildung zu sehen ist.

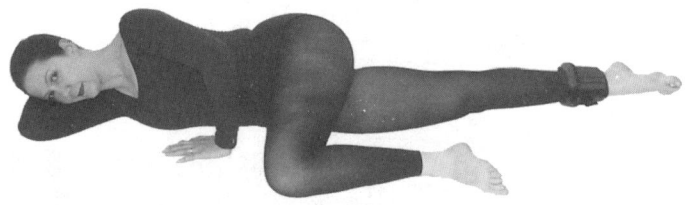

2. Heben Sie Ihr linkes Bein so hoch wie Sie können, um den inneren Oberschenkel anzuspannen. Die Ferse sollte ein wenig mehr herausragen als die Zehen. Nur im inneren Oberschenkel sollten Sie ein Ziehen verspüren, nirgendwo anders. Passen Sie auf, dass sich andere Körperteile nicht verspannen, vor allem der Hals nicht.

3. Führen Sie die entsprechende Zahl von Wiederholungen aus und wiederholen Sie die Übung mit dem rechten Bein.

4. Machen Sie nach jedem Übungssatz eine Pause mit dem Leisten-Stretching. Setzen Sie sich aufrecht hin. Grätschen Sie die Beine und legen Sie die Fußsohlen aneinander. Nun lehnen Sie sich etwas nach vorn, der Rücken bleibt dabei gerade. Ziehen Sie Ihre Füße leicht zum Körper. Um die inneren Oberschenkelmuskeln zu dehnen, versuchen Sie, die Knie dabei nach unten zu drücken. Wenn Sie beim Beweglichkeitstest Stufe 2 oder 3 erreicht haben, können Sie, die Übung auch variieren. Legen Sie sich auf den Rücken, und versuchen Sie Ihre Füße an den Körper heranzuziehen, indem Sie die Knöchel umfassen.

■ Bein-Heben in Seitenlage und Oberschenkel-Stretching

Diese Übung wirkt auf den Glutaeus maximus (Gesäß), den Iliopsoas (Hüft-Lenden-Muskel), den Tensor fasciae latae (»Schenkelbindenspanner«) und den Adductor longus (Hüfte und äußere Oberschenkel). Wenn Sie möchten, können Sie Fußgewichte benutzen.

1. Legen Sie sich auf die rechte Seite, und stützen Sie Ihren Kopf auf den rechten Arm, damit Ihr Hals nicht belastet wird. Mit dem linken Arm stützen Sie sich ab. Strecken Sie Ihre Beine gerade aus.

2. Neigen Sie das rechte, unten liegende Bein im 90-Grad-Winkel an, damit Sie stabil liegen.

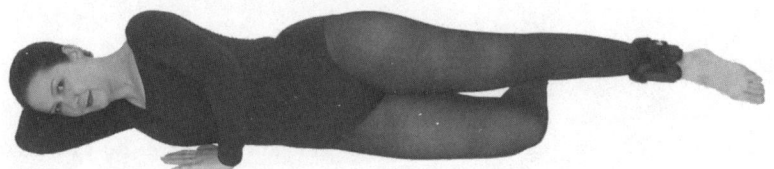

3. Nun heben Sie das linke, obere Bein etwa bis Hüfthöhe an, das angewinkelte Bein bleibt auf dem Boden liegen. Halten Sie den Rücken gerade. Bei dieser Übung darf es nur in den äußeren Oberschenkeln ziehen. Achten Sie darauf, dass Ihr Hals nicht beansprucht wird.

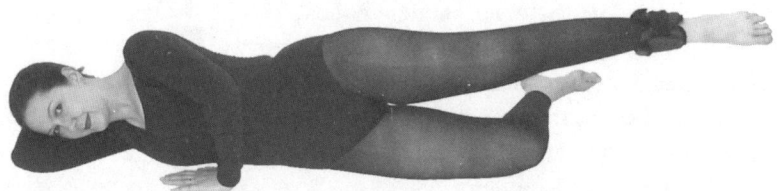

4. Bringen Sie das Bein wieder in die Ausgangsposition zurück, und machen Sie die entsprechenden Wiederholungen. Beim Heben und Senken des Beins sollten weder Becken noch Rücken bewegt werden.

5. Drehen Sie sich auf die andere Seite, und wiederholen Sie die Übung mit dem anderen Bein.

6. Machen Sie nach jedem Übungssatz eine Pause, und führen Sie eine der folgenden Oberschenkeldehnungen aus.

■ Oberschenkel-Stretching im Sitzen

Setzen Sie sich aufrecht hin, und strecken Sie die Beine aus, die Füße sind entspannt. Winkeln Sie ein Bein so an, dass die Fußsohle den inneren Oberschenkel des anderen Beins berührt. Mit geradem Rücken bringen Sie nun Ihre Stirn in Richtung Schienbein des ausgestreckten Beins. Umfassen Sie den Fuß Ihres ausgestreckten Beins mit beiden Händen. Versuchen Sie, die Haltung für 10 bis 30 Sekunden beizubehalten. Dann wiederholen Sie die Übung mit dem anderen Bein.

Wenn Sie Ihren Fuß nicht greifen können, legen Sie ein Handtuch um den Fuß und greifen dann mit beiden Händen nach dem Handtuch. Diese Übung sollten Sie am Oberschenkelrücken spüren. Auch diese Haltung sollten Sie möglichst 10 bis 30 Sekunden beibehalten.

■ Oberschenkel-Stretching im Liegen

Legen Sie sich mit angezogenen Knien auf den Rücken, die Füße stehen flach auf dem Boden. Strecken Sie ein Bein gerade hoch Richtung Decke. Greifen Sie dieses Bein mit beiden Händen am Oberschenkel, und ziehen Sie es in Richtung Gesicht, bis Sie ein Ziehen verspüren. Ihr Kopf sollte in entspannter Position liegen. Am wichtigsten ist nicht, wie weit Sie mit Ihrem Bein bis zur Brust kommen, sondern dass das Bein gestreckt bleibt und Sie ein Ziehen verspüren. Wenn Sie Schwierigkeiten haben, das Bein zu ergreifen, wickeln Sie ein Handtuch um Ihren Fuß, das Sie anfassen können. Diese Übung sollten Sie am Oberschenkelrücken spüren. Behalten Sie diese Haltung 10 bis 30 Sekunden bei, wiederholen Sie die Übung mit dem anderen Bein.

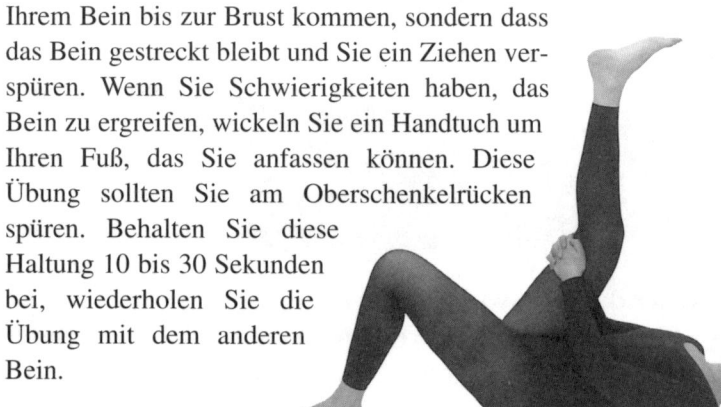

■ Beckenbrücke

Diese Übung wirkt auf Ihren Glutaeus maximus (Gesäß) und auf Ihren Biceps femoris (Rückseite des Oberschenkels).

1. Legen Sie sich auf den Rücken. Die Arme liegen entspannt neben Ihrem Körper, die Knie sind angezogen. Die Füße stehen schulterbreit flach auf dem Boden.

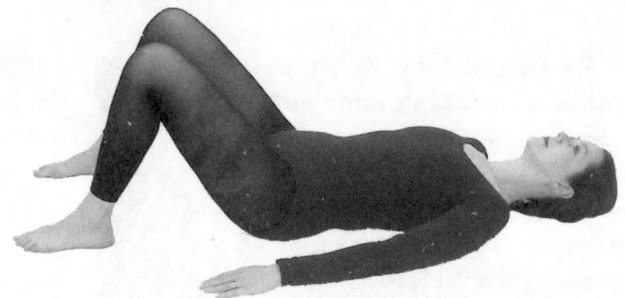

2. Mit den Schultern fest am Boden drücken Sie Ihr Gesäß und Becken hoch. Der obere Rücken bleibt am Boden liegen. Halten Sie die Position eine Sekunde, dann senken Sie Becken und Gesäß wieder ab.

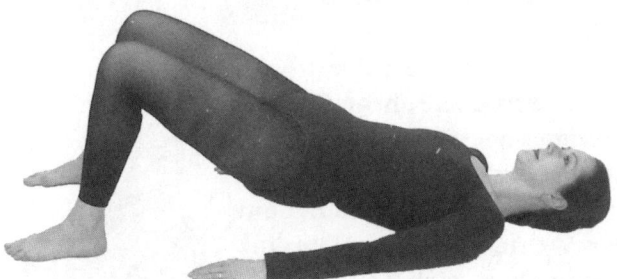

3. Anschließend führen Sie die Eidehnung aus.

■ Bank-/Stuhl-Griff

Diese Übung beansprucht sowohl Ihre Deltamuskeln (Schulter) wie auch die Trizeps-Muskeln (Rücken des Oberarms). Sie ist sehr effektiv bei schlaffen Unterarmen. Seien Sie vorsichtig, wenn Sie Probleme mit den Handgelenken oder Schultern haben. Wenn Sie aus orthopädischer Sicht Beschwerden haben oder die Übung nicht mögen, überspringen Sie sie einfach und machen bei der nächsten Übung weiter. Stellen Sie sicher, dass Bank oder Stuhl, die Sie benutzen, sehr fest sind und nicht umkippen können.

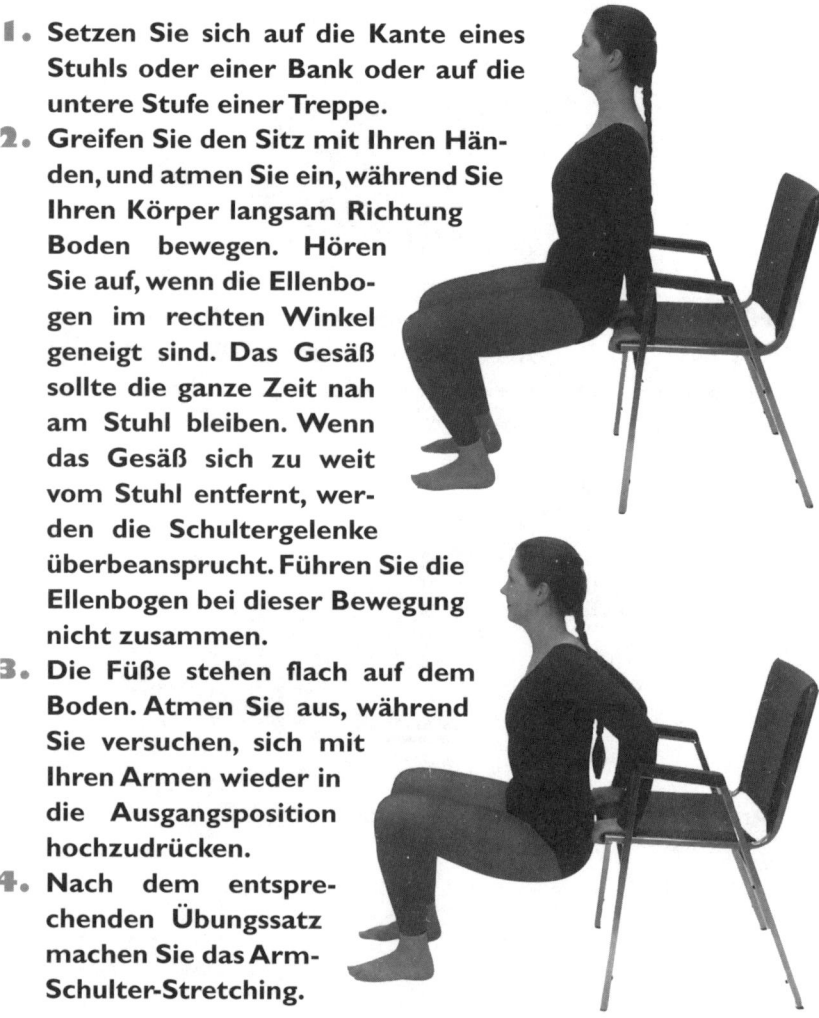

1. Setzen Sie sich auf die Kante eines Stuhls oder einer Bank oder auf die untere Stufe einer Treppe.

2. Greifen Sie den Sitz mit Ihren Händen, und atmen Sie ein, während Sie Ihren Körper langsam Richtung Boden bewegen. Hören Sie auf, wenn die Ellenbogen im rechten Winkel geneigt sind. Das Gesäß sollte die ganze Zeit nah am Stuhl bleiben. Wenn das Gesäß sich zu weit vom Stuhl entfernt, werden die Schultergelenke überbeansprucht. Führen Sie die Ellenbogen bei dieser Bewegung nicht zusammen.

3. Die Füße stehen flach auf dem Boden. Atmen Sie aus, während Sie versuchen, sich mit Ihren Armen wieder in die Ausgangsposition hochzudrücken.

4. Nach dem entsprechenden Übungssatz machen Sie das Arm-Schulter-Stretching.

■ Trizeps-Vergrößerung und Trizeps-Dehnung

Diese Übung wirkt auf den Rücken Ihres Oberarms (Trizeps).

1. Halten Sie die Hantel in Ihrer linken Hand.
2. Neigen Sie sich mit dem Oberkörper vor, bis dieser ungefähr parallel zum Boden ist.
3. Legen Sie Ihre rechte Hand auf das rechte Knie.

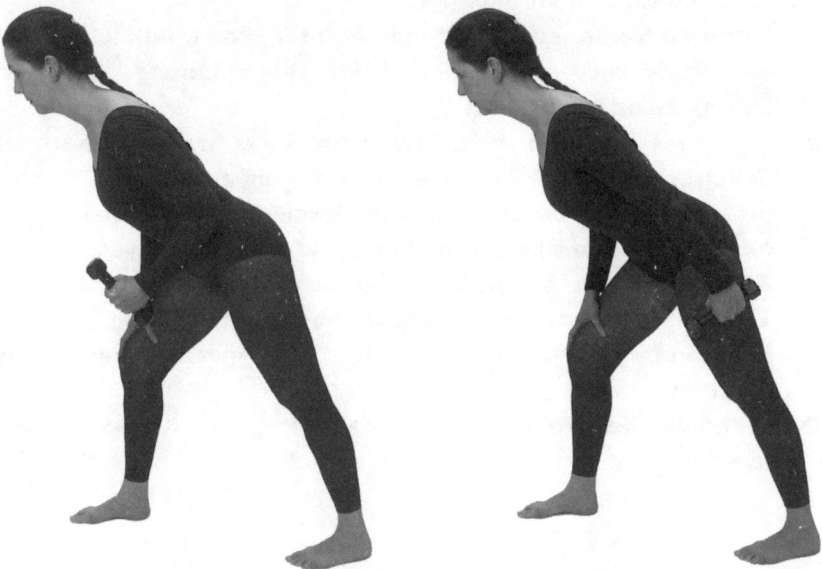

4. Während Sie ausatmen, drücken Sie die Hantel in einer halbkreisförmigen Bewegung nach hinten. Ihr linker Ellenbogen bleibt dabei in der Seitenposition.
5. Halten Sie die Hantel kurze Zeit in der Position.
6. Während Sie einatmen, lassen Sie die Hantel langsam wieder in die Ausgangsposition zurückgleiten.
7. Nach jedem Übungsset ist Stretching angesagt. Dehnen Sie Ihren Trizeps, indem Sie eine Hand hinter Ihren Kopf führen – genau zwischen die Schulterblätter. Verweilen Sie kurz in dieser Haltung, dann drücken Sie Ihren Ellenbogen langsam mit Hilfe der anderen Hand zum Kopf.
8. Wiederholen Sie das Krafttraining und das Stretching mit dem anderen Arm.

■ Doppelter Bizeps-Curl

Diese Übung wirkt auf den vorderen Teil Ihres Oberarms (Bizeps). Meist ist dies der erste Muskel, der Ihnen zeigt, dass Sie hart gearbeitet haben. Ihr Bizeps »geht heraus«, wenn Sie den »Popeye-Muskel« machen – diese typische Geste der männlichen Kraftprotze.

1. Stellen Sie sich aufrecht hin. Die Arme hängen locker an den Seiten herab, die Füße stehen schulterbreit auseinander, und die Knie sind leicht gebeugt.
2. Nehmen Sie in jede Hand eine Hantel, die Handflächen zeigen nach vorn. (Sie können für diese Übung auch ein Übungsband benutzen.)
3. Während Sie ausatmen, heben Sie Ihre Arme langsam in Schulterhöhe. Die Ellenbogen liegen ruhig am Oberkörper an und der Rücken bleibt gestreckt. Drücken Sie Ihre Ellenbogen nicht gegen den Brustkorb. Ihre Handgelenke sind fest.
4. Bleiben Sie eine Sekunde so stehen. Während Sie einatmen, kehren Sie langsam zur Ausgangsposition zurück.
5. Sie können die Übung auch mit nur jeweils einem Arm machen.
6. Beenden Sie jeden Übungssatz mit dem Arm-Schulter-Stretching.

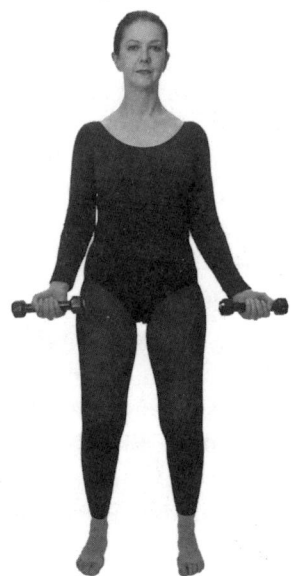 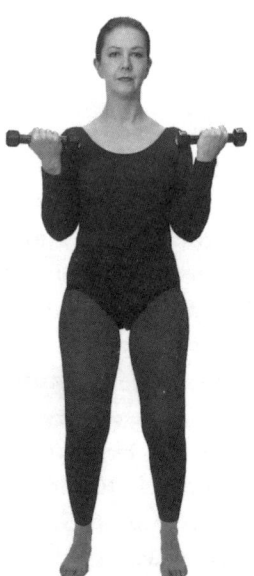

Krafttraining: Wie viel muss ich tun?

Übung	Stufe	Sätze/ Wieder- holungen	Empfoh- lenes Gewicht*	Stretching (für jede Stufe, nach jedem Übungssatz)
Gesäß- Hocke	1	1 Satz/8 Wiederholungen	—	Quadrizeps- Stretching im Stehen
	2	2 Sätze/10 Wiederholungen	—	
	3	3 Sätze/15–25 Wiederholungen (langsam bis auf 25 steigern)		
Hantel- drücken	1	1. Satz/8 Wiederholungen	1	Brust-Stretching
		2. Satz/8 Wiederholungen	2	
	2	1. Satz/15 Wiederholungen	2	
		2. Satz/10 Wiederholungen	3	
	3	1. Satz/15 Wiederholungen	3	
		2. Satz/10 Wiederholungen	5	
Hantel- rudern	1	1. Satz/15 Wiederholungen	1	Arm-Schulter- Stretching
		2. Satz/10 Wiederholungen	2	
	2	1. Satz/15 Wiederholungen	2	
		2. Satz/10 Wiederholungen	3	
	3	1. Satz/15 Wiederholungen	3	
		2. Satz/10 Wiederholungen	5	
Die vorgeschlagenen Angaben gelten für jeweils einen Arm.				
Knie- Liegestütz	1	1 Satz/3–4 Wiederholungen	—	Brust-Stretching
	2	1 Satz/10 Wiederholungen	—	
	3	1. Satz/15 Wiederholungen	—	
		2. Satz/10 Wiederholungen	—	
Wenn Sie eine weitere Herausforderung suchen, fügen Sie Ihrer Stufe 5 Liege- stützen hinzu, bevor Sie sich der nächsten Stufe zuwenden.				
Taillen- Curl-Up	1	1 Satz/25 Wiederholungen	—	Eidehnung
	2	2 Sätze/25 Wiederholungen	—	
	3	3 Sätze/25 Wiederholungen	—	

Übung	Stufe	Sätze/ Wieder- holungen	Empfoh- lenes Gewicht*	Stretching (für jede Stufe, nach jedem Übungssatz)
Ober-	1	1 Satz/25 Wiederholungen	—	Leisten-Stretching
schenkel-	2	2 Sätze/25 Wiederholungen	1 kg (Fuß)	
Hebung	3	2 Sätze/25 Wiederholungen	2 kg (Fuß)	

Für alle Stufen und alle Übungen: Führen Sie jeweils einen Übungssatz für jedes Bein aus.

Stufe 2: Bevor Sie zur nächsten Stufe wechseln, verwenden Sie beim 1. Satz 2-kg-Gewichte und beim 2. Satz 1-kg-Gewichte.

Stufe 3: Wenn Sie für ein anstrengenderes Training bereit sind, können Sie für den 1. Satz ein schwereres Fuß-Gewicht verwenden.

Übung	Stufe	Sätze/ Wiederholungen	Empfohlenes Gewicht	Stretching
Bein-	1	1 Satz/25 Wiederholungen	—	Oberschenkel-
Hebung	2	2 Sätze/25 Wiederholungen	1 kg (Fuß)	Stretching
	3	2 Sätze/25 Wiederholungen	2 kg (Fuß)	(sitzend oder
				liegend)

Alle Stufen: Führen Sie jeweils einen Übungssatz für jedes Bein aus.

Stufe 2: Bevor Sie zur nächsten Stufe wechseln, verwenden Sie beim 1. Satz 2-kg-Gewichte, beim 2. Satz 1-kg-Gewichte.

Stufe 3: Wenn Sie für ein anstrengenderes Training bereit sind, können Sie für den 1. Satz ein schwereres Fuß-Gewicht verwenden.

Übung	Stufe	Sätze/ Wiederholungen	Empfohlenes Gewicht	Stretching
Becken-	1	1 Satz/25 Wiederholungen	—	Eidehnung
brücke	2	2 Sätze/25 Wiederholungen	—	
	3	3 Sätze/25 Wiederholungen	—	

Übung	Stufe	Sätze/ Wiederholungen	Empfohlenes Gewicht	Stretching
Bank-/	1	1 Satz/4–5 Wiederholungen	—	Arm-Schulter-
Stuhl-Griff	2	1 Satz/10 Wiederholungen	—	Stretching
	3	1. Satz/10 Wiederholungen	—	
		2. Satz/10 Wiederholungen	—	

Machen Sie von dieser Übung nicht mehr als 3 Sätze mit jeweils 10 Wiederholungen.

Übung	Stufe	Sätze/ Wiederholungen	Empfohlenes Gewicht	Stretching
Trizeps-	1	1. Satz/15 Wiederholungen	1 kg	Trizeps-Dehnung
Vergröße-		2. Satz/10 Wiederholungen	2 kg	
rung	2	1. Satz/15 Wiederholungen	2 kg	

Übung Stufe	Sätze/ Wiederholungen	Empfohlenes Gewicht*	Stretching (für jede Stufe, nach jedem Übungssatz)
	2. Satz / 10 Wiederholungen	3 kg	
3	1. Satz / 15 Wiederholungen	3 kg	
	2. Satz / 10 Wiederholungen	5 kg	

Führen Sie jeweils 2 Sätze dieser Übung mit jedem Arm aus; wenn der 2. Satz für Sie zu schwer ist, wiederholen Sie den 1. Satz noch einmal.

Übung Stufe	Sätze/ Wiederholungen	Empfohlenes Gewicht*	Stretching
Doppelter 1	1. Satz / 15 Wiederholungen	1 kg	Arm-Schulter-
Bizeps-Curl	2. Satz / 10 Wiederholungen	2 kg	Stretching
2	1. Satz / 15 Wiederholungen	2 kg	
	2. Satz / 10 Wiederholungen	3 kg	
3	1. Satz / 15 Wiederholungen	3 kg	
	2. Satz / 10 Wiederholungen	5 kg	

Alle Stufen: Wenn der 2. Satz zu schwierig ist, machen Sie weiter, indem Sie den 1. Satz noch einmal wiederholen.

Stufe 3: Wenn Ihnen der letzte Satz zu schwer ist, können Sie jeweils mit einem Arm arbeiten.

* Empfohlenes Gewicht: Bei den hier aufgelisteten Gewichten handelt es sich lediglich um Empfehlungen. Verwenden Sie stets Gewichte, die Sie heben können. Versuchen Sie nicht, Gewichte zu heben, die zu schwer für Sie sind.

Stretching nach dem Krafttraining

In dieser Tabelle finden Sie ein Minimum an Empfehlungen, um Ihre Biegsamkeit zu verbessern. Die Dehnübungen sollten nach dem Krafttraining gemacht werden. Wenn Sie sich nach dem Dehnungstest in Stufe I eingeordnet haben, müssen Sie etwas mehr tun – selbst wenn Ihr Herz- oder Krafttest Stufe 2 oder 3 ergeben hat. Alle Stufen: Denken Sie daran, sich gut aufzuwärmen, indem Sie 5 Minuten rhythmische aerobe Bewegungen vor dem Stretching machen – Stretching ist kein Aufwärmen. Wenn Sie zusätzliche Dehnübungen machen möchten, wäre das fabelhaft!

Vorausgehende Kraftübung	Stufe I (Halten Sie die Dehnungen mindestens 20 Sekunden)	Stufe 2	Stufe 3
Gesäß-Hocke	Quadrizeps-Stretching im Stehen: Wiederholen Sie die Abfolge rechts, links, rechts, links	Quadrizeps-Stretching im Stehen: Auf jeder Seite mindestens 20 Sekunden	Quadrizeps-Stretching im Stehen
Hanteldrücken	Brust-Stretching gefolgt vom Arm-Schulter-Stretching; Wiederholen Sie diese Abfolge	Brust-Stretching gefolgt vom Arm-Schulter-Stretching	Brust-Stretching
Hantelrudern	Arm-Schulter-Stretching gefolgt vom Brust-Stretching; Wiederholen Sie diese Abfolge	Arm-Schulter-Stretching gefolgt vom Brust-Stretching	Arm-Schulter-Stretching
Knie-Liegestütz	Brust-Stretching gefolgt von Schulter-Bewegung* und Ballerina-Stretching*	Brust-Stretching gefolgt von Schulter-Bewegung*	Brust-Stretching

Taillen-Curl-Up	Eidehnung gefolgt vom Gekreuzte-Beine-Stretching*: Wiederholen Sie diese Abfolge	Eidehnung gefolgt vom Gekreuzte-Beine-Stretching*	Eidehnung
Oberschenkel-Heben	Leisten-Stretching: Wiederholung	Leisten-Stretching	Leisten-Stretching
Bein-Heben	Oberschenkel-Stretching** gefolgt vom Gekreuzte-Beine-Stretching*: Wiederholen Sie diese Abfolge	Oberschenkel-Stretching** gefolgt vom Gekreuzte-Beine-Stretching*	Oberschenkel-Stretching**
Beckenbrücke	Eidehnung gefolgt vom Gekreuzte-Beine-Stretching*: Wiederholen Sie diese Abfolge	Eidehnung gefolgt vom Gekreuzte-Beine-Stretching*: Wiederholen Sie diese Abfolge	Eidehnung
Bank-/Stuhl-Griff	Arm-Schulter-Stretching gefolgt von Schulter-Bewegung* und Ballerina-Stretching*: Wiederholen Sie diese Abfolge	Arm-Schulter-Stretching gefolgt von Schulter-Bewegung* und Ballerina-Stretching*: Wiederholen Sie diese Abfolge	Arm-Schulter-Stretching gefolgt von Schulter-Bewegung,* und Ballerina-Stretching*
Trizeps-Vergrößerung	Trizeps-Dehnung gefolgt vom Arm-Schulter-Stretching: Wiederholen Sie diese Abfolge	Trizeps-Dehnung	Trizeps-Dehnung
Doppelter Bizeps-Curl	Arm-Schulter-Stretching gefolgt vom Brust-Stretching und Schulter-Bewegungen*: Wiederholen Sie diese Abfolge	Arm-Schulter-Stretching gefolgt vom Brust-Stretching	Arm-Schulter-Stretching

* Diese Dehnübungen werden weiter hinten in diesem Kapitel beschrieben.
** Wählen Sie zwischen der sitzenden oder liegenden Form des Oberschenkel-Stretching.

Ich habe diesen Workout so entworfen, dass Sie nicht viel Zubehör benötigen. Es sind wunderbare Übungen, um kräftiger zu werden. Der Schlüssel zum Erfolg liegt darin, dass Ihren Muskeln eine Art von Widerstand entgegengesetzt wird, gegen den sie arbeiten müssen. Der Widerstand kann aus unterschiedlichen Quellen kommen: Körpergewicht, Hanteln, Fußgewichte, Übungsbänder, Medizinball, Trainingsgeräte usw.

■ Persönliches Training

Da Krafttraining sehr intensive Muskelarbeit ist, kann man auch einiges falsch machen. Ein persönlicher Trainer kann Ihre Haltung beobachten und korrigieren, vorausgesetzt, er weiß wirklich, worauf es ankommt. Ich würde Ihnen auch dann eine Sitzung mit einem Trainer empfehlen, wenn Sie Ihren Workout ändern möchten oder nach Herausforderungen suchen, die über Stufe 3 hinausgehen. Wenn das Einzeltraining zu teuer ist, versuchen Sie, eine Gruppe von Frauen zu finden, um die Kosten zu teilen.

Einen guten persönlichen Trainer zu finden, ist allerdings genau so schwer, wie einen guten Friseur oder Gynäkologen zu finden – am besten ist immer noch die Mund-zu-Mund-Propaganda. Auf Nummer Sicher gehen Sie, wenn der Trainer ein Zertifikat eines Fitnessverbandes besitzt. Wählen Sie einen Coach, der – was Physiologie, Sportmedizin und Ernährung betrifft – auf dem Laufenden ist. Darüber hinaus sollte er verlässlich, kreativ und sympathisch sein. Nicht zu vergessen: Er sollte Praxis im Trainieren von Frauen zwischen 40 und 45 haben. Fragen Sie bei einem örtlichen Fitnesscenter nach oder fragen Sie Freunde und Kollegen.

■ Stress verringernde Dehnübungen

Neben den eigentlichen Kraftübungen gibt es noch eine Reihe von anderen Übungen, die sich wunderbar in das Krafttraining einbauen lassen. Solange Sie Ihre Bewegungen langsam ausführen und richtig atmen, können Sie von jeder Dehnübung profitieren. Es gibt viele Bücher und Videos, die Ihnen bestimmt weitere Anregungen geben. Schauen Sie einfach einmal in Ihrer Bücherei vorbei. Sehr effektiv, um Biegsamkeit, Gleichgewicht und

Kraft zu fördern, sind Yogaübungen. Viele der
hier empfohlenen Dehnübungen basieren auf
Yoga.

Begrenzen Sie die Dehnübungen nicht auf das
Krafttraining. Bevor Sie walken, können Sie beispielsweise Quadrizeps und Oberschenkel dehnen. Stretching kann zudem schmerzende Muskeln entlasten. Wenn Ihr Rücken wehtut, sollten
Sie die Eidehnung machen. Darüber hinaus wirken Dehnübungen entspannend. Einige einfache
Bewegungen können Spannungen abbauen,
während Sie am Schreibtisch sitzen oder Ihren
Kindern hinterherhetzen.

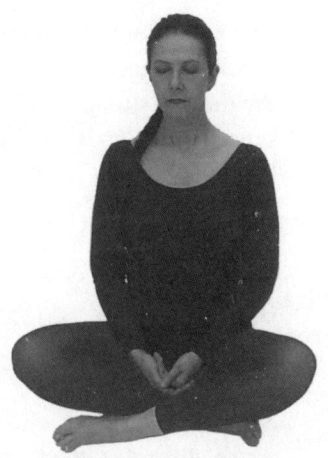

Im Folgenden finden Sie einige meiner beliebtesten Muskelentspan-
nungsübungen. Wenn Sie diese Übungen mit denen aus dem Kräftetraining
kombinieren, profitieren Rücken und Beine. Die Dehnungen können alle
auf einmal ausgeführt werden, vor oder nach aeroben Übungen oder als
Bestandteil des Krafttrainings.

Schulterbewegungen (lockert die Schulterpartie)

Setzen Sie sich für diese Übung auf einen bequemen Stuhl, möglichst mit
hoher Rückenlehne (bis zu den Schultern). Zunächst rollen Sie die Schultern achtmal langsam von vorn nach hinten, dann achtmal von hinten nach
vorn. Dabei sollten Sie kein Stechen spüren, aber wundern Sie sich nicht,
wenn die Schultern beim Rollen ein wenig knacken – das heißt nur, dass
Sie diese Übung brauchen! Dann heben Sie Ihre Schultern achtmal in Richtung Ohren.

Gekreuzte Arme (lockert den oberen Rückenbereich, die Rück-
seite der Schultern und die Oberarme)

Auch diese Übung sollten Sie auf einem bequemen Stuhl machen. Strecken
Sie Ihren rechten Arm aus, und kreuzen Sie ihn vor Ihrer Brust. Greifen Sie
mit der linken Hand Ihr rechtes Handgelenk, der linke Ellenbogen ruht an
der Seite. Drehen Sie Ihre rechte Schulter herunter (Ihr rechter Ellenbogen
wird sich dabei etwas biegen und Ihre rechte Hand rutscht etwas höher).

Ziehen Sie nun vorsichtig Ihren rechten Arm zu Ihrer linken Schulter, bis Sie das Ziehen an der Rückseite Ihrer rechten Schulter verspüren. Behalten Sie diese Haltung kurz bei, und atmen Sie 15 Sekunden ein und aus. Wechseln Sie die Seiten, und wiederholen Sie das Ganze. (Wenn Sie Schwierigkeiten haben, diese Übung im Sitzen zu machen, führen Sie sie im Liegen aus.)

Ballerina-Stretching (lockert Brust, Schulterfront und die Rückseite der Oberarme)

Setzen Sie sich auf einen Stuhl, falten Sie die Hände, und heben Sie die Arme über den Kopf. Bleiben Sie gerade sitzen, und ziehen Sie Ihren Bauch ein. Drücken Sie nun die Hände so weit Sie können nach hinten, ohne dabei Ihren Rücken zu krümmen oder Ihren Kopf nach hinten zu kippen. Halten Sie die Position 15 Sekunden, und atmen Sie ruhig ein und aus. (Wenn Sie Schwierigkeiten haben, diese Übung im Sitzen zu machen, führen Sie sie im Liegen aus, die Beine dabei gerade.)

Gekreuzte Beine (lockert die Rückseite von Oberschenkeln, Hüften und Gesäß)

Legen Sie sich mit dem Rücken auf den Boden. Die Knie sind angezogen und die Füße stehen flach auf dem Boden. Heben Sie Ihr rechtes Bein, und legen Sie den Knöchel auf Ihren linken Oberschenkel in Knienähe. Umfassen Sie Ihren linken Oberschenkel mit beiden Händen. Atmen Sie aus, und ziehen Sie Ihren linken Fuß vorsichtig vom Boden, indem Sie das Knie soweit wie möglich in Richtung Schulter ziehen. Halten Sie diese Position 15 Sekunden, und atmen Sie ruhig ein und aus. Gehen Sie langsam wieder in die Ausgangsposition zurück. Wechseln Sie die Seiten, und wiederholen Sie die Übung. Wenn Sie Schwierigkeiten haben, setzen Sie sich auf einen Stuhl. Kreuzen Sie Ihren linken Oberschenkel über den rechten. Atmen Sie aus, und greifen Sie nach Ihren Zehen. Halten Sie diese Position einige Sekunden, und atmen Sie dabei gut durch.

Diamant-Stretching (lockert Hüften und innere Oberschenkel)

Legen Sie sich mit angezogenen Knien auf den Boden. Die Füße stehen flach auf dem Boden. Lassen Sie Ihre Knie zu beiden Seiten auseinander fallen, so dass Ihre Fußsohlen sich berühren. Versuchen Sie, sich bei gestrecktem Rücken aufzurichten und Ihre Füße zu ergreifen. Wenn dies klappt, versuchen Sie, Ihre Knie zur Seite zu drücken, ohne dass Sie ins Hohlkreuz kommen. Halten Sie diese Position 15 Sekunden, und atmen Sie dabei ruhig durch.

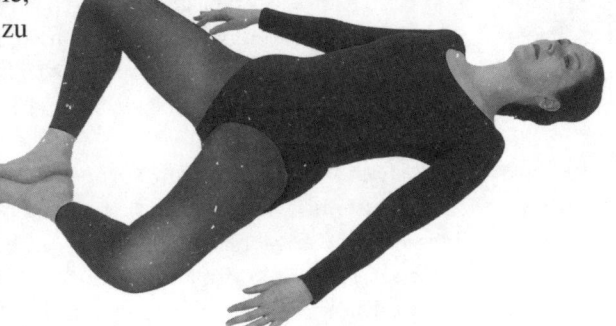

Waden-Stretching (lockert die Waden und beugt Schienbein-brüchen vor)

Stellen Sie sich gerade hin (Beine in Schulterbreite auseinander). Machen Sie mit Ihrem linken Bein einen großen Schritt vorwärts, und beugen Sie dann leicht beide Knie. Neigen Sie den Oberkörper ein wenig vor, der Rücken bleibt gerade. Legen Sie Ihre Hände auf Ihren linken Oberschenkel, um das Gleichgewicht zu halten. Nun senken Sie Ihre rechte Ferse so weit, wie Sie können. Bleiben Sie für 15 Sekunden so stehen, und atmen Sie die ganze Zeit ein und aus. Wechseln Sie die Seiten, und wiederholen Sie die Übung. Die Intensität dieser Übung hängt davon ab, wie groß der Schritt nach vorn gemacht wird.

Der Muskel-Regenerations-Plan

Dass es etwas wehtut nach dem Krafttraining, davon können Sie ausgehen, vor allem dann, wenn Sie gerade anfangen bzw. den Schwierigkeitsgrad erhöhen. Rufen Sie sich in Erinnerung, wie Muskeln arbeiten. Wenn Sie Krafttraining machen, fügen Sie Ihren Muskelfasern einen geringen Schaden zu. Das regt das Wachsen neuer Muskelfasern an, gleichzeitig werden Ihre Muskeln kräftiger und größer. Die Schmerzen, die Sie empfinden, sind auf die Verletzungen an den Fasern zurückzuführen.

Sie können Ihr Training natürlich auch übertreiben. Wenn Sie ein Stechen oder andauernde Schmerzen empfinden, vor allem in Ihren Gelenken, sollten Sie unverzüglich Ihren Arzt aufsuchen. Die leichten Schmerzen, die Sie empfinden, sind auf den Muskelwiederaufbau zurückzuführen. Sie können stolz auf sich sein! Ihre Muskeln reagieren auf die harte Arbeit. Und Sie können eine Menge tun, damit Sie sich besser fühlen, bis der Schmerz vorbeigeht:

■ Trinken Sie reichlich Wasser, um Ihren Körper bei der Arbeit zu unterstützen. Denn Wasser hilft dem Körper, die Nebenprodukte auszuspülen, die beim Muskelaufbau entstehen.

■ Schlafen Sie etwas. Das ist Heilzeit für den Körper.

■ Wenn eine Muskelregion sehr schmerzt, machen Sie in den ersten 48 Stunden kalte Umschläge und legen danach eine heiße Wärmflasche auf den Körperteil. Wenn Ihr ganzer Körper leicht wehtut (und Sie haben keine besonders schmerzhaften Stellen), nehmen Sie ein heißes Bad mit muskelentspannenden Zusätzen. Die Wärme regt den Kreislauf an, was den Heilungsprozess fördert.

■ Wenn eine Muskelregion besonders schmerzt, sollten Sie diese erhöht lagern. Wenn etwa die Oberschenkel schmerzen, legen Sie die Beine möglichst auf einen Stuhl. Die bessere Blutzirkulation fördert den Heilungsprozess.

■ Tragen Sie etwas Bequemes. Wenn Ihre Beine schmerzen, tragen Sie am besten gut passende Leggings oder Strumpfhosen und keine engen Jeans. Wenn Ihre Arme wehtun, eignet sich ein langärmeliges Trikot. Die Wärme dieser Kleidungsstücke hilft überdies beim Regenerationsprozess.

■ Lassen Sie sich massieren. Eine Massage von einem geprüften Masseur regt Haut und Muskeln an und aktiviert die Muskelzellen, die angesammelten Stoffwechselprodukte in den Blutkreislauf abzugeben; zudem hat die Massage eine entspannende Wirkung. Sie haben hart gearbeitet – verwöhnen Sie sich dafür!

■ Übungsbeschreibungen für die einzelnen Stressprofile

Nicht jede Frau erlebt den allgemeinen Lebensstress gleich. Es gibt, wie Sie bereits wissen, unterschiedliche Stressprofile. Stress-Vielesser und – Wenigesser werden ihre Fitness-Reise wahrscheinlich unterschiedlich beginnen. Die von mir aufgestellten Trainingspläne sollten individuell angepasst werden, um Ihrem persönlichen Stressprofil gerecht zu werden. Aber all diese Übungspläne haben ein gemeinsames Ziel: Sie sollen Sie stressstabiler machen.

Lassen Sie uns zunächst einen Blick auf das Leben einer stressstabilen Frau werfen, wie sie Ausdauer-, Krafttraining und den Stress reduzierende Gewohnheiten in ihr Leben integriert:

Stressstabile Frau

Tag 1

>**Aerobe Bewegung: 45 Minuten gehen im Freien oder auf dem Heimtrainer**
>
>**Stressabbau am Vormittag: 5 Minuten Entspannungsübungen**
>
>**Zusätzliche körperliche Aktivität für den Tag: Steigen Sie Treppen, statt den Fahrstuhl zu nehmen (vier Treppen)**
>
>**Stretching-Pause am Nachmittag: Dehnen Sie oberen Rückenbereich und Schultern, während Sie am Computer sitzen**
>
>**Stressabbau am Abend: 5 Minuten Entspannungsübungen vor dem Schlafengehen**

Tag 2

>**Aerobe Bewegung: 45 Minuten laufen oder walken im Freien oder auf dem Heimtrainer**
>
>**Stressabbau am Vormittag: 5 Minuten draußen um den Block gehen**
>
>**Stretching-Pause am Nachmittag: Dehnen Sie sanft Beine und Schultern**

Zusätzliche körperliche Aktivität für den Tag: Gehen Sie mit den Kindern in den Park, und laufen Sie mit ihnen herum, statt sich hinzusetzen.
Stressabbau am Abend: ein 10-minütiges Schaumduftbad

Tag 3

Aerobe Bewegung: 25 Minuten laufen im Freien oder auf dem Heimtrainer
Stressabbau am Vormittag: Schließen Sie Ihre Bürotür, machen Sie die Augen zu, und hören Sie 5 Minuten Musik.
Mittagsübung: 15 Minuten zügiges Gehen in Büronähe
Zusätzliche körperliche Aktivität für den Tag: keine
Krafttraining: das vollständige Krafttrainingsprogramm
Stressabbau am Abend: 20 Minuten zusätzliche Dehnübungen

Tag 4

Aerobe Bewegung: 45 Minuten laufen oder gehen im Freien (mit einer Freundin) oder auf dem Heimtrainer
Stressabbau am Vormittag: 5 Minuten Entspannungsübungen
Zusätzliche körperliche Aktivität für den Tag: Spielen Sie ein Spiel – schicken Sie Ihren Kollegen im Haus keine E-Mail, sondern gehen Sie in deren Büros.
Stressabbau am Nachmittag: Rufen Sie eine Freundin an, und plaudern Sie 5 Minuten mit ihr.
Stressabbau am Abend: zusätzlich 50 Taillen-Curl-Ups.

Tag 5

Aerobe Bewegung: 25 Minuten flotter Spaziergang im Freien oder auf dem Heimtrainer
Stressabbau am Vormittag: Entspannung durch Zwerchfellatmung
Zusätzliche körperliche Aktivität für den Tag: bewusstes Treppensteigen

Stressabbau am Nachmittag: 15 Minuten mit einer Kollegin um den Bürokomplex gehen
Stressabbau am Abend: Krafttraining (30 Minuten)

Tag 6

Aerobe Bewegung: 60 Minuten mit Ehemann oder Freundin zügig gehen
Stressabbau am Morgen: 5 Minuten Entspannungsübungen
Mittagsübung: mit den Kindern um den Block Rad fahren
Zusätzliche körperliche Aktivität für den Tag: Versuchen Sie es mit einer Yogagruppe
Stressabbau am Abend: 5 Minuten mit dem Hund toben

Tag 7

Aerobe Bewegung: mit den Kindern wandern
Stressabbau am Vormittag: 5 Minuten Entspannungsübungen
Mittagsübung: Golfstunde
Zusätzliche körperliche Aktivität für den Tag: keine
Stressabbau am Abend: 30 Minuten lang zusätzliches Stretching

Stress-Vielesser

Vielesser benötigen mehr Energie oder »Aktivierung«, um mit dem toxischen Stress umgehen zu können. Aus diesem Grund enthält ihr Trainingsprogramm eine Vielzahl von vitalisierenden aeroben Aktivitäten. Ich nenne diese Übungen gern »Fluchtsimulationen«, weil sie die Fluchtkomponente der »Kampf-oder-Flucht«-Stressreaktion nachstellen. Statt vor einem Tiger wegzulaufen, strampeln Sie auf Ihrem Heimtrainer. Sie brauchen regelmäßig entsprechende Übungen, um den hohen Anteil an Energie den ganzen Tag über aufrechtzuerhalten. In der Sprache der Stressreaktion ist Krafttraining die »Kampfsimulation« der Kampf-oder-Flucht-Stressreaktion, denn Sie benötigen Ihre Muskeln, um zu heben, zu drücken und um Ihr Leben zu kämpfen. Im Folgenden zwei Beispiele dafür, wie Kampf-oder-Flucht-Simulationen ablaufen können:

Fluchtsimulation:
Fünf- bis sechsmal pro Woche 40 Minuten dauernde aerobe Übungen, mit jeweils fünf Minuten anschließendem Stretching

Kampfsimulation:
30 bis 40 Minuten Krafttraining an zwei nicht aufeinander folgenden Tagen in der Woche, mit eingebauten Dehnübungen nach jeder Übung

Auch an Ruhetagen müssen Vielesser versuchen, eine höhere Energie- und Aktivitätsstufe aufrechtzuerhalten. Machen Sie mit den Kindern eine Wanderung im Wald. Ziehen Sie den alten Tennisschläger heraus, und spielen Sie mit einer Freundin. Gehen Sie schwimmen. Fahren Sie Rad. Gönnen Sie sich etwas Spaß, auch an Tagen, an denen Sie sich körperlich nicht besonders kraftvoll fühlen. Stehen Sie einfach auf, und machen Sie etwas. Spielen Sie doch einmal Touristin in Ihrer Heimatstadt, laufen Sie herum und schauen Sie, was es zu sehen gibt.

Stress-Wenigesser

Wenigesser neigen dazu, erregter und ängstlicher zu sein als die Stress-Vielesser, wenn sie morgens aufwachen. Oft halten diese Gefühle den ganzen Tag über an. Wenigesser benötigen beruhigende Aktivitäten, um ihre nervöse Energie auszugleichen. Deshalb ist es bei aeroben Übungen angebracht, sich bewusst aufs Atmen und auf mögliche Körperempfindungen zu konzentrieren. Lassen Sie Ruhe und Entspannung mit beruhigenderen Gedanken zu. Im Folgenden zwei Beispiele dafür, wie die Kampf-oder-Flucht-Simulation ablaufen können:

Fluchtsimulation:
Fünfmal in der Woche jeweils 40 Minuten lang aerobe Bewegung mit jeweils fünf Minuten Stretching am Anfang und am Ende.

Kampfsimulation:
Zweimal die Woche 30 bis 40 Minuten lang Krafttraining. Die Konzentration liegt dabei auf Atmung, Haltung und Ausrichtung. Nutzen Sie diese Trainingsstunden, um Ihren Kopf freizubekommen. Konzentrieren Sie sich besonders aufs Ausatmen und darauf, wie die Gewichte sich in Ihrer Hand anfühlen. Achten Sie darauf, wie sich Ihre

Muskeln und Ihr Körper in Bewegung anfühlen. (Ich weiß, Sie sind ständig in Bewegung! Aber haben Sie schon einmal bewusst nachempfunden, wie sich Ihr Körper in Bewegung anfühlt?)

■ Die hohe Kunst des Umdenkens in der Praxis

Da Ihre Übungszeit sicher immer wieder mit anderen wichtigen Angelegenheiten kollidieren wird, liefert Training die schöne Gelegenheit, die Kunst des Umdenkens zu praktizieren. Betrachten Sie diese Störungen als Gelegenheit, Ihre Kreativität unter Beweis zu stellen. Seien Sie flexibel, und es wird Ihnen leichter fallen, diese Fertigkeiten auch auf andere Lebensbereiche zu übertragen. Wenn Plan A vorsieht, dass Sie um 17 Uhr auf Ihrem Weg von der Arbeit zur Gymnastik gehen, Sie aber erst um 19 Uhr aus dem Büro kommen und zu erschöpft sind, um sich noch zu bewegen, müssen Sie zu Plan B wechseln. Sie können damit umgehen.

Eine meiner Patientinnen, Carrie, führt den häufig anzutreffenden Lebensstil einer Frau über 40. Sie muss Familie, Arbeit und Verpflichtungen in ihrer Kirchengemeinde mit ihren eigenen Bedürfnissen vereinbaren. Ihre augenblickliche »Pflichtenliste« umfasst zwei Kinder im Teenageralter mit Aktivitäten, die sie sich gern manchmal ansieht, und einen Ehemann, mit dem sie gern mehr Zeit verbringen würde. Leider macht ihr voller Terminkalender ihr oft einen Strich durch die Rechnung. Carrie hat einen anstrengenden Job als Autorin. Sie ist oft mit eng aufeinander folgenden Terminen, einem herrischen, schnell gestressten Boss und vielen Reiseverpflichtungen mit Interviewterminen konfrontiert. Sie hat auch Freunde und Mitarbeiter, die sie hin und wieder gern besucht.

Als Sie mich 42-jährig zum ersten Mal aufsuchte, war sie eine Stress-Vielesserin und ständig abgespannt. Carrie begann nicht nur damit, ihre Ernährung in Anlehnung an das Ernährungsmuster umzustellen, sie fing auch mit dem Training an. Am Anfang tat sie sich schwer damit, sich dazu durchzuringen, sich zu bewegen, aber rasch war sie begeistert von der Energie, die den ganzen Tag über anhielt. Wenn Sie an Carries Terminkalender denken, können Sie sich vorstellen, dass für sie das Trainieren nicht immer möglich war. Die folgende Aufstellung zeigt Ihnen, wie Carrie ihren Übungsplan an die Gegebenheiten anpasste. Es war nötig, zwischen Plan A und Plan B zu wechseln, um Zeit für sich selbst und für andere Verpflichtungen zu haben.

Montag
Plan A

6.20–7.15	Stretching/Aufwärmen	5 Minuten
	Trainieren auf dem Heimtrainer	45 Minuten (Aktivität für den ganzen Tag)
	zur Ruhe kommen	5 Minuten

Dienstag
Plan B: Der Chef hat Montagabend angerufen, und Carrie muss um 7.30 Uhr zu einem Frühstückstreffen

10.15–10.30	mit einer Kollegin um den Block gehen	15 Minuten (befreit vom Meeting-Stress)
12.55–13.00	Treppen steigen im Bürogebäude	5 Minuten
17.30–17.40	rennen, um den Bus zu erreichen	10 Minuten
19.30–19.45	mit dem Hund eine kleine Runde rennen	15 Minuten (erreicht das Ziel von 45 Minuten angesammelter Bewegung)

Mittwoch
Plan A

| 6.30–7.15 | Stunde mit persönlichem Trainer | die Hälfte des wöchentlichen Krafttrainings |
| 20.00–20.45 | mit Ehemann spazieren gehen | 45 Minuten |

Donnerstag
Plan B: Reise

| 20.00–20.45 | Stepper und Stand-Bike im Fitnessraum des Hotels | 45 Minuten |
| 21.00–21.20 | zusätzliches Stretchingprogramm | 20 Minuten (fühlt sich geistig und körperlich entspannt) |

Freitag
Auszeit

Samstag
Plan B: Vormittags das Tennisspiel der Tochter ansehen, nachmittags
Verwandte besuchen

8.00–8.15	joggen mit der Tochter, die sich fürs Match aufwärmt	15 Minuten
17.30–17.40	mit dem Sohn zum Lebensmittelladen gehen	10 Minuten
18.00–18.10	Rückweg	10 Minuten
20.30–20.45	Stretching/Aufwärmen	5 Minuten Trainieren auf dem Heimtrainer 10 Minuten (erreicht das Ziel von 45 Minuten angesammelter Bewegung)

Sonntag
Plan B: Grillfest der Gemeinde, Fitnessstudio geschlossen wegen
Renovierung

11.30–11.50	auf dem Kirchengelände herumlaufen	20 Minuten
16.30–17.00	Stretching/Aufwärmen	5 Minuten Trainieren auf dem Heimtrainer 25 Minuten (erreicht das Ziel von 45 Minuten angesammelter Bewegung)
19.30–20.15	Krafttraining zu Hause	zweite Hälfte des Wochen-Trainings

Nachdem Sie dieses und das vorherige Kapitel gelesen haben, sollte Ihnen klar sein, dass für jeden über 40 körperliche Aktivität genauso wichtig ist wie das Zähneputzen oder Duschen. Das gilt besonders für Frauen. Die gute Neuigkeit: Auf diese Weise können die ausufernde Taille und das sich ansammelnde Körperfett bei Frauen über 40 besser unter Kontrolle gehalten werden. Und es ist wichtig, dass es kontrolliert wird, um Ihr Leben zu retten. Die Lösung liegt nicht länger in einer Modediät oder einem extremen Übungsprogramm. Keins von beiden kann zu einem gesunden Leben beitragen, und beides erzeugt toxischen Stress, was wiederum zu erhöhtem Gewicht führt. Die Tage dieser krisenorientierten »Wellness-Gelage« müssen ein Ende haben, damit Sie das Gleichgewicht von Körper und Seele erlangen, das Sie so verzweifelt suchen.

Körperliche Aktivität

■ **hält Stresshormone unter Kontrolle**
■ **verbannt toxischen Stress**
■ **macht Sie fit und kräftig**
■ **verhindert die Ansammlung von toxischem Gewicht**
■ **bereichert Ihr Leben mit Qualität und Langlebigkeit**

Die vielen Diäten dienten nur dazu, die Trennung von Körper und Seele zu fördern. Wenn Sie Ihren Körper bewegen, beginnt ein heilsamer Prozess, der Körper und Seele wieder verbindet und sie lebenslang in Harmonie zusammenarbeiten lässt.

10 Schnüren Sie ein Paket!

Die drei essenziellen Komponenten Ihrer Wellness-Reise sind:

- **Ihr Geist: Stress stabilisierendes Umdenken**
- **Ihr Essverhalten: Hochwertige/stressarme Nahrungsmittel**
- **Ihr Körper: Stress verringernde körperliche Aktivität**

Aus dem ersten Teil dieses Buches wissen Sie, dass Sie die Neigung haben, zu viel oder zu wenig zu essen, wenn typischer Alltagsstress auftritt. Sie kennen Ihr Stressprofil, und Sie wissen, dass das ultimative Ziel darin besteht, sich stressstabile Essgewohnheiten anzueignen. Um Ihr »Über-40-Fett« loszuwerden und sich optimal wohl zu fühlen, müssen Sie all dies miteinander kombinieren.

In den folgenden Stressbeschreibungen finden Sie für jedes Stressprofil Empfehlungen zur Einstellung (Geist), Ernährung (Essverhalten) und physischen Aktivität (Körper). Zusätzlich habe ich einige pflanzliche Mittel aufgeführt, die Sie benut-

■ Beschreibungen der Stressprofile

zen können, um Ihr Programm zu erweitern, sich zu beruhigen und Ihren Stresshormonpegel so normal wie möglich zu halten.

Der Schlüssel liegt in dem Streben nach einem Lebensstil, der Stressstabilität fördert. Wir wissen, dass genau das der heilige Gral auf Ihrer Suche nach Wohlbefinden ist und dass Sie damit auch toxische geistige und körperliche Lasten ablegen. Jetzt haben Sie die Werkzeuge, um mit den Stressfaktoren umzugehen, die Sie von Gesundheit und Langlebigkeit fern gehalten haben. Fit, gesund und glücklich: Sie können nun die Augen für Chancen offen halten und Ihre Lebensreise genießen.

Empfehlungen für stressstabile Frauen

Langfristiges Ziel	Ein gesundes Gleichgewicht im Alltag aufrechterhalten. Kurzfristiges Ziel: Praktizieren Sie Stress neutralisierendes Verhalten den Tag über.
Stabile Einstellung	Suchen Sie sich Tage aus, an denen Sie den Prozess der Neuorientierung praktizieren und verfeinern. Integrieren Sie den Stress in Ihr Leben, vermeiden Sie ihn nicht. Lassen Sie den Alltagsstress von sich abprallen, indem Sie bewusst meditieren, um Sorgen zu verringern. Betrachten Sie eine gleich bleibende mentale und physische Kraft als essenziellen Bestandteil Ihres Lebens. Wenn Sie nach dem natürlichen Biorhythmus Ihrer Stresshormone leben, können Sie Ihren Plan fortsetzen und sind für die Corti-Phase vorbereitet.
Gesundes Essverhalten	Vermeiden Sie raffinierte Zuckersorten. Bleiben Sie bei der Kontrolle der Portionen. Bevorzugen Sie qualitativ hochwertige, stressarme Lebensmittel, etwa Früchte, Gemüse und ballaststoffreiche Kohlenhydrate (Vollkornbrot, Weizenvollkornpasta, Vollwertreis. Achten Sie auf die Kohlenhydrat-Uhr. Vermeiden Sie möglichst alle Kohlenhydrate nach 17 Uhr.
Körperliche Aktivität	Die Körperbewegung gehört zum Leben: Aktivitäten den Tag über neutralisieren die Stressreaktion. Täglich 45 Minuten aerobe Bewegung, verbunden mit Krafttraining (mit Gewichten) zweimal in der Woche, sollte zu Ihrer Gewohnheit werden. Um Ihre körperliche Aktivität zu vervollkommnen, suchen Sie weiterhin nach neuen Herausforderungen.
Stärkende Kräuter	Nutzen Sie Kräuter als natürliche Mittel zur Beruhigung und zur Unterstützung des inneren Gleichgewichts: Eisenkraut, Waldtrespe, Traubensilberkerze, Ginseng, Rosmarin, Ingwer, Zitronenmelisse und Bischofskraut.

Empfehlungen für Stress-Vielesserinnen

Langfristiges Ziel	Ein gesundes Energieniveau und eine gesunde Sichtweise im Alltag aufrechterhalten. Kurzfristiges Ziel: Vermeiden Sie »Überessen« in der Corti-Phase.
Konzentrierte Einstellung	Verinnerlichen Sie, dass Essen kein Betäubungsmittel ist. Der Schmerz des Alltags muss gefühlt und in Ihr Leben integriert werden. Lernen Sie, flexibel zu reagieren, und wechseln Sie zwischen Plan A (Routine) und Plan B (Routine unter Stress). Verinnerlichen Sie, dass nicht das Essen Sie belohnt, sondern ein reiches und erfüllendes Leben. Meditation in der Beruhigungsphase hilft, den akuten Schmerz des Alltagsstresses zu verringern.
Konzentriertes Essverhalten	Planen Sie Ihre Mahlzeiten weit im Voraus, um gedankenloses »Hineinstopfen« zu vermeiden. Vermeiden Sie raffinierte Zuckersorten. Vermeiden Sie den Kauf von Familienpackungen. Kaufen Sie für sich wie für einen Single-Haushalt ein. Achten Sie auf die Kohlenhydrat-Uhr. Versuchen Sie, mindestens 60 % Ihrer täglichen Kalorienmenge bis 17 Uhr zu essen, vermeiden Sie stärkehaltige Produkte nach 17 Uhr. Erhöhen Sie die Menge der ballaststoffreichen, qualitativ hochwertigen und stressarmen Nahrungsmittel, um tagsüber ein Sättigungsgefühl zu erreichen und damit den Kampf gegen das Verlangen nach Fett und Kohlenhydraten zu gewinnen.
Körperliche Aktivität	Bringen Sie sich täglich mit 45 Minuten kardiovaskulärem Training in Schwung. Nach dem Aufstehen machen Sie für jede Stunde, die Sie tagsüber sitzen, drei bis fünf Minuten

Stärkende Kräuter	Stretching. Zweimal die Woche Krafttraining ist wichtig, um Ihre Muskelmasse und damit Ihren Stoffwechsel aufrechtzuerhalten. Ein Spaziergang im Freien bringt zusätzliche Energie. Nutzen Sie Kräuter, um Ihr chronisch gefordertes Stresssystem zu aktivieren und wiederherzustellen: Pfefferminze, Eisenkraut, Waldtrespe, Johanniskraut, Ginseng, Rosmarin, Ingwer, Zitronenmelisse und Zimt.

Empfehlungen für Stress-Wenigesserinnen

Langfristiges Ziel	Bleiben Sie ruhig und lassen Sie es sich gut gehen. Kurzfristiges Ziel: Vermeiden Sie, im Verlauf des Tages zu wenig zu essen.
Beruhigende Einstellung	Verinnerlichen Sie, dass Essen in Ihrem Leben keine Sache ist, die Sie vernachlässigen sollten. Auch ist es keine tägliche Qual. Lassen Sie die rigide Kontrolle Ihres Essverhaltens los. Um nach Stressattacken wieder zur Ruhe zu kommen, sollten Sie Entspannungsübungen oder eine Form der Meditation durchführen.
Beruhigendes Essverhalten	Vermeiden Sie raffinierte Zuckersorten. Hören Sie auf, Mahlzeiten auszulassen, und entwickeln Sie keine Nahrungsmittelphobie. Planen Sie fünf Mahlzeiten täglich ein. Auch unter Stress sollten Sie versuchen, wenigstens einen Teil Ihrer normalen Mahlzeiten einzunehmen. Geben Sie qualitativ hochwertigen, stressarmen Lebensmitteln den Vorzug, etwa Früchten, Gemüse und ballaststoffreichen

	Stärkeprodukten (Vollkornbrot, Weizenvollkornpasta, Vollwertreis). Konzentrieren Sie sich darauf, täglich ausgewogene Proteinmengen zu essen, z. B. fettarmen Käse, Joghurt, Hüttenkäse, Fisch usw. Befreien Sie Ihre Mahlzeiten vom Stress, lernen Sie, Essen zu genießen. Kosten und genießen Sie jeden Bissen.
Körperliche Aktivität	Bringen Sie sich täglich 45 Minuten mit kardiovaskulärem Training in Schwung (bzw. zur Ruhe). Vermeiden Sie Übertreibungen. Bereichern Sie Ihr regelmäßiges Üben mit Yoga und Tai Chi. Trainieren Sie so oft wie möglich im Freien, um Ihre Ängste zu verringern. Zweimal die Woche sollten Sie Krafttraining (mit Gewichten) machen, um Muskelmasse und Stoffwechsel aufrechtzuerhalten.
Stärkende Kräuter	Nutzen Sie Kräuter, um Ihr chronisch gefordertes Stresssystem zu aktivieren und wiederherzustellen: Waldtrespe, Eisenkraut, Bischofskraut, Kamille, Johanniskraut, Baldrian.

Register

Titel der Originalausgabe: Fight Fat after Forty, erschienen bei Viking Penguin, a member of Penguin Putnam Inc, New York.

© Pamela Peeke, 2000

Für die deutschsprachige Ausgabe:

Midena Verlag, München
© 2001 Weltbild Ratgeber Verlage GmbH & Co. KG
Übersetzung: Annerose Sieck, Falkendorf
Redaktion: Ulrike Schöber, Dortmund
Umschlaggestaltung: Literatur- und Medienagentur Weiner, München
Printed in Germany

ISBN 3-310-00740-5

Literatur:
Benson, Herbert: Heilung durch Glauben; München: Heyne, 1998
Charlesworth, Edward: Stress management; New York: Ballantine 1985
Chrousos, G. P.: Stress: Basic mechanisms and clinical implications; New York: The New York Academy of Sciences, 1995
Fairley/Stacey: 20 Jahre 40 bleiben; München: Midena 2001
Hamm, Michael: Fit und schlank mit dem GLYX; München: Midena, 2001
Hennig, Marita: Autogenes Training; München: Midena 2000
Kaltenthaler, Birgit: 20 Jahre 40 bleiben – das Kalzium-Aufbauprogramm; München: Midena 2001
Kaluza, Gert: Gelassen und sicher im Stress; Heidelberg: Springer 1996
Krebs, Werner: Effektives Fatburning; München: Midena, 2001
Pfeifer, Helmut: Power ja, Stress nein; Landsberg: mvg, 2001
Rechtschaffen, Stephan: Du hast mehr Zeit, als du denkst. Wie jeder für sich den idealen Lebensrhythmus findet. München: Goldmann, 1998
Sapolsky, Robert: Why Zebras don't get ulcers; New York: W. H. Freeman, 1994
Trunz, Elmar/Hamm, Michael: Style your Body!; München: Midena 2001
Tausch, Reinhard: Hilfen bei Stress und Belastung; Reinbek: Rowohlt 1996